京城名老中医临证经验集

郝秀珍 ◎ 主编

吴作君 高益民 吴升平 ◎ 主审

化学工业出版社

· 北 京 ·

图书在版编目（CIP）数据

京城名老中医临证经验集/郝秀珍主编. 一北京：
化学工业出版社，2023.9
ISBN 978-7-122-43747-1

Ⅰ.①京… Ⅱ.①郝… Ⅲ.①中医临床-经验-中国
-现代 Ⅳ.①R249.7

中国国家版本馆 CIP 数据核字（2023）第 119791 号

责任编辑：王新辉　赵玉欣
责任校对：李雨函
装帧设计：关　飞

出版发行：化学工业出版社
　　　　　（北京市东城区青年湖南街 13 号　邮政编码 100011）
印　　装：大厂聚鑫印刷有限责任公司
710mm×1000mm　1/16　印张 12½　字数 231 千字
2024 年 1 月北京第 1 版第 1 次印刷

购书咨询：010-64518888
售后服务：010-64518899
网　　址：http://www.cip.com.cn
凡购买本书，如有缺损质量问题，本社销售中心负责调换。

定　　价：49.80 元

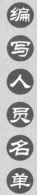

编写人员名单

主　　编　郝秀珍

副 主 编　张素勤

编写人员　（按姓名拼音排序）

高金环　　高　琦　　郝秀珍

李　雪　　沈　英　　王　善

张春燕　　张素勤　　郑秀华

主　　审　吴作君　高益民　吴升平

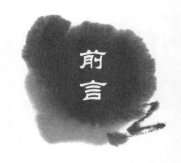

前言

　　2016 年我开始在北京同仁堂中医医院跟随吴作君老师学习，在跟师问诊的同时，开始着手吴老的学术思想和临床经验总结。吴老对名老中医的验方十分重视，遵古而不泥古，要意新知，讲求实效；刻苦钻研并勇于创新，积累了大量的临床经验，形成了自身独特的中西医结合理论思想；在临床、教学科研中，十分注重人才的培养，言传身教，治学严谨。她总说："欲为良医，贵在以德统才。医乃仁术，志在治人。人生至重，有贵千金。无才则不足以学，必为庸医；但有才无德，学了技术，则会骄矜无忌，亦难成器。"她非常重视临床实践，为了抓住典型病例观察疗效，她利用业余时间带学生追访病家，也从不为门诊量大而轻易拒绝求治者。吴老博涉知病，多诊识脉，屡用达药。吴老说："成医乃三分才智，七分勤奋。医要明理致用，学贵于博而思约，医不明理，难以见病知源，若明理不用，则无从获得确知。"

　　中医认为胃主受纳、腐熟水谷，脾胃为气血生化之源泉，所生化之气血，形成精气，为胞宫、经、孕、乳所必需，胃中水谷之气盛，则冲脉、任脉气血充盛，为胞宫的功能提供物质基础，保养精、气、神、形、质。故吴老临床上善用白术、砂仁、茯苓、黄精、黄芪等健脾养胃药物。对于卵巢功能早衰、子宫内膜薄的患者，中医认为这是精气不足、神形渐衰且质不足，天癸枯竭，血海不足，吴老善用女贞子、覆盆子、菟丝子、石斛、枸杞子、墨旱莲、桑椹、北沙参、黄精、熟地黄、何首乌、白芍、当归、阿胶等补气生精、滋阴养血。吴老对妇人之症的总体治疗原则是：不同年龄段的女性，同一疾病之病理改变的生理基础不同，辨证的同时须充分考虑到不同时期的不同生理特点，组方用药要有针对性。每个阶段均要保养精、气、神、形、质，顾护脾肾，调理冲任，达到阴阳平衡。因现代社会对女性要求过高，对她们造成的无形压力很大，吴老总是会考虑患者的生理、心理、社会等因素，善用柴胡、香附、郁金、合欢花、玫瑰花、玳玳花、月季花、绿萼梅等药物疏肝解郁、调畅情志。

　　吴老融汇多位多学科中医名家的经验，通过再实践，转化为自己的经验并有所发挥，形成了她的独特临床辨证思维方法和心得体会。吴老临床自拟创立20 余个基础方，其中益气养血调经助孕汤治疗高龄女性不孕症，妇人保胎一二汤治疗女性先兆流产，止红治崩漏剂治疗妇科崩漏，清中有化调经方治疗子宫腺肌病之痛经，除湿消斑方治疗女性黄褐斑，子宫肌瘤一二方及消瘤合剂治疗子宫肌瘤，清热止咳合剂治疗热性咳喘等，临床上获得满意的疗效。

为系统记录吴老的临证经验，如实反映吴老的诊病思路与用药思想，在吴老的指导下，其徒弟分工合作，共同完成此书的编写工作。本书从学术思想源流、临床诊疗特色、妇科病的诊疗思路、处方用药总结、典型病案分析等方面汇总吴老的临证经验，力求多元化呈现吴老的学术思想。

由于水平有限，书中定有不足之处，敬请同行及中医爱好者批评指正。

郝秀珍

目录

第一章　吴作君学术思想源流　　　　　　　　　　　　　　/ 001

一、师出名门、潜心继承　　　　　　　　　　　　　　　　/ 002
二、广征博取、不断实践　　　　　　　　　　　　　　　　/ 003

第二章　吴作君临床诊疗特色总结　　　　　　　　　　　　/ 005

一、善用补益类中药的配伍特点　　　　　　　　　　　　　/ 006
二、推崇舌诊，首查舌象，观舌识病，防其传变　　　　　　/ 007
三、注重饮食调控、药食同补　　　　　　　　　　　　　　/ 008
四、提倡动静结合、多方施治，推广中医传统特色治疗　　　/ 009

第三章　吴作君妇科病的诊疗整体思路：
　　　　精、气、神、形、质并调　　　　　　　　　　　　/ 011

一、不孕症的诊疗思路　　　　　　　　　　　　　　　　　/ 014
二、先兆流产及反复流产的诊疗思路　　　　　　　　　　　/ 015
三、女性虚劳病的诊疗思路　　　　　　　　　　　　　　　/ 017
四、女性情志病的诊疗思路　　　　　　　　　　　　　　　/ 018
五、卵巢早衰的诊疗思路　　　　　　　　　　　　　　　　/ 019
六、子宫肌瘤的诊疗思路　　　　　　　　　　　　　　　　/ 021
七、更年期综合征的诊疗思路　　　　　　　　　　　　　　/ 022
八、妇科肿瘤的诊疗思路　　　　　　　　　　　　　　　　/ 025
九、盆腔炎的诊疗思路　　　　　　　　　　　　　　　　　/ 027
十、输卵管阻塞的诊疗思路　　　　　　　　　　　　　　　/ 028

第四章　吴作君常用方药整理　/ 031

一、常用妇科病症方药核心汇总　/ 032
二、常用内科杂病经验方药总结　/ 037
三、临床药对经验总结　/ 043
四、妇科止血药用药思路及经验总结　/ 048
五、妇科活血药用药思路及经验总结　/ 051
六、常用安胎方药总结　/ 053
七、妇科美肤中药经验总结　/ 056
八、妇科临床常用中成药总结　/ 058

第五章　吴作君古方今用心悟总结　/ 069

一、四二五合方的运用　/ 070
二、吴老自拟妇人保胎一二汤的运用　/ 071
三、四物汤的运用　/ 073
四、逍遥散的运用　/ 077
五、养精种玉汤的运用　/ 079
六、温胞饮的运用　/ 081
七、益气聪明汤的运用　/ 082
八、甘麦大枣汤的运用　/ 084
九、五味消毒饮的运用　/ 086
十、血府逐瘀汤的运用　/ 088
十一、寿胎丸的运用　/ 091
十二、固冲汤的运用　/ 092

第六章　吴作君典型病案分析　/ 095

一、妇科病　/ 096
　1. 崩漏　/ 096
　2. 闭经　/ 106
　3. 月经先后无定期　/ 119
　4. 经行头痛（经前期综合征）　/ 123

5. 痛经 / 126

6. 产后脱发 / 129

7. 不孕症 / 132

8. 多囊卵巢综合征 / 143

9. 阴道炎 / 151

10. 盆腔炎 / 153

二、其他杂病 / 156

1. 腰痛 / 156

2. 糖尿病 / 159

3. 脑梗死 / 162

4. 手癣（鹅掌风） / 165

5. 咳嗽 / 167

6. 冠状动脉缺血性心脏病 / 169

7. 哮喘 / 172

8. 横结肠下垂 / 177

附录 吴作君老师相关图集 / 183

参考文献 / 189

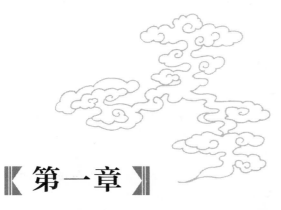

【第一章】
吴作君学术思想源流

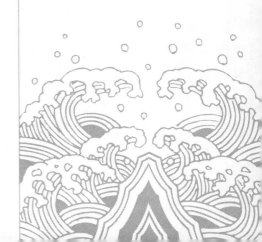

一、师出名门、潜心继承

吴老曾跟随众多老师，其中以刘春圃、李稚余、王子和、李君楚等名老中医的教诲传授更多更深，他们有的是名家高徒，有的是御医后代传人，学验俱丰、各有建树。

1950年，吴老随父母来北京，1956年高中毕业以后，师从刘春圃老师。刘老师是河北深县（今深州市）人，1911年生，卒于1999年。他先后拜过五位名医为师，其中有吴戬谷（全科医生）、妇科医生杨显卿，又拜四大名医之一孔伯华为师，深得孔老治疗温热病的传承。刘老常说："临床症状是复杂的，要治病求本。"吴老深得刘老临证当辨明病因、审清病机、查验症候、治病求本原则。

1960年，吴老分配到宣武医院中医科，退休前一直在这里工作，历时37年。有幸与三代御医世家李稚余（朱丹溪派）及王子和（伤寒派）、李楚君（儿科名医）等老师同诊在侧15年之久，也曾师从国医大师柴嵩岩老师、叶苍苍主任等，从中医理论、临床经验、医德医风等方面获益良多。

李稚余是三代御医世家传人，富有南派色彩，用药灵活多变，他师古而不泥古，灵活施法；李老师崇尚朱丹溪养阴法，亦重视脾胃，对妇科尤为擅长。"医俱三才，医者，须具备政治家、军事家、侦探家三者之才，方可为良医。"李老师治病，结合养生，尤重脾胃："永远不能忘记养正，养正即祛邪。"在治疗方面，他平时临床多以"王道之法"治病，不用特殊药品，避免过寒、大热的药，力求和平，若是急性病，则刚见面就全力以赴地抢救，必要时也可以王霸并施，见效后，霸道药就撤除。吴老遵李老教导，临证时，王霸并施，取效甚捷，遇到疑难杂症，用药巧妙。

王子和老师是伤寒大家，当时安排每周二、周四下午4点给吴老、汪守礼等三位学生讲《伤寒论》《金匮要略》。他说《伤寒论》是一部理论与实践相结合、经验十分丰富、取之不尽用之不竭的好书；要求吴老背《黄帝内经》有关章节，画重点，提要求，吴老受益良多。王老临床用药巧妙，将《伤寒论》《金匮要略》理论与实践相结合，经验十分丰富，经常三四味小药就解决大问题，药简效宏。吴老因此积累大量的妙方治疗疑难病例，如失笑散加元胡（延胡索）治疗心绞痛，仅三味药，收效甚捷。

李楚君老师是四大名医汪逢春的学生，是儿科高手，他指出：小儿咳嗽，切记见咳莫止咳，要审症求因，如外感引起的咳嗽，必须表里双解，宣通肺气，引邪外出，咳自愈。小儿发热，服药、打针后，热不退，反复高热，多因病毒内蕴，属温热病范畴，治疗原则是得汗、通便、清解病毒，同时要保胃气。"开鬼门，洁净腑"，效如桴鼓。吴老跟随李老学习其儿科经验，受益匪浅。

柴嵩岩老师，拜师于中医伤寒大师陈慎吾门下，并在其启蒙、引领之下，苦读中医经典，为日后成为中医妇科名家奠定了深厚的古典中医理论基础。柴老以"肾之三""二阳治病""补肺启肾"等学说为代表的完整的中医妇科学术思想，诊治病患无数，擅治妇科闭经、不孕症及疑难病症，疗效显著。柴老行医六十余载，年事渐高，仍以年逾九十之高龄，坚持一周数诊不辍，并始终坚持传道授业，被誉为"杏林凤凰"，具有鲜明的柴氏中医妇科用药经验。肾之四最，即"肾生最先、肾足最迟、肾衰最早、肾最需护"，是柴老对女性不同年龄阶段的不同生理、病理特点的高度概括，与临床密切结合，对妇科临床疾病的诊治起着指导作用。养护阴血反映了柴老妇科临床中以阴血为本的思想，阐释了女性"阴常不足"的生理特点，在辨证中重视阴血不足的病理，在论治时注重滋养阴血的思路；注重气化是柴老最重要的论治法则之一；运用五行生化制克关系进行辨证论治，是柴老指导妇科临床的重要论治法则；以"补肺启肾""肝无所索"学说为代表的治法在临床治疗上屡获佳绩。吴老在1986年跟随柴老学习，为她自己以后的妇科学术思想奠定了扎实的基础。

叶苍苍，北京中医医院妇科主任医师，医术精湛，对妇科病研究有较深的造诣，从事临床工作五十余年，深入研究妇女不孕及多种妇科疑难杂症。叶老认为女科用药多从补肾养血入手，而此类药物都偏滋腻。若希药力充分吸收，必靠脾胃运化周转。对脾胃虚弱者，不应直投滋补之物，还要顾及药物的吸收，增谷喜食才能更好地颐养脾胃，从而使气血生化有源。叶老临床善用人参、白术、茯苓、艾叶、香附、肉苁蓉、补骨脂、肉桂、当归、鹿角霜、小茴香、紫石英调补脾肾，其临床治疗思路可窥见一斑。吴老跟随叶老期间，临床辨证更加突出中医配伍灵活、对药应用精专的特点。

二、广征博取、不断实践

吴老一直将恩师们的谆谆教诲作为座右铭，学习恩师们的高尚医德和精湛医术。多位恩师心传口授，吴老耳濡目染，得以真传。吴老对工作一贯认真敬业，得到患者好评。长期担任门诊医疗及全院病房会诊工作，并任首都医科大学中医基础和临床课程的部分教学任务，共发表论文20余篇；1988年研制的防治咳喘的纯中药"药物背心"和防治流感的"药物口罩"已获批开发投产；1990年接受北京市中医管理局批准的"师带徒"任务；1995年被评为北京市继承老中医学术经验导师，并获"荣誉证书"；与学术继承人修丽梅等人共同研制的清热止咳合剂，获 1994 年北京市中医管理局科技进步二等奖；1993 年成功抢救一例脑出血术后高热昏迷一月之久拟放弃治疗的病人，《人民日报》《北京日报》均有报道；1994 年 11 月至 2005 年 1 月，三次应聘前往香港北京同仁堂门诊及学术交流工作六年半，求医者甚众。

吴老在中医实践的道路上，努力博学众贤名家，潜心继承，融汇名家临证精髓，特别是把他们对疑难杂症的辨治经验，通过再实践转化为自己的直接经验并有所发挥。吴老杏林耕耘六十余载，经验丰富，建立了自己独特的理论体系，还注重临床上的灵活运用，疗效显著。擅长治疗内科、妇科疑难病，包括不孕症、习惯性流产、子宫腺肌病、输卵管不通、子宫肌瘤、多囊卵巢综合征、无排卵月经、青春期功能失调性子宫出血、妇科炎症、更年期综合征、咳喘、心脑血管病、顽固性头痛等。

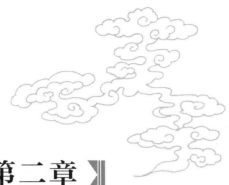

《第二章》
吴作君临床诊疗特色总结

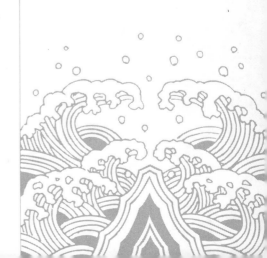

一、 善用补益类中药的配伍特点

吴老在临床中常用气血双补、阴阳双补之法。立法依据："虚则补之""形不足者，温之以气；精不足者，补之以味"(《黄帝内经》)。补阳药与补阴药相配，温而不燥，滋而不腻，共奏温补肾阳之效。王冰："益火之源，以消阴翳。"

吴老认为劳逸相宜，形体壮实，脏腑协调，气血通畅，精力充沛，不但可保持身体健康，而且可抵御病邪，以达延年益寿之效。但过劳、过逸又可导致诸多病症。

① 劳力过度：多由于持久劳作，失于节制或体力难支，强力运作等，导致形体疲惫、筋骨无力、精神困倦、纳少、夜眠不安等症。一时之劳，则逸后即可恢复，尚不会因劳致虚。但如劳伤过度，必伤阳气，故谓"劳则气耗"，症见稍劳则气短、乏力、多汗、纳食减少，久则易致脾胃损伤、肺卫不固，进而生化失源，而致诸多虚劳之证。

② 劳心过度：劳心，是指以脑力劳动为主而言。因劳心过度而伤及正气者，多由忧思郁结，积虑不解或邪念缠心，积欲难达，以致心神浮动，心气耗散，阴血暗耗，而致心体失养、神不守舍、心神不安等。还可以由于阴血耗损，虚火妄动，下及肾阴，水火失济，导致心肾不交。忧思伤脾，肝失疏泄，胃气失和，纳食减少，生化失源，久则脏腑失养，肌肤不荣，诸证乃生，故劳心致虚者，始之心脾，久病伤及肝肾。

③ 房劳过度：多由形体未盛而早婚，或房事不节，皆可损伤肾精，耗散肾气。

针对过劳致虚，吴老补益用药的配伍关系主要有两方面。

① 补气与补血的关系：血为气之母，气为血之帅。气为阳，血为阴。"气能生血""气能摄血""气能行血"，故血虚者补血时，配伍补气之品。"血能载气"，气虚者补气时，较少配伍补血药，因为补其气而血自生。

② 补阴与补阳的关系："阴阳互根"，即阳虚者补阳时，佐以补阴之品，以阳根于阴，使阳有所附，并可借补阴药的滋润以制阳药之温燥；阴虚者补阴时，佐以补阳之品，以阴根于阳，使阴有所化，可借阳药的温运以制阴药之凝滞。"善补阳者，必于阴中求阳，则阳得阴助而生化无穷；善补阴者，必于阳中求阴，则阴得阳升而泉源不竭。"

a. 肾阳虚证候：症见腰背酸痛，多尿或尿不尽，面色苍白，畏寒肢冷，下利清谷或五更腹泻，舌质淡胖、有齿痕，苔白，脉沉迟。常用附子、肉桂、杜仲、酒萸肉、菟丝子、鹿角胶、熟地黄、山药、枸杞子、当归等温补肾阳、兼养精血。

b. 脾阳虚证候：症见面色萎黄，食少，形寒，神倦乏力，少气懒言，大便溏薄，肠鸣腹痛，每因受寒或饮食不慎而加剧，舌质淡，苔白，脉弱。常用党参、白术、甘草、附子、干姜等温中健脾、益气祛寒。

c. 心阳虚证候：症见心悸，自汗，神倦嗜卧，心胸憋闷疼痛，形寒肢冷，面色苍白，舌质淡或紫暗，脉细弱或沉迟。常用人参、黄芪、肉桂、甘草、生姜等益气温阳。

吴老临床上也常用六味地黄丸、归脾丸、乌鸡白凤丸、八珍益母丸、五子衍宗丸等补益类中成药。

吴老认为运用中医虚损学说指导临床工作，要掌握其关键内涵：一是掌握好辨证与论治，抓住其重点、难点、疑点；二是对于虚损兼邪实，即虚损邪实相兼病证，能较正确地处理和解决正虚与邪实的关系，予以正确施治；三是对体弱和老年患者，既可以此扶正祛邪，减少疾病的发生，又能以此调养身体，增强正气。

二、 推崇舌诊，首查舌象，观舌识病，防其传变

舌诊作为中医重要的诊疗手段，一直被历代医家所推崇。吴老最推崇舌诊，遇到病患，首查舌象。吴老认为，当体内阴阳失衡，出现了证的表现，而疾病还处于萌芽状态时，舌象已有变化。此时通过舌诊可以观察气血阴阳和五脏六腑的变化。在疾病的发展过程中，舌的变化迅速而鲜明，脏腑虚实、气血盛衰、津液盈亏、病情浅深、预后好坏都能较客观地从舌象上反映出来。正如《笔花医镜》所说："舌者心之窍，凡病俱现于舌，能辨其色，证自显然。"

吴老在临床上发现，正常舌象也会受到年龄、饮食习惯、生理条件及季节变化的影响。比如老年人舌质干瘪老瘦、舌色较紫暗；儿童舌色淡、舌质嫩；常年吸烟者舌苔常干黄；暑湿季节，正常人也可见舌苔薄腻微黄；女性月经前的1~2天或月经后的1~2天，在舌尖部可见到较明显的红色点刺，月经后舌尖部这些红色点刺就会自行减退，这些都属于舌象的正常变化。吴老临床治疗妇人病时常见舌苔举例如下。

① 淡白舌：一般表示虚证，包括气血不足和阳气虚衰。气血不足，则不能濡养脏腑、上荣舌面，故可见到舌色淡白，同时可伴有少气懒言、声低气怯、神疲乏力、头晕眼花、面色淡白或萎黄、口唇色淡等症状，女性患者更可见到月经量少、月经后期，甚至闭经的症状。

② 舌质红，舌苔黄或黄腻：同时可见情绪烦躁、易怒、口苦口渴、大便干结、小便黄赤等症状，多为肝郁化火。

③ 舌质红或红绛，舌苔黄腻：同时可见厌食、嗳气、泛吐酸水、痰多、自觉头昏、头重、胸闷心烦、口苦等症状，多为痰热内扰。

④ 舌质红，舌苔少或剥苔：同时可见入睡困难、头晕耳鸣、心烦、心悸健忘、腰酸梦遗、手足心热、口干等症状，多为阴虚火旺。

⑤ 舌质淡白，舌苔薄白：以多梦易醒为主，兼见心悸健忘、头晕眼花、疲乏倦怠、食欲减退、饮食无味等症状，多为心脾两虚。

⑥ 舌质淡，舌苔薄白或薄黄：可见容易惊醒、心悸胆怯、易受惊吓、倦怠乏力等症状，多为心胆气虚。

⑦ 舌苔厚、白腻，舌体胖大、舌边有齿痕：可见头部昏沉、大便溏稀、尿频、尿急、尿不尽以及关节酸痛等症状。多为寒湿重。

⑧ 舌苔厚且黄腻：可见口臭、口苦、口黏腻、口舌生疮等症状，同时还会出现小便黄赤、大便干结或黏腻，而且臭味比较大。多为湿热重。

吴老熟读经典，勤求古训，结合长期临床经验，通过观察舌象，辨性质，查深浅，定虚实，立治则，断预后，以其独具匠心的一套体系诊疗妇人疾患。

三、注重饮食调控、药食同补

吴老个人在生活中经常做点药食同源的药膳，饮食为人体化生气血的物质基础，是维持后天生命之必需。若饮食失调，不但致病，且可致虚。如饥饱不匀，先伤脾胃，过食则胃难于腐熟，脾失健运，必致食积气滞、脘腹胀满、嗳腐吞酸，故曰"饮食自倍，脾胃乃伤"。尤以婴幼儿脾胃娇嫩，喂养不当，进而可因积滞内停，久则郁积化热，耗损阴津，伤及阳气，导致脾胃虚损。过饥，其伤仍在脾胃失养，进而津液气血阴精化源不足，内则脏腑失养，外则肌肤不荣，而致多种以虚损为主的病症。

吴老侧重药食同源治疗。比如焦黄黑木耳止漏，治疗月经崩漏或淋漓不尽。制作方法：干黑木耳 50g（切忌泡发黑木耳，干炒，元宝耳最好），炒至焦黄，再加红糖 50g、水 600～800ml，熬 20min 左右，喝汤。对于不习惯喝汤药的人群，运用药食同源的中药材，可以单方或组方做茶泡饮，简便易行，也可烹调食用。吴老个人常用的药食同源之品有龙眼肉、枸杞子、黄精、桑椹等。

① 龙眼肉：性温，味甘，可补益心脾、养血安神。体弱贫血、年老体衰者经常吃些龙眼肉有补益作用。对于产后妇女，龙眼肉也是重要的调补食品。研究发现，龙眼肉还能增强记忆、消除疲劳。

② 枸杞子：性平，味甘，具有补血养肝、益精明目、壮筋骨、除腰痛、久服能益寿延年等功用。

③ 桑椹：性寒，味甘、酸，有补肝、益肾、滋阴的作用。可用桑椹、枸杞子、龙眼肉等组方，长期做茶泡饮，效果更佳。肾虚之人，尤其是肾阴不足者，食之最宜。

④ 黄精：性平，味甘，可以补气养阴、健脾、润肺、益肾。用于阴虚劳嗽、肺燥咳嗽、脾虚乏力、食少口干、消渴、肾虚之腰膝酸软、阳痿遗精、耳鸣目暗、须发早白等症。

四、 提倡动静结合、多方施治，推广中医传统特色治疗

中医理论博大精深，植根于我国数千年光辉灿烂的传统文化，中医特色诊疗项目非常多，比如中药、穴位贴敷、小针刀、外敷、药捻、中药灌肠、中药的雾化吸入，还有针灸科用的毫针、三棱针、皮肤针、揿针、头针、耳针、电针、火针，再有各种灸法，如艾条灸、艾炷灸、隔物灸、督脉灸，还有常用的穴位注射、穴位埋线、推拿、拔罐、中药熏蒸、足浴，等等。

因妇科病非常广泛，所以治疗方法也有很大不同。对于常见的阴道炎症，可通过阴道局部用药进行治疗，比如滴虫性阴道炎可以局部应用中药洗液，苦参、红花煎汤后清洁外阴，再在阴道内用甲硝唑泡腾片；真菌性阴道炎，中药清洁外阴后，阴道内应用制霉菌素阴道泡腾片。所以，应根据疾病采用不同形式的治疗方法，既可中医药治疗，也可中西医结合治疗。

吴老在多年临床诊疗中，提倡动静结合、多方施治，而且积极推广中医外治法。尤其针对妇科疾病，吴老除了经常运用中草药外，还常用以下几种中医特色疗法。

① 穴位贴敷：古人将外敷法和经络腧穴的特殊功能结合起来，创造了贴敷疗法。贴敷疗法就是利用天然药物，与各种不同敷料制成膏糊状制剂，贴敷在患者的患病部位或者穴位上，通过皮肤直接吸收药物，或者借助药物对于穴位的刺激达到治病的一种方法。经过传承发展，贴敷疗法的剂型不断完善、药理不断明确，已经被广泛应用于临床各科疾病，并具有良好疗效。相对于内服药和其他治疗方法，贴敷疗法有着独特的优势。吴老根据多年临床经验，主张月经不调可使用贴敷外治法配合调理。针对寒凝血瘀、宫寒不孕、痛经闭经、经量少等病症，根据个体情况辨证施治，通过将艾叶、醋香附、黄芪、当归等药物制作成膏糊，外贴于小腹、关元、气海、肾俞、命门、脾俞、子宫穴等处，可达到除湿祛寒、暖宫调经、温补脾肾的效果。贴敷次数及穴位由临床医生根据病情判定。

② 艾灸：艾灸可以很好地改善人体的经络循环，使气血调达，同时增强体质，还可减轻妇人痛经或产后痹病、消除伤口疼痛等。

③ 中药灌肠：运用中医清热解毒、活血化瘀、通里攻下等法，使中药直接通过直肠黏膜吸收，来改善盆腔的血液循环，促进结缔组织的软化，消除局部充血、水肿，使盆腔处于中药治疗和温热理疗的状态下。尤其是妇科盆腔炎、子宫内膜炎或便秘等常见病，可采用此法。吴老常用利湿消肿的中药如黄柏、蒲公英、败酱草、马齿苋、大黄、茯苓、土茯苓等煎水，取药液 250～500ml，采用侧卧位或胸膝位，经直肠滴入，保留灌肠，治疗后根据患者症状调整药物。适用于病情顽固且常易复发的盆腔炎、子宫内膜炎患者。吴老亦常用行气健脾中药如厚朴、莱菔子、大黄、黄柏、土茯苓等煎水保留灌肠，适用于妇人腹胀有硬便，嵌塞肠道，数日不下者。

④ 耳穴埋豆：耳穴为各脏腑组织在耳郭的反应区，故在相应的耳穴贴敷王不留行，并时常按压，对疾病的治疗有一定作用，尤其对妇人头痛、耳鸣、失眠、肥胖、情志病等效果明显。将胶布制成 0.5cm×0.5cm 的小方块，以 75％酒精棉球消毒耳郭，取备好的王不留行 1 粒，粘于胶布正中，准确地贴压在所选的一侧或双侧耳穴上，双耳交替，每周贴 2 次，嘱患者每次按压 3～5min，每日 4 次，按压程度以耐受为度，5 天一个疗程。

⑤ 针灸：穴位是人体脏腑经络气血输注于体表的部位，也是脏腑在体表的特殊反射点。针灸对于妇科疾病的调理效果较为理想，可用于月经不调、闭经、痛经、盆腔炎、卵巢早衰、多囊卵巢综合征、不孕不育等。

吴老认为，中医养生理论以"天人相应""形神合一"的整体观念为出发点，结合阴阳五行学说、脏腑经络学说，整体全面调养与辨证施养相结合，重视病患的不同情况区别对待，反对千篇一律、一个模式。

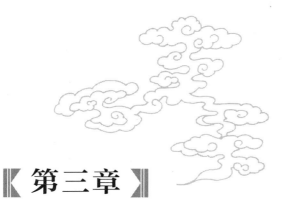

《第三章》

吴作君妇科病的诊疗整体思路：
精、气、神、形、质并调

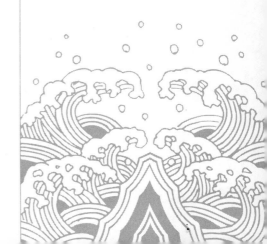

妇科疾病分很多种，以症状来看，通常有异常出血、白带异常、疼痛和包块，简称四大症状，即血、带、痛、块。

《临证指南医案》说："女子以肝为先天。"妇女以血为重，行经耗血，妊娠血聚养胎，分娩出血，以致女子有余于气而不足于血。冲为血海，任主胞胎，《医学真传》说："盖冲任之血，肝所主也。"故冲、任二脉与女子生理功能紧密相关，肝主疏泄，可调节冲、任二脉生理活动，助任脉通、太冲脉盛、月事以时下、带下分泌正常、妊娠孕育、分娩顺利。因此，吴老认为调理冲任，实际上就是调肝。

吴老在临床上治疗妇科病提倡精、气、神、形、质并调，只有这样才能游刃有余地处理好各种妇科疑难杂症。首先，精、气、神三者之间是相互滋生、相互助长的。从中医角度来讲，人的生命起源是"精"，维持生命的动力是"气"，而生命的体现就是"神"的活动。所以，精充气就足，气足神就旺；精亏气就虚，气虚神就少。反之，神旺说明气足，气足说明精充。中医评定一个人的健康情况或是疾病的顺逆，都是从这三方面考虑的。因此，古人称精、气、神为人身"三宝"是有一定道理的。古人有"精脱者死，气脱者死，失神者死"的说法，由此也不难看出"精、气、神"三者是人生命存亡的根本。

（1）精　就是具有潜在特定功能的物质。精是构成人体、维持人体生命活动的物质基础。从广义上说，精包括精、血、精液，一般所说的精是指人体的真阴（又称元阴），不但具有生殖功能，促进人体的生长发育，而且能够抵抗外界各种不良因素影响。因此，阴精充盛不仅机体生长发育正常，而且抗病能力也强。精，有先天、后天之分。先天之精是秉受于父母的造化生殖之精，它在整个生命活动中作为"生命之根"而起作用，但先天之精需要不断的物质补充才能保证其不亏，才能发挥其功能，而这种物质即是后天之精。后天之精来自饮食的营养物质，亦称水谷精微。有了营养物质的不断补充，才能维持人体生命活动。古人云"肾为先天之本，脾胃为后天之本"，所以说人脾胃功能的强健，是保养精气的关键，即《黄帝内经》所强调的"得谷者昌，失谷者亡"。古人云"高年之人，真气耗竭，五脏衰弱，全仰饮食以资气血"。注意全面均衡营养的饮食，才是保证后天养先天的重要手段。

（2）气　既是运行于体内微小难见的物质，又是人体各脏腑器官的活动能力。因此，中医所说的气，既是物质，又是功能。用现代语言来理解：气就是正在发挥特定功能的物质、能量与信息的总括。人体的呼吸吐纳、水谷代谢、营养敷布、血液运行、津流濡润、抵御外邪等一切生命活动，无不依赖于气化功能来维持。《寿亲养老新书》："人由气生，气由神往，养气全神可得其道。"书中还归纳出古人养气的一些经验："一者，少语言，养气血；二者，戒色欲，养精气；三者，薄滋味，养血气；四者，咽津液，养脏气；五者，莫嗔怒，养肝气；六者，美饮食，养胃气；七者，少思虑，养心气。"此七者强调了"慎养"，但由于气是流行于全身、不断运动的，所以人也要适当运动，促进脏腑气机的升降出入，才有利于维持机体的正常生理功能。

（3）神　变化莫测谓之神。神是精神、意志、知觉、运动等一切生命活动的最高统帅。它包括魂、魄、意、志、思、虑、智等活动，这些活动能够体现人的健康情况。如目光炯炯有神，就是神的具体体现。古人很重视人的神，"得神者昌，失神者亡"。因为神充则身强，神衰则身弱，神存则能生，神去则会死。中医治病时，用观察病人的"神"，来判断病人的预后，有神气的预后良好，没有神气的预后不良。吴老经常在带教中强调，要闭目养神。

（4）形　中医的"形"始见于《黄帝内经》。《黄帝内经》云："阴阳者，天地之道也，万物之纲纪，生杀之本始，神明之腑也，治病必求于本。""人生有形，不离阴阳。"故有形之脏，亦不外乎阴阳之理也，盖有其形，必有其气，形气相感，混而为一，故睹有形而知无形之妙，此见阴知阳也。《素问·脏气法时论》中说，形之五脏与气之五脏，都是同一个混元之气的五脏。此后的很多中医医家也对"形"进行了相关论述和补充。"形"本义内涵丰富，意义深远，泛指由相同或相似的器物组成，表现出一定的体征形态和相对功能，具有生命特征的组织结构。中医的"形"具有明显的生命特征，并具有时限性、变化性。中医的"形"具有形质、形色、形态、形势、形志、形异等基本构成要素，其反映的生命结构具有整体性、多样性、层次性、可识别性，体现了中医认识生命、认识疾病的特有视角。

吴老在诊病过程中，尤其重视整体观念，中国古代医家在长期的医疗实践中，以整体观念、恒动观念、辨证观念为指导，对人体的生命运动和疾病变化规律进行了观察和总结，形成了"形神合一"特有的生命观。

《黄帝内经》："故能形与神俱，而尽终其天年，度百岁乃去。""七七，任脉虚，太冲脉衰少，天癸竭，地道不通，故形坏而无子也。"将形与神联合使用，并且形在神之前，从另一个角度来看，形、神之间存在一种层次关系。吴老提出，女子在七七四十九岁之后，一般情况下就不能生育了。不能生育的根本原因是任脉虚衰，而直接原因则是形坏。这个"形"对于人来说，结合"形与神俱"来看，就知道形在人体之中是浅层次的，与人的生育、衰老有直接的关系；神则是深层次的，如果神乱则会出现精神错乱的症状，如果神灭则意味着死亡到来。而形、神兼具，则是养生的目的，只有这样，才能够达到度百岁乃去的养生目的。

（5）质　王琦老师的中医体质学以生命个体的人为研究出发点，旨在研究不同体质构成特点、演变规律、影响因素、分类标准，从而用于指导疾病的预防、诊治、康复与养生。中医对体质的论述始于《黄帝内经》，中医体质学应用范围广泛，通过研究不同体质类型与疾病的关系，强调体质的可调性，从改善体质入手，为改善患病个体的病理状态提供条件，实现个体化诊疗。

　吴老在临诊时，采取的防治措施大都建立在对体质辨识的基础上，充分考虑到病人的体质特征；贯彻中医学"治未病"的学术思想，通过改善体质、调整功能状态，为预防疾病提供了理论和方法，充分体现了以人为本、因人制宜的思想。

　　妇科病复杂多变，就个人体质来说，不大可能是单纯的阳虚体质、瘀血体质、痰湿体质等，更为常见的是各种体质的间夹、混合，比如瘀血兼痰湿和气虚、阳虚兼湿热、阴虚兼湿热和瘀血等。个人体质会随着生活、工作、情绪、环境、年龄等后天因素而变化，并非一成不变。吴老认为我们治疗妇人病当精、气、神、形、质并调，精、气、神互生，神、形合一，神、质充盈，精、气调达，气血充足，才能标本兼治、阴阳平衡，取得满意疗效。

一、不孕症的诊疗思路

　　不孕最早见于《山海经》，称"无子"，《素问·骨空论》中有不孕之名，《备急千金要方》称"全不产"。如曾生育或流产后，无避孕而又1年以上不再受孕者，称"继发性不孕"，《备急千金要方》称"断绪"。历代妇科医籍均辟有"求嗣""种子""嗣育"门。不孕症的病因病机，常见的有肾阳虚、脾肾两虚、肝肾阴虚、气血两虚、气虚血瘀、肝郁气滞等。临床上这些病机变化会导致下丘脑—垂体—卵巢轴功能失调，从而会引起经血不调、经期不准、月经过少、月经稀发，导致不孕症。

　　吴老认为不孕症的诊疗思路重在全面整体调节，除了常规的辨证论治，更要整体考虑妇人的年龄及社会因素，必要时中西医结合治疗。不孕症的辨证论治主要有以下五方面。

　　（1）脾肾阳虚证候　婚久不孕，月经后期，量少色淡，或月经稀发、闭经。面色晦暗，腰痛腿软，性欲淡漠，小便清长，大便不实，四肢末梢发凉，怕冷。舌淡苔白，脉沉迟。治法：温脾补肾，调补冲任。方用温胞饮加减。

　　（2）肝郁证候　多年不孕，经期先后不定，经来腹痛，行而不畅，量少色暗，有小血块，经前乳房胀痛，精神抑郁，烦躁易怒。舌质正常或暗红，苔薄白，脉弦。治法：疏肝解郁，养血理脾。方用加味逍遥散或柴胡疏肝散加减。

　　（3）痰湿证候　婚后久不受孕，形体肥胖，经行延后，甚或闭经，带下量多、质黏稠，面色㿠白，头晕心悸，胸闷泛恶。苔白腻，脉滑。治法：燥湿化痰，理气调经。方用二陈汤加减。

　　（4）血瘀证候　婚久不孕，月经后期，量少、色紫黑、有血块，或痛经，平时少腹作痛，痛时拒按。舌质紫暗或舌边有紫点，脉细弦。治法：活血化瘀，调经。方用血府逐瘀汤加减。

（5）肾阴虚证候　婚久不孕，月经先期，量少、色红无血块，或月经尚正常，形体消瘦，腰腿酸软，头昏眼花，心悸失眠，性情急躁，口干，五心烦热，午后低热。舌偏红，苔少，脉细数。治法：滋阴养血，调冲益精。方用知柏地黄汤加减。

吴老依多年经验创立益气养血调经助孕汤。方以黄芪、当归为君药，益气养血。臣以菟丝子、桑寄生、枸杞子补益肝肾、固精安胎、养心安神。佐以柴胡、白术疏肝健脾、疏肝解郁、和营敛阴，白芍、赤芍养血活血。丹参、鸡血藤、蒲黄、益母草、甘草共为使药。其中丹参、鸡血藤活血通络。益母草味辛苦、性凉，活血、祛瘀、调经、消水。《本草汇言》：益母草行血养血，行血而不伤新血，养血而不滞血，诚为血家之圣药也。甘草调和诸药。诸药配合，共奏益气养血、疏肝补肾、调理冲任、行血调经之功，临床上一般用于下丘脑—垂体—卵巢轴功能失调引起的经期不准、月经过少、月经稀发、黄体功能欠佳、不孕症等，证属气血不足、肝郁气滞者。

二、 先兆流产及反复流产的诊疗思路

先兆流产指妊娠 28 周前，出现少量阴道流血和（或）下腹疼痛，宫口未开，胎膜未破，妊娠物尚未排出，子宫大小与停经周数相符者。早期先兆流产临床表现为停经后有早孕反应，后出现阴道少量流血，或时下时止，或淋沥不断，持续数日或数周，无腹痛或有轻微下腹胀痛、腰痛及下腹坠胀感。反复流产是指连续 3 次或 3 次以上的自然流产。反复流产（或者是胚胎停育），代表胚胎本身可能不健康，或者是子宫的环境不利于胚胎生长。目前人们还不了解所有导致胚胎停育的因素，只能将常见的因素逐一排查。胚胎能够在子宫内健康发育，需要胚胎本身健康、充分的营养、各种激素协调作用并避免外来有害因素的侵扰。

吴老认为无论先兆流产或是反复流产，多由于妇人气血虚弱、肾虚、血热、肝郁、七情及外伤等原因损及冲任，导致冲任不固，不能摄血养胎，以致胎动不安或小产。胎动不安一般预后良好，但也有少数发展为小产。

小产，中医病名，指妊娠 12～28 周内，胎儿已成形而自然殒堕。有广义与狭义之分。广义的小产包含了经过治疗能够保留胚胎妊娠至足月的先兆流产，本篇所论小产为狭义范畴，专指胎堕难留的情况。

吴老在治疗中，时时护其肾气，补其精气，保胎无虞；当孕妇胎动不安时，吴老认为，如有外感之病，胎元本固，扶正祛邪，母子无忧。

吴老常常告诫吾辈：安胎之法，应随证随人，灵活运用，但要注意时时维护胎元，避免使用碍胎、动胎之品。由于肾为先天之本，胞络系于肾，故安胎

之中，须注意顾护肾气，以固胎元。辨证时主要根据症状与舌脉。其主要表现为阴道出血、小腹痛、腰痛和腰腹下坠。根据四大症状的轻重变化，结合必要的辅助检查，判断病情的进退、胎元的存亡和预后。一般而言，阴道出血量少、色淡、质稀者，多属虚证；色深红或紫暗、质稠者，多属实证；下血量少、腰腹痛和下坠感轻微、脉滑者，则胎元未损，宜安胎；若下血量多、腹痛加重、腰痛如折、阵阵下坠者，则已发展为胎堕，安之无益；若反复阴道出血、色暗，小腹冷痛，早孕反应消失，脉由滑转涩者，则为胎死不下之兆，应做进一步检查。

针对该病，吴老善用以下中药：菟丝子、桑寄生、续断、阿胶、党参、人参、白术、陈皮、炙甘草、熟地黄、黄芪、生地黄、黄芩、黄柏、苍术、山药、白芍、棕榈炭、海螵蛸、沙苑子、苎麻根、当归、山茱萸等。

吴老临床上把先兆流产分为如下四个临床证候。

（1）肾虚证候 孕期阴道下血或少或多、色淡暗，腰酸腹坠痛，或伴头晕耳鸣，小便频数，夜尿多，甚至失禁，或曾屡次堕胎，舌淡苔白，脉沉滑尺弱。治则：固肾安胎，佐以益气。主方：寿胎丸加味。

（2）气血虚弱证候 孕期阴道少量流血、色淡红、质稀薄，或腰腹胀痛或坠胀，伴神疲肢倦，面色不华，心悸气短，舌质淡，苔薄白，脉细滑。治则：补气养血，固肾安胎。主方：胎元饮加减。

（3）阴虚内热动血证候 孕期阴道下血、色鲜红，或腰腹坠胀作痛，伴心烦不安，手心烦热，口干咽燥，或有潮热，小便短黄，大便秘结，舌质红，苔黄而干，脉滑数或弦滑。治则：滋阴清热，养血安胎。主方：保阴煎加味。

（4）跌扑损伤证候 孕期受外伤，腰酸腹胀坠，或阴道下血，脉滑无力。治则：补气养血安胎。主方：圣愈汤加减。

小便失禁者加益智、覆盆子；下血较多者加阿胶、艾叶炭、墨旱莲；腰酸重者加菟丝子、桑寄生固肾。服药期间应注意避免过于劳累、持重、登高、剧烈活动，慎房事，保持心情舒畅。患病后应积极治疗，卧床休息，以免病情加重。

吴老特别指出流产后女性最关键时期的注意事项：

① 产后充分休息是身体恢复的重要条件。

② 小产后的妇女容易心情沮丧，更需要家人、朋友的关心照顾。

③ 产妇应尽量吃好、睡好、少劳动、减少肚子用力的动作（如搬东西、提重物），避免剧烈运动。起居有常，忌气恼，保持好心情。

④ 养成每天定时排便的习惯。

⑤ 小产后1个月内停性行为，认真调理，小产后3～6个月内应避免再次怀孕，让子宫有足够的时间修复。

三、女性虚劳病的诊疗思路

吴老认为女性因为先天体质因素，大多气血不足，临床多见神怠、身倦、胸闷气短、失眠多梦等。

虚劳又称虚损，是由多种原因所致的，以脏腑亏损、气血阴阳不足为主要病机的多种慢性衰弱症候的总称。虚劳学说，是中医理论体系中的重要学说之一，其主要研究人体在多种因素作用下导致的以正气虚劳为主的多种病症，探讨虚劳的发生发展、病机转归与临床表现，并通过补虚益损、扶正固本，达到保持身体健康和益寿延年的目的。

中医虚劳学说始于《黄帝内经》，指出"邪气盛则实，精气夺则虚"，《素问·通评虚实论》首言"虚"之义，在于正气之虚，进而以"七损八益"论述，谓"能知七损八益，则二者可调。不知用此，则早衰之节也"。《素问·阴阳应象大论》言人体可因调摄失宜而导致早衰。

在治疗方面，《黄帝内经》提出了"虚则补之"，这是治疗虚损的总则。还进一步详述了虚损不同证型的治则："因其衰而彰之；形之不足者，温之以气；精之不足者，补之以味""劳者温之，结者散之，留者攻之，燥者濡之，急者缓之……散者收之……损者温之，逸者行之……""疏其气血，令其调达，而至和平。"这对后世虚损治则的形成和发展起到了启发和推动的作用。在虚劳的预防方面，《素问·上古天真论》《素问·四气调神大论》等篇详细论述了饮食起居、劳逸相宜、精神内守、邪气宜避、四季养身等具体方法，以此预防疾病、固护正气，至今仍具有积极的指导意义。

吴老认为女性虚劳以脏腑功能减退、气血阴阳亏损所致的虚弱、不足证候为其特征，但由于虚损性质的不同而有气、血、阴、阳之分。

① 气虚损：主要表现为面色萎黄、神疲体倦、懒言声低、自汗、脉细。

② 血虚损：主要表现为面色不华、唇甲淡白、头晕眼花、脉细。

③ 阴虚损：主要表现为口干舌燥、五心烦热、盗汗、舌红苔少、脉细数。

④ 阳虚损：主要表现为面色苍白、形寒肢冷、舌质淡胖有齿痕、脉沉细。

对于女性虚劳病的治疗，以补益为基本原则。正如《素问·三部九候论》所说："虚则补之。"尤其是二精：血津液、生育精，气精双补，刻刻护其精，但不可补阳太过以免伤精。

在进行补益的时候，一是必须根据疾病属性的不同，分别采取益气、养血、滋阴、温阳的治疗方药；二是要密切结合五脏病位的不同而选方用药，以加强治疗的针对性。为了便于临床运用，虚劳的辨证论治以气血阴阳为纲、五脏虚证为目。

女性最常见的是血虚。心主血，脾统血，肝藏血，故血虚之中以心、脾、肝血虚较为多见。由于脾为后天之本、气血生化之源，又由于血为气母，故血虚均伴有不同程度的气虚症状，而且中医经过长期的临床实践，认为补血不宜单用补血药，而应适当配伍补气药，以达到益气生血的目的。所以在治疗各种血虚的证候时，应结合健脾益气生血之法，吴老临床常用归脾汤、当归补血汤、圣愈汤等方剂，都体现了这一治疗思想。

在气、血、阴、阳的亏虚中，气虚是临床最常见的一类，其中尤以肺、脾气虚多见，而心、肾气虚也不少。肝病者出现神疲乏力、食少便溏、舌质淡、脉弱等气虚症状时，多在原肝病辨治的基础上结合脾气亏虚论治。

阳虚常由气虚进一步发展而成，阳虚则生寒，症状比气虚重，并出现里寒的症状。阳虚之中，以心、脾、肾阳虚多见。由于肾阳为人身之元阳，所以心、脾之阳虚日久，亦必病及于肾，而出现心肾阳虚或脾肾阳虚的病变。故应未病先防，提前预防正气虚损。

阴虚多由热病之后或杂病日久耗伤阴液，或因五志过极、房事不节、过服温燥之品等使阴液暗耗而致。阴虚除机体失去濡润滋养，同时由于阴不制阳，则阳热之气相对偏旺而生内热，故表现为一派虚热干燥不润、虚火躁扰不宁的证候。

现代社会压力较大，吴老发现临床上五脏阴虚者越来越多见。女性阴虚可与气虚、血虚、阳虚、阳亢、精亏、津液亏虚以及燥邪等同时长期存在，或互为因果，表现为气阴亏虚证、阴血亏虚证、阴阳两虚证、阴虚阳亢证、阴精亏虚证、阴津（液）亏虚证、阴虚内燥证等证候，进而可发展成亡阴、动风等。

四、 女性情志病的诊疗思路

喜、怒、忧、思、悲、恐、惊，为人之常态，情志正常则精神振奋，思维敏捷，脏腑协调，气血调和，即"正气存内，邪不可干"，故身心健康，而无疾病之虑。如情志太过与不及，则又成为致病因素，如怒伤肝、喜伤心、思伤脾、悲伤肺、恐伤肾，以及"怒则气上，喜则气缓，悲则气消，恐则气下……惊则气乱……思则气结"。《灵枢·口问篇》指出："悲哀愁忧则心动，心动则五脏六腑皆摇。"因心为神明所舍、五脏六腑之主，故情志所伤，则心又为关键因素。凡情志致病，伤及脏腑，导致气血、气机失调。若短时间失调，可因病因消除而恢复其常，或施方药调理则愈。若情志太过持续时间过长，而又未能及时调治，则可因气机郁滞，脏腑失调，而致湿滞、痰饮、血瘀、水肿等，进而因寒化而损伤阳气、从热化则耗伤阴津，久则必致正气虚损。再者因忧思郁怒过度，以致肝脾失调，脾失健运，胃气不和，食纳减少，津液营血阴精生化失源，以致营血虚少、阴精亏损、形体失充、脏腑失养，则虚损始生，诸证百出。

吴老认为现代女性社会压力增大，脾气暴躁易怒，内心焦虑，生活幸福感、快乐感严重下降，必须深刻认识到这一点并积极预防。中医将烦躁、容易发怒称为"善怒"。中医理论认为，善怒主要与肝有关，肝火旺是中医特有的病名，是肝的阳气亢盛表现出来的热象。这里的肝并非指西医解剖学上的肝脏，它指的是中医五脏里面的"肝"，在中医里面具有特定的功能。中医理论认为肝为刚脏，具有刚强躁急的生理特性，故临床上肝病多表现出阳亢、火旺、热极等证候。中医认为，肝开窍于目，主藏血，主疏泄，在体合筋，其华在爪，在志为怒，在液为泪，与胆相为表里，故肝火旺的人常有头晕、消瘦、烦躁、易怒、口苦、目赤、眼干、眼痒等症状，而女性还可出现月经提前或延期、闭经、月经过少、经前失眠，孕期则多见吐苦水、食欲不振等症状。

吴老指出，很多人认为肝火旺不是病，平时多喝水就好了，其实这种认识是错误的，肝火旺是由于人体内脏气血调节异常所致，会对健康造成一定的影响，需要进行药物治疗，患者应引起高度重视，及时采取措施。针对年轻人多有情志上的症状，如脾气暴躁易怒，由于心肝火旺常共同发生，除了清肝泻火的草药，也要适当配合清心火的药物以及心理疏导等疗法。

肝火旺分为虚实两种，二者病因病机不同，故治疗原则和具体方药也有所不同。实火多由于肝主疏泄的功能被破坏，肝气郁结，进而化火，多有情志上的症状，如脾气暴躁易怒，治宜清肝泻火。虚火是阴虚火旺，多由肝肾阴虚所致，症见眼干眼涩、潮热盗汗、五心烦热、烦躁失眠等。《医学心悟》指出实火为贼火，可去不可留，可清可泻；虚火为子火，可养不可泻，而是要滋养肝肾之阴，如临床常用乌梅、枸杞子、地黄、沙参、石斛等滋补肝阴的药物。如若病情严重，造成重度躁郁、焦虑、情感障碍甚至器质性病变，请及时到专科医院就诊（遵医嘱执行）。

五、卵巢早衰的诊疗思路

卵巢是女性非常重要的器官，具有分泌激素和产生及排出卵子的作用，对于女性的身体健康、气色、身体机能等各方面都有着很重要的作用。卵巢功能反映的是女性的生育潜能，育龄期女性的卵巢功能随着年龄的增长而下降。在遗传、生活环境、工作节奏与压力、感染、自身其他疾病、放化疗、长期不良生活方式等因素的影响下，女性可出现内分泌失调、激素分泌紊乱，甚至出现绝经等卵巢功能早衰症状，严重影响着女性的生殖健康和生活质量。

卵巢早衰指的是因卵巢功能衰竭，导致女性 40 岁之前出现闭经现象。女性一旦发生卵巢早衰就容易出现月经紊乱、闭经、更年期症状、免疫力下降、骨质疏松等，对女性身心健康和夫妻正常生活产生较大的伤害，还易造成不孕。对于卵巢早衰，临床常采用补充雌激素、孕激素的人工周期疗法，但往往副作用较为明显，且对卵巢功能下降的控制效果并不理想，长期应用难以被患者所接受，有着较为明显的局限性。

吴老认为，卵巢早衰一般属于中医闭经、血枯等范畴，跟肾的功能密切相关。早在《黄帝内经》中就已经对卵巢功能有一个最初的判断。女子五七，则面始焦、发始堕，五七就是 35 岁，女性在 35 岁的时候就开始出现面色萎黄、头发脱落较多，说明此时女性的机体功能逐渐走下坡路。如若过度劳心、减肥、熬夜或房劳过度，劳则耗气伤阴，气血乏源，血海无继而空虚，致经水由少至闭、至不孕。肾所藏先天之精及化生之元气，赖脾气运化之水谷之精的不断充养和培育，方能充盛。若后天气血不足，日久必将损及先天肾气。肾气不足，天癸匮乏，冲任不充，更是血海乏枯之病理基础。

所以对于其治疗，吴老主张保养阴血、顾护肾气、补益肾阳、调理冲任。吴老认为填补肾精是治疗卵巢早衰非常重要的手段。肾虚分为肾阳虚、肾阴虚、肾精不足、肾气不旺，这要通过中医辨证来分析，从而采取更有效的针对性的治疗，针对每一个病人给予更好的个体化的治疗。同时要疏肝解郁，使患者保持情志舒畅。

吴老临床常用的方剂是四二五合方、补肾补肝补血养荣汤，即二仙汤、四物汤、四君子汤、五子衍宗丸化裁而成。临床上常选用淫羊藿、仙茅、女贞子、墨旱莲、覆盆子、当归、熟地黄、何首乌、白芍、陈皮、枸杞子、茯苓、白术、甘草等。

四二五合方出自《刘奉五妇科经验》。本方用五子衍宗丸补肾气，其中菟丝子苦平补肾、益精髓；覆盆子甘酸辛温，固肾涩精；枸杞子甘酸化阴，能补肾阴；五味子五味俱备，入五脏大补五脏之气，因其入肾，故补肾之力更强；车前子性寒，有下降利窍之功，且能利尿通淋、渗湿止泻、分清泌浊。配合仙茅、淫羊藿（仙灵脾）（二仙汤）以补肾壮阳。五子与二仙合用的目的就是既补肾阳又补肾阴，补肾阳能鼓动肾气，补肾阴能增加精液。肾气充实，肾精丰满，则可使毛发生长，阴道分泌物增多，性欲增加，月经复来。另外，与四物汤合方可加强养血益阴之效，再加怀牛膝以补肾通经。本方的功用不在于通而在于补。肾气充，肾精足，经水有源，则月经自复。

吴老的老师国医大师柴嵩岩教授有着 50 余年的中医妇科临床经验，自 1962 年起就主攻闭经等病症，在卵巢早衰的诊治方面总结出了独特的辨治思路与方法。柴嵩岩教授认为肾阴不足、阴阳失调、血海空虚、精亏血少是卵巢早衰的根本病因病机，而五行生克失衡，又影响心、肝、脾等其他脏腑。吴老在总结柴老多年经验基础上自拟补仙补肝补血养荣汤，认为应用中药对症治疗，具有多系统、多环节、多靶点的整体调节作用，在治疗方面有其独特的优势与特色，成为当前临床研究的重要课题方向之一。通过治疗，更大程度地改善患者的性激素和甲状腺激素水平，促进卵巢血流动力学指标恢复和部分卵巢功能的恢复，还有利于减轻特异性免疫损伤，调和机体内分泌水平，尽快达到新的平衡，具有显著的临床治疗效果。与此同时，中药治疗还能调和阴阳、平衡脏腑，从根本上改善卵巢早衰患者的体质，大幅降低单纯西医激素疗法的胃肠道反应、肝肾功能异常等副作用，具有更高的安全性。

六、子宫肌瘤的诊疗思路

子宫肌瘤是女性生殖器官中最常见的一种良性肿瘤。由于子宫肌瘤主要是由子宫平滑肌细胞增生而成，其中有少量纤维结缔组织作为一种支持组织而存在，故称为子宫平滑肌瘤较为确切。多数患者无症状，仅在盆腔检查或超声检查时偶然发现。如有症状，则与肌瘤生长部位、生长速度、有无变性及有无并发症关系密切，而与肌瘤大小、数目多少的关系相对较小。有多个浆膜下肌瘤者未必有症状，而一个较小的黏膜下肌瘤常可引起不规则阴道流血或月经过多。

子宫肌瘤临床上常见的症状有：①子宫出血，为子宫肌瘤最主要的症状，出现于半数以上的患者。其中以周期性出血为多，可表现为月经量增多、经期延长或周期缩短，亦可表现为不具有月经周期性的不规则阴道流血。子宫出血以黏膜下肌瘤及肌壁间肌瘤较多见，而浆膜下肌瘤很少引起子宫出血。②腹部包块及压迫症状：肌瘤逐渐生长，当其使子宫增大超过3个月妊娠子宫大小或为位于宫底部的较大浆膜下肌瘤时，常能在腹部扪到包块，清晨膀胱充盈时更为明显。包块呈实性，可活动，无压痛。肌瘤长到一定大小时可引起周围器官压迫症状，子宫前壁肌瘤贴近膀胱者可产生尿频、尿急症状；巨大宫颈肌瘤压迫膀胱可引起排尿不畅甚至尿潴留；子宫后壁肌瘤特别是峡部或宫颈后唇肌瘤可压迫直肠，引起大便不畅、排便后不适感；巨大阔韧带肌瘤可压迫输尿管，甚至引起肾盂积水。③疼痛：一般情况下子宫肌瘤不引起疼痛，但不少患者可诉有下腹坠胀感、腰背酸痛。当浆膜下肌瘤发生蒂扭转或子宫肌瘤发生红色变性时可产生急性腹痛（需立刻急诊就医），肌瘤合并子宫腺肌病者亦不少见，则可有痛经。④白带增多：子宫腔增大，子宫内膜腺体增多，加之盆腔充血，可使白带增加。子宫或宫颈的黏膜下肌瘤发生溃疡、感染、坏死时，则产生血性或脓性白带。⑤不孕与流产。

子宫肌瘤属于中医"癥瘕"范畴，多由于气虚血瘀，或郁怒伤肝，肝郁气滞，或思虑伤脾，脾失健运，或痰湿内蕴，以致肝脾痰气互结，瘀而成积块。临床诸如子宫内膜异位症、子宫肌瘤等患者，多为囊肿易发体，与情志不畅、肝郁体质相关。《医宗金鉴·妇科心法要诀》曰："凡治诸癥积，宜先审身形之壮弱、病势之缓急而治之。如人虚则气血衰弱，不任攻伐，病势虽盛，当先扶正，而后治其病；若形证俱实，宜先攻其病也。"

根据本病血气失调的特点，治疗时应辨清病在气、在血，新病还是久病的不同。病在气则理气行滞为主，佐以理血；病在血则活血破瘀散结为主，佐以理气。新病正气尚盛，可攻可破；久病正衰，宜攻补兼施，大凡攻伐，宜"衰其大半而止"，不可猛攻峻伐，以免损伤元气。倘若药力不足以克伐，当以西医手术之法，先祛实邪，再行补益。子宫肌瘤超过 500g，应该手术治疗。

吴老指出，子宫肌瘤、慢性盆腔炎性包块、子宫内膜不规则脱落的发生与机体内分泌失调、免疫功能减退、代谢紊乱有关，故用活血化瘀、软坚散结之方药，临证选用消瘤合剂、子宫肌瘤经验 1 方、子宫肌瘤经验 2 方，临床疗效满意。

① 消瘤合剂：黄芪、夏枯草、莪术、当归、昆布、三七粉、荔枝核、郁金（能化瘀血为水）、三棱、甘草、生牡蛎、炒甲珠。该方侧重消瘤散癥、攻补兼施。

② 子宫肌瘤经验 1 方：茯苓、白芍、三棱、丹参、枳壳、夏枯草、鸡内金、桂枝、莪术、牡丹皮、益母草、制鳖甲、川芎、生牡蛎、浙贝母、白术、黄芪、熟地黄、皂角刺、炙甘草。该方侧重健脾除湿、消散癥瘕积聚。

③ 子宫肌瘤经验 2 方：炙黄芪、生牡蛎、莪术、法半夏、当归、夏枯草、浙贝母、青皮、白芍、栀子、泽兰、炙甘草、川芎、三棱、制鳖甲、益母草、香附、桃仁、红花、云茯苓。该方侧重益气化瘀、软坚消瘤。

七、更年期综合征的诊疗思路

更年期综合征又称围绝经期综合征，指妇女绝经前后出现性激素波动或减少所致的以自主神经功能紊乱、情感障碍为主要表现的一系列生理和心理症状。绝经可分为自然绝经和人工绝经两种。自然绝经指卵巢内卵泡用尽，或剩余的卵泡对促性腺激素丧失反应，不再发育和分泌雌激素，不能刺激子宫内膜生长，导致绝经。人工绝经是指手术切除双侧卵巢或用其他方法抑制卵巢功能，如放射治疗和化疗等。单独切除子宫而保留一侧或双侧卵巢者，不判断为人工绝经。判定绝经，主要根据临床表现和激素的测定而定。人工绝经者更易发生更年期综合征。

有研究表明，绝经年龄的早晚与卵泡的储备数量、卵泡消耗量、营养、地区、环境、吸烟等因素有关，而与教育程度、体形、初潮年龄、妊娠次数、末次妊娠年龄、长期服用避孕药等因素无关。用避孕药抑制排卵并不能使绝经延迟，因为卵子的消耗并不主要依靠排卵，大量卵泡通过闭锁而消失。更年期综合征最典型的症状是月经周期紊乱、潮热、潮红。更年期综合征多发生于45～55岁，90％的妇女可出现轻重不等的症状，有人在绝经过渡期已开始出现症状，并持续到绝经后2～3年，少数人可持续到绝经后5～10年症状才有所减轻或消失。人工绝经者往往在手术后2周即可出现更年期综合征，术后2个月达到高峰，持续2年之久。

更年期综合征的主要表现如下。

（1）月经改变　月经周期改变是围绝经期出现最早的临床症状，大致分为3种类型。

①月经周期延长，经量减少，最后绝经。

②月经周期不规则，经期延长，经量增多，甚至大出血或出血淋漓不断，然后逐渐减少而停止。

③月经突然停止，较少见。由于卵巢无排卵，雌激素水平波动，易发生子宫内膜癌。对于异常出血者，应行诊断性刮宫，排除恶变。

（2）血管舒缩症状　主要表现为潮热潮红、出汗，这是血管舒缩功能不稳定的表现，是更年期综合征最突出的特征性症状，约3/4的自然绝经或人工绝经妇女出现这些症状。潮热起自前胸，涌向头颈部，然后波及全身，少数妇女仅局限在头、颈和乳房。在潮红的区域患者感到灼热，皮肤发红，紧接着爆发性出汗，持续数秒至数分钟不等，发作频率每天数次至30～50次，夜间或应激状态易促发症状。此种血管功能不稳定可历时1年，有时长达5年或更长。

古代医籍对此病无专篇论述，但根据临床症状，中医认为本病可属"月经病""盗汗""脏躁""郁病""不寐"等范畴。本病发生的根本原因是年老体衰，肾气渐衰，天癸将竭，冲任虚损，精血不足，阴阳失调。而肝肾阴虚，阳失潜藏，亢逆于上，是本病的主要病机。如《素问·上古天真论》曰："七七，任脉虚，太冲脉衰少，天癸竭，地道不通，故形坏而无子也。"这里虽未直接提到妇女更年期综合征，但指出了妇女更年期的生理变化，即肾气渐衰，且有任冲二脉失调。

妇女更年期综合征的临床表现复杂，其主要发病机理在肾，肾虚精亏，进而导致阴虚火旺，也就是说，人体阴阳水火的动态平衡被打乱了，人的立命根本动摇，往往累及五脏，导致肝阳旺盛，临床常见心烦易怒、易激动、头目眩晕、失眠、胸胁苦满、血压波动、月经异常等症状。肾水匮乏，无以上升，心肝火燔，不能下降，心肾不交则出现怔忡、失眠、心悸诸症。肺阴亏损，皮毛为肺所主，阴虚火迫则自汗、盗汗；脾失健运则食少、便溏、面目肢体浮肿、多痰、乏力等。益肾更年康以宁心安神、调益冲任、滋阴润燥、除烦解郁、益脾肾为治则，辨证求因、审因论治，根据肾与各脏腑的关系及实邪的轻重，分清主次，灵活用药，调节好肾与有关脏腑的功能，使其气血阴阳趋于相对平衡。

吴老在临床中运用中药治疗妇女更年期综合征，不仅可以改善自觉症状，而且能提高卵巢功能，使性激素给药间歇时间延长并减轻其不良反应。临床辨证时，主要辨别脏腑虚实，抓住肾气虚衰这一共性，同时辨明兼症，分别证型而治。临床常见以下四型。

① 肝肾阴虚型：素体阴虚或失血耗液、房劳多产，致肾气虚衰，精血不足，肾精无力化血，肝血来源不足，水不涵木，导致肝肾阴虚。症状：头晕耳鸣，心烦易怒，阵阵烘热，汗出，兼有心悸少寐、健忘、五心烦热、腰膝酸软，月经周期紊乱，经量或多或少或淋漓不断、色鲜红。舌红苔少，脉弦细数。治法：滋补肝肾，育阴潜阳。吴老常用生地黄、枸杞子、女贞子、墨旱莲、山茱萸、白芍、何首乌、牡丹皮、茯苓、泽泻等。

② 心肾不交型：由于肝肾亏虚，肾水不足，不能上济于心，心火过旺不能下降于肾，出现心肾不交，神失所养。症状：心悸，怔忡，虚烦不寐，健忘多梦，恐怖易惊，咽干，潮热盗汗，腰酸腿软，小便短赤。舌红苔少，脉细数而弱。治法：滋阴降火，交通心肾。吴老常用茯苓、远志、黄连、黄芩、甘草、白芍、酸枣仁、阿胶、百合、知母等。

③ 肝郁气滞型：多因情志不畅、恼怒抑郁，导致肝气郁结或气机不调，气滞血瘀，进而出现肝血瘀结的各种病理现象。症状：情志抑郁，胁痛，乳房胀痛或周身刺痛，口干口苦，喜叹息，月经或前或后，经行不畅，小腹胀痛，悲伤欲哭，多疑多虑，尿短色赤，大便干结。舌质红，苔黄腻，或舌质青紫或有瘀斑，脉弦或涩。治法：疏肝理气，清热养阴。吴老常用柴胡、白术、茯苓、白芍、当归、牡丹皮、郁金、川芎、陈皮、甘草、薄荷、黄芩、生地黄、合欢花、鸡内金等。

④ 脾肾阳衰型：素体阳虚或久病及肾或房劳过度，损伤肾阳，肾阳不足而不能温煦脾阳，则出现脾肾阳虚之证。症状：月经紊乱、量多色淡，形寒肢冷，倦怠乏力，面色晦暗，面浮肿，腰酸膝冷，腹满纳差，大便溏薄。舌质嫩，苔薄白，脉沉弱。治法：温补脾肾。吴老常用炮附子、仙茅、淫羊藿（仙灵脾）、盐炒杜仲、肉桂、菟丝子、巴戟天、山药、太子参、炮姜、党参、白术、茯苓、猪苓、泽泻、炙甘草等。

对症加减用药：易激动者加百合、浮小麦；腰膝酸软者，加牛膝、木瓜、杜仲、狗脊；悲喜无常明显者，可用石菖蒲、郁金，以补肾养心、化痰开窍；血压增高加珍珠母；腰痛加续断、桑寄生；失眠加夜交藤、合欢皮；烦躁不安、易惊醒加龙骨、牡蛎、磁石；健忘多梦加琥珀、莲子心；口苦躁怒加黄芩、栀子、豆豉；舌青紫有瘀斑加桃仁、红花；便溏加山药、白扁豆；失眠心慌明显加合欢皮、百合；小便清长，加金樱子、芡实以固肾缩尿；盗汗、自汗，加龟甲、牡蛎、龙骨、麦冬、沙参等。

吴老指出，更年期综合征女性最好禁食发物，如鱼类、虾、蟹、鸡头、猪头肉、狗肉、鹅肉等，食后可能会加重阴部的瘙痒和炎症。忌吃油炸、油腻食物，如油条、奶油、黄油、巧克力等，这些食物有助湿热的作用，会造成带下病。少吃酸涩收敛之品，酸性之物易导致气滞血瘀。辛温发散，利于行通，但不宜食用过多辛温之品，发汗过多则伤阴，还会使疼痛症状加重。

八、 妇科肿瘤的诊疗思路

妇科肿瘤多属于中医的"崩漏""带下""癥瘕"等范畴。由于其生长部位不同，名称亦有所不同，古人对肿块生于胞腹者称为"石瘕"，生于胞脉者称为"肠覃"。前者多发生于 30 岁左右的妇女，后者可发生于任何年龄，但以20～50 岁者较多。《素问·骨空论》："任脉为病，男子内结七疝，女子带下瘕聚。"《灵枢·水胀》："肠覃何如？寒气客于肠外，与卫气相搏，气不得荣，因有所系，癖而内著，恶气乃起，瘜肉乃生。其始生也，大如鸡卵，稍以益大，至其成也，如怀子之状，久者离岁，按之则坚，推之则移，月事以时下，此其候也。石瘕何如？石瘕生于胞中，寒气客于子门，子门闭塞，气不得通，恶血当泻不泻，衃以留止，日以益大，状如怀子，月事不以时下，皆生于女子，可导而下。"

中医认为，女性经、孕、胎、产、乳均为血所化、血所养，故女子以血为本。而血与气互根互生，相互依存。气为血之帅，血为气之母，血足气旺，冲任调达，则生理功能自然正常，反之则变生百病。女子诸疾与气血失调有关。

吴老认为癥瘕的发生主要是由于机体正气不足，风寒湿热之邪内侵，或七情、房室、饮食内伤，脏腑功能失调，气机阻滞，瘀血、痰饮、湿浊等有形之邪凝结，停聚小腹，日月相积，逐渐而成。由于病程日久，正气虚弱，气、血、痰、湿互相影响，故多互相兼夹而有所偏重，极少出现单纯的气滞、血瘀或痰湿。吴老认为妇科肿瘤主要分为以下几型。

① 肝郁型：胞宫逐渐增大、发硬，一般无触痛，经血量多、有血块，经期延长或淋漓不断（如肿块生在胞宫外面，多无明显症状），周期不准，白带增多，有时为血性或脓样，有臭味，患者不易受孕，即使受孕亦易流产，舌质正常或暗红，脉弦细。治宜疏肝化瘀为主，佐以软坚消瘤，吴老常用疏肝类药物加莪术、炙穿山甲等。

② 血瘀型：多由肝脾不和，冲任失调，气血凝聚于胞宫或胞门而形成。

其临床特点是：肿块坚硬、固定不移，月经过多、有血块，经期延长或经行淋漓不断，周期不准，白带增多，有不孕史或流产史。如病程中反复大量出血，可出现气血两虚见症。治宜活血化瘀为主，佐以理气软坚，吴老常用桂枝茯苓丸加莪术、炙穿山甲或酒大黄、䗪虫。吴老临床用药时建议在月经期出血量多时，可先服用丹七饮，待出血停止、血虚症状纠正后，再用化瘀消癥之剂。

③ 痰湿瘀结型：由肝脾失调，冲任气郁不和，以致痰湿聚结于胞脉而引起。临床特点：腹部肿块，多以下腹部一侧向上增大，呈球形，可移动，无触痛，肿块大小不一，最大者可达孕足月大小，小者仅在妇科检查时才能发现，月经大多正常。脉象及舌质变化不明显。治宜温化痰湿，吴老常用桂枝茯苓丸加王不留行、炒薏苡仁，亦可用肠覃汤加减。

针对该病最关键的是早预防、早发现、早诊断、早治疗。《诸病源候论·癥瘕病诸候》云："癥者，由寒温失节，致腑脏之气虚弱，而食饮不消，聚结在内，染渐生长。块段盘牢不移动者，是癥也，言其形状，可征验也。若积引岁月，人即柴瘦，腹转大，诊其脉弦而伏，其癥不转动者，必死。"因此不能"积引岁月"，而应以预防为主，定期进行妇科检查，普查普治，早发现、早诊断、早治疗，以此提高治愈率。体检时如有以下改变则要及时就医诊治。

① 肿物：可在生殖器官的任何部位发现。一般是本人偶然发现。这些肿物即使无任何症状，也是一种不正常的现象。

② 阴道异常分泌物：正常情况下，子宫内膜、宫颈内膜的分泌物及阴道渗出物形成白带，一般量不多，并随月经周期变化。当女性生殖道发生肿瘤，肿瘤出现坏死、破溃时，可出现水样、血性和米汤样白带，如合并感染，可有臭味。白带异常可能是宫颈癌、子宫内膜癌或输卵管癌的表现。

③ 月经改变：当子宫发生肿瘤如子宫肌瘤、子宫内膜癌、子宫肉瘤、绒毛膜癌时，可出现月经异常，包括月经量过多、周期紊乱不规律、月经持续时间延长、淋漓出血等。卵巢的某些肿瘤如颗粒细胞瘤、卵泡膜细胞瘤，能分泌雌激素，干扰月经周期，引起月经异常。

④ 绝经后出血：在闭经的第一年内，有时会偶有阴道出血。如停经 1 年以上又有阴道出血则称为绝经后出血。绝经后出血原因很多，大多数情况下是由良性疾病引起的，但决不能忽视子宫颈癌、子宫内膜癌的可能，虽然有时出血量并不多。

⑤ 腹痛：卵巢肿物扭转、破裂或感染，子宫黏膜下肌瘤自宫口脱出或肌瘤变性，均可引起较剧烈的下腹痛。

⑥ 饮食及大小便改变：卵巢癌的最初表现可能仅有腹胀、纳差等消化道症状，肿瘤压迫或侵犯膀胱和直肠时可引起尿频、排尿困难、大便干燥等。

吴老对女性防治恶性肿瘤的建议如下。

① 防止不洁性生活：研究显示，有不洁性生活者发生宫颈癌的危险性较

其他妇女高 2～3 倍。

② 治愈慢性妇科疾病：慢性宫颈炎、白斑、滴虫和霉菌感染都可能诱发子宫颈癌。

③ 定期检查：尤其是 45 岁以上的妇女每年应做一次妇科检查和宫颈刮片。

④ 饮食结构调整：少食含饱和脂肪酸的食物，多食水果蔬菜。

九、盆腔炎的诊疗思路

女性内生殖器及其周围的结缔组织、盆腔腹膜发生炎症时，称为盆腔炎，包括子宫内膜炎、输卵管卵巢炎、盆腔结缔组织炎及盆腔腹膜炎，可一处或几处同时发病，是妇女常见病之一。由于输卵管、卵巢统称附件，且输卵管发炎时常波及邻近的卵巢，因此又有附件炎之称。

本病与中医的"带下过多""热入血室""产后发热"等相似；盆腔炎后遗症以腹痛、包块、带下多、月经失调、痛经、不孕为临床表现，故又属于中医"癥瘕""带下""痛经""腹痛""月经不调""不孕"等范畴。

该病虚实夹杂，急性期以清热化湿、泻火逐瘀为主，慢性期以活血化瘀为主。

（1）急性盆腔炎　治疗应本着"急则治标，缓则治本"的原则，高热阶段属实属热，治以清热解毒为主；热减或热退，则以消瘕散结化湿为法；若邪盛正衰，正不胜邪，出现阳衰阴竭之证，则以急救为先，宜中西医结合治疗。

① 热毒壅盛证候：高热恶寒，甚或寒战，下腹疼痛拒按，口干口苦，精神不振，恶心纳少，大便秘结，小便黄赤，带下量多、色黄如脓、秽臭，月经量多，或淋漓不净；舌红，苔黄糙或黄腻，脉滑数。治法：清热解毒，化瘀排脓。吴老善用五味消毒饮加减治疗。

② 湿热瘀结证候：下腹部疼痛拒按或胀满，热势起伏，寒热往来，带下量多、黄稠臭秽，经量增多、淋漓不止，经期延长，大便溏或燥结，小便短赤；舌红有斑点，苔黄厚，脉弦滑。治法：清热利湿，活血止痛。方药予以仙方活命饮加减。

（2）慢性盆腔炎　本病多为邪热余毒残留，与冲任之气血相搏结，凝聚不去，日久难愈，耗伤气血而致。治疗除内服药外，还应结合保留灌肠、中药热敷、理疗等方法。

① 湿热瘀结证候：少腹隐痛，或腹痛拒按，痛连腰骶，低热起伏，带下增多、色黄黏稠或秽臭；胸闷纳呆，口干不欲饮，尿赤便秘；舌暗滞，苔黄腻，脉弦数。治宜清热利湿、化瘀散结。方药予以四妙丸加减。

② 寒湿凝滞证候：少腹冷痛，或坠胀疼痛，得热痛缓，月经后期、量少、色暗有块，白带增多；神疲乏力，腰骶冷痛，小便频数，婚久不孕；舌暗红，苔白腻，脉沉迟。治法：温经散寒，活血化瘀。方药予以少腹逐瘀汤、温胞饮加减。

③ 气滞血瘀证候：少腹胀痛或刺痛，经行痛甚，经血量多有块，血块排出则痛减，经前乳胀，情志抑郁，带下增多，婚久不孕；舌质暗滞、有瘀点或瘀斑，苔薄，脉弦涩。治法：理气活血，化瘀止痛。方药予以血府逐瘀汤加减。

④ 气虚血瘀证候：下腹部疼痛结块，缠绵日久，痛连腰骶，经行加重，经量多有块，带下量多；精神不振，疲乏无力，食少纳呆；舌暗红，有瘀点、瘀斑，苔白，脉弦涩无力。治法：健脾益气，化瘀散结。方药予以理冲汤加减。

⑤ 肾虚血瘀证候：下腹部疼痛结块，行血迟缓不畅，痛经，身上疼痛，夜晚加重。缠绵日久，出现痛连腰骶、头发易脱落、肤色暗沉、唇色暗紫、舌有紫色或瘀斑、眼眶暗黑等症状，脉象细弱。治法：益肾养血，化瘀散结。方药予以完带汤加减。

妇科慢性炎症患者需要长时间的治疗，中药不但可以抗菌消炎，还有活血化瘀的功效，能有效改善盆腔组织的血液循环情况。盆腔炎的治疗原则以清热利湿为主，但女性体弱，尤其对于血瘀体质的患者来说也要用一些具有活血作用的补品，常用八珍汤，但是在服用这些所谓的补品的时候也要适当，否则不利于瘀血的排出。在治疗盆腔炎的过程中，也同样需要注重外阴的清洁。

十、输卵管阻塞的诊疗思路

输卵管阻塞，俗称输卵管不通，是女性不孕的常见原因之一。

输卵管阻塞分为原发性和继发性两种。原发性输卵管阻塞，即先天性的，出生时就有，这种堵塞极为少见；而继发性输卵管阻塞，即后天性因素所造成的堵塞，非常常见。继发性输卵管阻塞分为机械性和病理性。机械性输卵管阻塞是由一些脱落的栓子及器官的功能性收缩所造成的。病理性输卵管阻塞多由输卵管病变引起，最常见的是炎性病变。

输卵管阻塞的表现如下。

① 痛经：输卵管的长期慢性炎症会导致盆腔充血，从而引起瘀血性痛经，痛经多半在月经前 1 周开始，越临近经期症状越重，直到月经来潮。

② 月经不调：输卵管与卵巢相连，当输卵管炎症病灶波及卵巢时，会对卵巢功能造成不同程度的损害，因而导致月经的异常。其中以月经过频、月经

量过多最常见。

③ 不孕：输卵管具有运送精子、摄取卵子、把受精卵运送到子宫腔的重要作用，当输卵管受到侵害时，即形成阻塞，阻碍精子与受精卵的通行，导致不孕。

④ 下腹疼痛：下腹疼痛一般是输卵管炎患者的一种表现，输卵管阻塞的患者常在急性发作期表现为下腹痛，平时一般不会出现下腹痛的症状。

⑤ 分泌物多：输卵管堵塞或积水时，输卵管扩张部和未扩张部的管腔仍是相通的，因此患者常会出现间断性阴道排液现象。

⑥ 腰痛。

对于输卵管阻塞，怎么治疗为好？首先要做好输卵管的相关检查，如腹腔镜、输卵管造影、输卵管通液。

吴老认为，输卵管阻塞可属中医"妇人腹中痛"范畴，《诸病源候论·妇人杂病诸候》："腹痛者，由脏腑虚弱，风冷邪气乘之，邪气与正气相击，则腹痛也。""小腹痛者，此由胞络之间，宿有风冷，搏于血气，停结小腹，因风虚发动，与血相击，故痛也。"吴老认为输卵管阻塞病情复杂，当先察其体质之盛衰、虚实寒热之不同，辨而治之。同时，该病要与盆腔炎、宫颈炎、子宫肥大症及盆腔瘀血等引起的腹痛，宫外孕、肠痈之腹痛相鉴别，以免延误病情。吴老临床常见辨证分型如下。

① 气虚血瘀型：素禀体弱，血虚气弱；或忧思太过，或饮食不节，或劳役过度，损伤脾胃，化源不足，营血衰少；或产多乳众，或大病久病，耗伤血气，以致血虚气弱，冲任胞脉失于濡养，气弱则运血无力，故血行迟滞，而致腹痛。辨证要点：妇人腹痛，小腹或少腹隐痛或空痛，喜按，头晕眼花、心悸少寐，带下量少，大便燥结，面色萎黄。治宜补血养营、和中止痛，方用当归建中汤加黄芪、黄精、太子参。兼有热邪者，加路路通、王不留行。

② 热毒壅盛型：痛病势急，病情重，属妇科之危、急、重症。其病因病机为正值经行或产后，血室正开，热毒之邪乘虚而入，与血相搏，邪正交争，致令发热。《医宗金鉴·妇科心法要诀》："妇人产后经行之时，伤于风冷，则血室之内必有瘀血停留……其人必面色萎黄，脐腹胀痛，内热晡热。"辨证要点：小腹、少腹痛、拒按，高热恶寒或不恶寒，头痛、带下量多、色黄或白或赤白相兼、质稠秽臭，口干舌燥喜饮，小便短少黄赤，大便燥结或不爽，舌质红，苔黄腻，脉滑数或洪数。治宜清热解毒、活血化瘀、止痛，方药用银翘红藤解毒汤。

③ 湿热瘀结型：宿有湿热内蕴，流注下焦，阻滞气血，瘀积冲任；或经期产后余血未尽，感受湿热之邪，湿热与血搏结，瘀阻冲任，胞脉血行不畅。辨证要点：妇人腹痛，小腹或少腹疼痛拒按、有灼热感，伴腰骶胀痛，低热起伏，带下量多、黄稠有臭味，小便短黄，舌质红，苔黄腻。治宜清热除湿、化

瘀止痛，方药用棱莪消积汤，或清热调血汤加败酱草、蒲公英、土茯苓。

④ 气滞血瘀型：多由素性抑郁，或忿怒过度，肝失条达，气机不利，气滞而血瘀，冲任阻滞，胞脉血行不畅而致。辨证要点：小腹或少腹胀痛、拒按，胸胁乳房胀痛，脘腹胀满，烦躁易怒，时欲太息，舌质稍暗或有紫点，脉弦。治宜行气活血、化瘀止痛，方药用牡丹散加香附、水红花子。

⑤ 寒湿凝滞型：多由经期产后，余血未尽，冒雨涉水，感寒饮冷，或久居寒湿之地，寒湿伤及冲任、胞脉，血为寒湿所凝，瘀阻经脉，血行不畅而致。辨证要点：小腹冷痛，痛处不移、拒按，得温痛减，形寒肢冷，面色青白，舌淡，苔白腻，脉沉紧。治宜散寒除湿、行气化瘀止痛，方药用少腹逐瘀汤加苍术、茯苓、香附、白术等药。痛甚加地龙、蜈蚣、五灵脂、延胡索。

吴老认为，输卵管阻塞的治疗应中西医结合，急则治其标，缓则治其本。治疗此证，辨证是关键。吴老认为热毒壅盛型、湿热瘀结型、气滞血瘀型、寒湿凝滞型均属实证，且多见，尤以气滞血瘀型常见。其病因病机各异，治疗常用鹿衔草、泽兰、漏芦、白蒺藜、紫石英、路路通、蜂房、茺蔚子、水红花子等中药对症治疗。针对输卵管阻塞出现的炎症反应、阴道出血、腹痛腰痛、月经紊乱、白带增多、性交疼痛、胃肠道功能障碍、情绪波动、乏力等，中药治疗均有很好的效果。

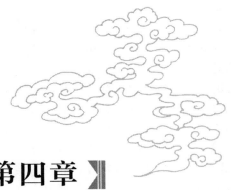

《第四章》
吴作君常用方药整理

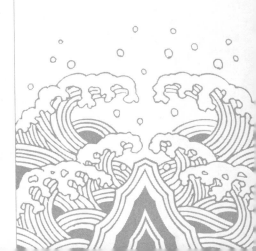

吴老从事临床、教学、科研工作 60 余年，在中医妇科领域有自己独特的学术思想、诊疗经验，尤其擅长治疗各类妇科杂症，活用经方、验方，效果显著。现将吴老多年方药经验整理汇总，供参考。

对吴老临床上对不同证治古方的用药类别、总味数、单味药使用频数及药对出现频数进行统计，并列举在妇科疾病诊治方面频数居前的代表方药。吴老常用活血化瘀类中药：桃仁、当归、泽兰、三七、益母草、丹参、红花、鸡血藤；常用补益气血类中药：党参、黄芪、南沙参、阿胶珠；常用补肾类中药：枸杞子、黄精、北沙参、山茱萸、附片、菟丝子、肉苁蓉、仙茅、淫羊藿、补骨脂、桑椹、覆盆子；常用疏肝解郁类中药：柴胡、香附、郁金、玫瑰花、玳玳花等。通过处方数据分析发现，出现频率前 20 位的核心草药是：党参、白术、川芎、当归、甘草、熟地黄、桃仁、益母草、泽兰、鸡血藤、人参、麦冬、茯苓、菟丝子、山茱萸、枸杞子、柴胡、香附、蒲公英、败酱草。其中党参、白术为健脾补气要药，而当归、川芎则为补血要药，这也体现了中医的主旨思想，即"养气血""扶正祛邪""扶正"则为治病首要，正气足则百病消。出现频率前几位的核心中成药是：五子衍宗丸、乌鸡白凤丸、嗣育保胎丸、调经促孕丸、桂枝茯苓丸、葆宫止血颗粒、定坤丹。临床统计吴老使用频率较高的十多个经验方，通过就诊病患的反馈，确实收到了很好的疗效，后续会再进行更深入的方药占比分析，希望得到更有价值的结论。

一、常用妇科病症方药核心汇总

吴老临床多见妇科病，现列举吴老诊治妇科疾病时常用对症用药及常用验方，供同道分享。

1. 常用对症用药

① 下元虚冷方：艾附暖宫丸、温胞饮。

② 健脾补虚方：人参健脾丸、归脾丸。

③ 除湿轻身方：二陈汤、荷叶丸、五苓散。

④ 妇人阴涩方：归芍地黄丸、麻油外用（棉花条浸麻油后纳阴道中，夜纳入白天取出）。

⑤ 失眠心悸方：酸枣仁丸、柏子仁丸。

⑥ 肝旺崩漏方：止红汤、固冲汤、清热止红汤。

⑦ 情志忧郁方：麦冬、黄芩、柴胡、百合、地骨皮、栀子、香附、合欢花；逍遥丸。

⑧ 临经胁痛方（痛不可忍）：桃仁、红花、延胡索、香附、青皮、川

棟子。

⑨ 血瘀痛经方：桃仁、红花、牡丹皮、延胡索、黄连、香附。

⑩ 血虚潮热方：柴胡、茯苓、青蒿、川楝子、银柴胡、炙鳖甲、地骨皮、当归身。

⑪ 频发腹泻方：白术、茯苓、陈皮、甘草、干姜、白扁豆；肉蔻四神丸、四神丸（肾虚泻），参苓白术丸（脾虚泻）。

⑫ 妇人水肿方：茯苓、泽泻、车前子、葶苈子；化水种子汤、五苓散。

⑬ 血气上冲心腹、肋下满闷、经闭方：绛香、槟榔、青皮、乌药、红花。

⑭ 赤白带、腰腿疼痛方：防风、白芷、赤石脂、黄柏、苍术。

⑮ 寒凝脐痛方：延胡索、吴茱萸、肉桂。

⑯ 气冲经脉、月事频发、脐下痛方：肉桂、香附、白药。

⑰ 卵巢早衰方：桃仁、红花、鹿角霜、当归、熟地黄。

⑱ 妇人止带方：人参、白术、牡丹皮、续断。

⑲ 癥瘕血积方：三棱、莪术、肉桂、瓦楞子。

⑳ 月经时来时断、往来寒热方：柴胡、黄芩、半夏。

㉑ 月经量过少方：益母草、泽兰。

㉒ 月经量过多方：黄芩、白术、荆芥穗。

㉓ 经多体瘦方：人参、黄芪、白术、茯苓、甘草、陈皮。

㉔ 月经错后方：牛膝、泽兰、益母草。

㉕ 血虚月经过期方：人参、白术、陈皮、升麻。

㉖ 血热月经不及期方：黄芩。

㉗ 月经紫黑有块者：血府逐瘀汤。

㉘ 经后腹痛方：人参、白术；血虚者用四物汤，虚寒者用胶艾四物汤。

㉙ 经血淡白方：人参、白术、阿胶。

㉚ 气虚崩漏方：人参、白术、荆芥穗、续断、姜炭。

㉛ 月经色如黄浆水方：半夏、陈皮、茯苓、甘草、细辛、苍术。

㉜ 月经下如屋尘水方：续断、蔓荆子、赤石脂。多为湿热兼脾虚，用清经汤加减。

㉝ 月经如黑豆汁色方：黄芩、黄连、荆芥穗。多有湿热兼血瘀，用血府逐瘀汤加减。

㉞ 月经少而色红方：当归、熟地黄。血虚者，用四物汤加减。

㉟ 月经欲行、脐腹绞痛方：延胡索、牡丹皮、木香、吴茱萸、红花；失笑散加减、宣郁通经汤加减。

㊱ 妊娠调理方：黄芩、白术、枳壳、砂仁。

㊲ 贫血胎痛方：砂仁、香附；寿胎丸、四物汤加减。

㊳ 妇人流产方：人参、白术、陈皮、阿胶、艾叶、黄芩、甘草、血余炭；

胶艾固冲汤。

㊴ 频发胎动方：艾叶、香附子、紫苏、大腹皮、白术、黄芩、枳壳；安胎饮加减。

㊵ 胎损胎漏方：白术、黄芩、地榆、阿胶、艾叶、香附、续断；固经汤、固冲汤加减。

㊶ 频发胎痛方：香附、紫苏梗、砂仁、枳壳、熟地黄。

㊷ 产后发热方：茯苓、柴胡。

㊸ 产后失血方：荆芥穗、仙鹤草。

㊹ 产后气短方：人参、白术、黄芪、甘草、升麻。

㊺ 产后恼怒方：香附、干姜、青皮、玫瑰花。

㊻ 产后惊风方：茯苓、天麻、防风、黄芪、肉桂、甘草。

㊼ 产后清痰方：枇杷叶、陈皮、竹茹、川贝母。

㊽ 产后止痢方：黄芩、桂枝、枳壳、木香、槟榔、马齿苋、白芍。

㊾ 产后多汗方：炙黄芪、桂枝；玉屏风散。

㊿ 产后血风方：天麻、荆芥穗。

(51) 产后咳嗽方：旋覆花、前胡、杏仁、茯苓、陈皮、紫菀、白果。

(52) 产后除恶露方：炒蒲黄、白芷、百草霜、荆芥穗、地榆。

(53) 产后恶露、欲行不行、作痛方：牡丹皮、延胡索、红花、泽兰叶、肉桂、五灵脂。

(54) 产后恶露不行、结成块、疼痛不可忍方：没药、肉桂、桃仁、红花、莪术、五灵脂。

(55) 产后浮肿方：白术、茯苓、陈皮、大腹皮、冬瓜皮；八珍颗粒、内补黄芪汤。

(56) 产后脐痛方：炒干姜、肉桂、香附、没药。

(57) 产后血块痛方 ：蒲黄、延胡索、牡丹皮、肉桂。

(58) 产后通乳方：白芷、炒蒺藜、青皮、醋鳖甲、通草。

(59) 产后腰背疼方：桑寄生、杜仲、狗脊。

(60) 黄体不全方：紫石英、仙茅、淫羊藿（仙灵脾）、菟丝子、覆盆子。

(61) 阴虚干燥方：女贞子、墨旱莲、枸杞子、五味子、玄参、麦冬。

(62) 补精护肾方：山茱萸、菟丝子、鹿角霜、巴戟天。

(63) 增补内膜方：熟地黄、白芍、当归、山茱萸、黄精、山药、仙茅、淫羊藿、紫河车、炙鳖甲。

(64) 促进乳汁分泌方：王不留行、穿山甲、路路通。

2. 经验方

① 面色灰暗方（玫瑰四物饮）：当归、白芍、熟地黄、川芎、大枣、玫

瑰花。功效：美容养颜、补气活血。

② 面部痤疮方（基础方）：当归、蒲公英、金银花、野菊花、牡丹皮、月季花、凌霄花、败酱草、连翘、夏枯草、黄芩、法半夏、北豆根、炙甘草。功效：清热解毒、活血散斑。

③ 妇人卵巢早衰方（基础方）：淫羊藿、女贞子、熟地黄、菟丝子、墨旱莲、覆盆子、当归、白芍、制何首乌、枸杞子、炒白术、茯苓、陈皮、炙甘草。功效：滋补肝肾、养血活血。

④ 子宫肌瘤方（1方）：茯苓、白芍、三棱、莪术、丹参、夏枯草、炒鸡内金、桂枝、牡丹皮、枳壳、制鳖甲、续芎、生牡蛎、浙贝母、白术、熟地黄、皂角刺、炙甘草、黄芪。功效：益气养血、活血化瘀、散结消癥。

⑤ 子宫肌瘤方（2方）：炙黄芪、生牡蛎、莪术、法半夏、当归、夏枯草、浙贝母、青皮、白芍、炒栀子、泽兰、炙甘草、川芎、三棱、制鳖甲、香附、桃仁、红花、茯苓、盐橘核。功效：疏肝解郁、利湿消肿、散结化癥。

⑥ 黄体功能不全、先兆流产方（1方）：菟丝子、白芍、当归、熟地黄、巴戟天、知母、续断、山药、肉苁蓉、枸杞子、路路通、淫羊藿、女贞子、桑寄生、紫石英、鹿角片、炙甘草。功效：益脾肾、调冲任、安胎保产。

⑦ 黄体功能不全、先兆流产方（2方）：熟地黄、白芍、当归、川芎、菟丝子、香附、巴戟天、续断、益母草、枸杞子、党参、白术、黄芩、鸡血藤、山药、女贞子、炙甘草。功效：益脾肾、调冲任、安胎保产。

⑧ 孕妇胎动、先兆流产方（基础方）：黄芪、党参、茯苓、白术、黄芩、杜仲、当归、白芍、熟地黄、阿胶、桑寄生、菟丝子、砂仁、苎麻根、枸杞子、覆盆子、炙甘草。功效：补脾肾、养气血、安胎保产。

⑨ 妇人崩漏方（1方）：生黄芪、苎麻根、仙鹤草、当归、女贞子、墨旱莲、黄芩、地榆炭、白芍、熟地黄、阿胶珠、败酱草、白及、炙甘草。功效：固经止血、滋阴清热。

⑩ 妇人崩漏方（2方）：生黄芪、苎麻根、炒白术、熟地黄、煅龙骨、煅牡蛎、山茱萸、白芍、海螵蛸、茜草、棕榈炭、五倍子、炙甘草。功效：益气健脾、固经止血。

⑪ 妇科炎症方（1方）：土茯苓、金银花、牡丹皮、生薏苡仁、野菊花、赤芍、白芍、车前子、蒲公英、败酱草、椿根皮、连翘、萹蓄、草薢、炒栀子、炙甘草。功效：清湿热、祛瘀止痛。

⑫ 妇科炎症方（2方）：柴胡、黄芩、黄柏、苍术、蒲公英、败酱草、金银花、赤芍、白芍、炒栀子、刘寄奴、桂枝、生牡蛎、益母草、香附、延胡索、炙甘草、石膏。功效：清湿热、调冲任、祛瘀止痛。

⑬ 妇科炎症方（3方）：柴胡、黄芩、瞿麦、萹蓄、川木通、车前子、香

附、莪术、丹参、红花、延胡索、木香、土茯苓、槐花、泽泻、炙甘草。功效：清湿热、活血祛瘀止痛。

⑭多囊卵巢综合征方（1方）：生黄芪、淫羊藿、白芍、枸杞子、鹿角胶、黄芩、菟丝子、续断、石斛、巴戟天、桂枝、炙甘草。功效：益气血、调冲任。

⑮多囊卵巢综合征方（2方）：生黄芪、桂枝、续断、阿胶珠、淫羊藿、白术、枸杞子、鹿角胶、当归、桑寄生、菟丝子、黄芩、陈皮、炙甘草。功效：护脾肾、调冲任。

⑯多囊卵巢综合征方（3方）：桃仁、红花、熟地黄、当归、茯苓、白芍、菟丝子、白术、巴戟天、月季花、香附、黄芩、枸杞子、炒川楝子、益母草、橘叶、淫羊藿、桑寄生、炙甘草。功效：健脾补肾、调理冲任。

⑰输卵管阻塞方（基础方）：生黄芪、王不留行、鸡血藤、漏芦、当归、路路通、丝瓜络、蒲公英、泽兰、泽泻、炒甲珠、白通草、败酱草、浙贝母、石韦、陈皮、制鳖甲、生牡蛎、桔梗、炙甘草。功效：益气养血、清利湿热、祛瘀通络止痛。

⑱不孕症方（1方）：党参、白术、金银花、鹿角霜、熟地黄、白芍、当归、山茱萸、菟丝子、桑寄生、续断、阿胶、黄芩、山药、枸杞子、杜仲、砂仁、炙甘草。功效：补血生精、促孕安胎。

⑲不孕症方（2方）：炙黄芪、白术、黄芩、菟丝子、巴戟天、桑寄生、熟地黄、紫苏梗、炒杜仲、柴胡、肉苁蓉、生地黄、炙枇杷叶、枸杞子、炙甘草、淫羊藿、山药、乌药、麦冬、益智。功效：补气养血、促孕安胎、益脾肾、固胎元。

⑳不孕症方（3方）：生黄芪、白术、巴戟天、肉桂、人参、山药、芡实、补骨脂、菟丝子、桑寄生、续断、鹿衔草、黄芩、山药、枸杞子、砂仁、炙甘草。功效：保宫养血、促孕安胎、益脾肾、暖胎元。

㉑不孕症方（4方）：生黄芪、巴戟天、肉苁蓉、桑寄生、紫河车、五味子、黄芩、麦冬、熟地黄、鹿角霜、白术、淫羊藿、柴胡、紫苏梗、炙甘草、怀牛膝、炒杜仲、菟丝子、枸杞子、覆盆子。功效：补脾肾、调冲任、促孕。

㉒不孕症方（5方）：鹿茸、仙茅、续断、桑寄生、菟丝子、淫羊藿、枸杞子、覆盆子、山药、莲子、茯苓、黄芪、麦冬、白芍、炒酸枣仁、钩藤、丹参、赤芍、鸡血藤、炙甘草。功效：补脾肾、调气血、促孕。

㉓不孕症方（6方）：当归、何首乌、黄芩、金银花、白芍、紫苏梗、柴胡、连翘、益母草、丹参、黄精、茵陈、土茯苓、炙甘草。功效：补脾利湿、调经促孕。

㉔不孕症方（7方）：制何首乌、墨旱莲、淫羊藿、菟丝子、锁阳、党参、郁金、枸杞子、覆盆子、山药、丹参、黄芪、白芍、青皮、桑椹、炙甘

草。功效：补肾填精、调经促孕。

㉕ 胎位不正方（正胎汤基础方）：党参、黄芪、当归、川芎、熟地黄、白芍、续断、黄芩、炒白术、枳壳、大枣。功效：行血活血、补气健脾。

二、 常用内科杂病经验方药总结

① 胃脘疼痛、泛吐酸水、嘈杂似饥方（见胃炎方或十二指肠溃疡方）：海螵蛸、浙贝母、陈皮、柴胡、白芍、炙甘草、法半夏、黄芩、甘松。

② 顽固性口腔溃疡方：淡竹叶、甘草、黄芩、黄连、知母、白薇、炒栀子。

③ 甲状腺肿瘤方：皂角刺、夏枯草、浙贝母、桂枝、生龙骨、生牡蛎、防己、炙甘草、瓦楞子、月季花。

④ 躁郁症方：石菖蒲、远志、郁金、柴胡、生龙骨、牡蛎、黄芩、炙甘草、玫瑰花、合欢花、佛手花、麦冬。

⑤ 男子阳痿和女子性冷淡方：人参、仙茅、柴胡、淫羊藿、白芍、炙甘草、阳起石、锁阳、菟丝子。

⑥ 眼睛干涩、视物模糊或眼底病变方：野菊花、密蒙花、石决明、决明子、当归、赤芍、木贼、蝉蜕、石斛、枸杞子。

⑦ 肺纤维化方：桑黄、白屈菜、金荞麦、冬凌草、麦冬、五指毛桃、炙黄芪、当归、百合。

⑧ 脑血管病半身不遂方：豨莶草、路路通、天麻、桂枝、赤芍、川芎、当归、炙甘草；大活络丹、牛黄清心丸。

⑨ 贫血方：花生衣、仙鹤草、白术、九制黄精。

⑩ 风寒感冒方：荆芥、防风、葱白一段、糯米，熬粥；或生姜红糖水。

⑪ 四肢及躯干麻木、畏寒、屈伸不利方：黄芪、白芍、桂枝、肉桂、鸡血藤、生姜、大枣。急性发病者需急诊就医。

⑫ 静脉曲张方：白芍、炙甘草、炮附子、牛膝、木瓜。

⑬ 肌酸浮肿方：麻黄、炒薏苡仁、杏仁、炙甘草。

⑭ 荨麻疹、风疹方：麻黄、炒苦杏仁、桂枝、炙甘草、炒白术、荆芥、鸡血藤。

⑮ 小儿发热、流鼻涕、咳嗽且舌苔发黄方：麻黄、桂枝、杏仁、生姜、石膏、大枣、炙甘草。注：石膏包煎，和其他药一起同煎，烧退后停放。

⑯ 小儿流鼻血方：新鲜百合、鲜藕榨汁一杯，服下即可。

⑰ 小儿顽固便秘方：火麻仁、白芍、枳实、大黄、厚朴、炒苦杏仁。服用后如果出现便溏，则适当减量，若大便仍不通畅可以酌情加量。

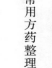

⑱ 小儿体弱厌食方：焦山楂、焦麦芽、焦神曲、麦芽糖、桂枝、白芍、生姜、大枣、炙甘草；肥儿丸、小儿健脾消食丸、化滞丸。

⑲ 小儿夜间遗尿方：桂枝、白芍、炙甘草、大枣、煅龙骨、煅牡蛎、百合、益智。

⑳ 腰椎间盘突出疼痛方：延胡索、续断、威灵仙、豨莶草、杜仲。

㉑ 糖尿病基础方：北沙参、葛根、黄连、黄柏、知母、五味子、乌梅、淡竹叶、三七粉。

㉒ 糖尿病视网膜病变方：葛根、当归、萆薢、夜明砂、牡丹皮、水蛭、赤芍、甘草、石斛、枸杞子、黄连。

㉓ 糖尿病周围血管病变方：丹参、赤芍、鸡血藤、路路通、木瓜、水蛭。

㉔ 频繁腹泻方：炒白扁豆、山药、糯米，熬粥。

㉕ 促乳汁分泌方：炒蒺藜、丝瓜络；下乳涌泉丸。

㉖ 习惯性失眠方：法半夏、炙甘草、大枣、麦冬、酸枣仁（炒）；生脉饮、安神定志丸。

㉗ 呕吐不止或小儿吐奶方：猪苓、泽泻、白术、茯苓、桂枝。小儿减量。

㉘ 脂溢性脱发方：浮萍、冬瓜皮、大黄、黄连、黄芩；还可用百部煎水洗头。

㉙ 脱发方：茯苓、当归、白芍、炙甘草、桂枝、九制何首乌。

㉚ 肺气肿方：细辛、杏仁、法半夏、五味子、紫菀、白前、甘草、黄芩、太子参、桂枝、麦冬。

㉛ 三叉神经痛方：白芍、川芎、柴胡、黄芩、桃仁、大黄、细辛、白芷、天麻。

㉜ 肌肉震颤方：防己、桂枝、全蝎、炙甘草（请先神经内科就诊）。

㉝ 慢性骨刺疼痛方：制川乌（有毒性，慎用）、威灵仙、生白术、生黄芪、茯苓、红花、细辛、鸡血藤、白芷、萆薢、当归。

㉞ 术后低热方：青蒿、地骨皮。

㉟ 舌苔白、小便淡白、小腹无异常的便秘方：大黄、炮附子、细辛。服用后出现大便次数猛增，则适当减量。

㊱ 乳房肿块方：柴胡、黄芩、炙甘草、生牡蛎、川芎、白芍、防己、竹茹、煅瓦楞子、炒麦芽；乳癖消、散结灵。

㊲ 脂肪肝方：茵陈、虎杖、栀子、菊苣、浙贝母、猫爪草。

㊳ 乳腺小叶增生方：柴胡、黄芩、炙甘草、法半夏、桂枝、夏枯草、蒲公英、牡丹皮、橘核、白芍、丹参。

㊴ 因外界因素或紧张或惊吓引起的持续心动过速的心悸方：川芎、当归、黄芩、白芍、法半夏、葛根、丹参、柴胡、炙甘草。

㊵ 胸闷且夜间平躺加重方：瓜蒌、薤白、茯苓、杏仁、赤芍、炙甘草。

㊶ 烦躁失眠方：炒栀子、淡豆豉、灯心草、麦冬、百合。

㊷ 咳嗽苔腻方：射干、细辛、麻黄、紫菀、款冬花、莱菔子、甘草。

㊸ 暑热鼻衄方：知母、白芍、防风、甘草、白术、夏枯草、紫草、藿香。

㊹ 瘙痒性皮肤病方：白鲜皮、地肤子、防风、甘草、炒苦杏仁、桂枝、生白术。

㊺ 急性扁桃体炎方：板蓝根、北豆根、连翘、金银花、浮萍、蝉蜕、野菊花、柴胡、黄芩；若发热38℃以上，加生石膏、知母。

㊻ 慢性胃病方：当归、生姜、桂枝、白芍、大枣、炙甘草、吴茱萸；香砂养胃丸、黄连清胃丸。

㊼ 胃寒胃痛方：黄连、桂枝、大枣、炙甘草、党参、干姜、姜半夏；良附丸。

㊽ 胃肠感冒方：桂枝、炙甘草、白术、人参、干姜、炒鸡内金；藿香正气散、葛根黄芩黄连汤。

㊾ 瘦弱易疲劳方：黄精、柴胡、黄芩、桂枝、干姜、牡蛎、瓜蒌、炙甘草。

㊿ 恶心反胃方：柴胡、黄芩、党参、炙甘草、法半夏、生姜、大枣。饭前服用。或用代赭旋覆花汤、藿香正气散。

51 腹水方：车前子、醋莪术、大腹皮；鳖甲煎丸、五苓散。

52 胃下垂方：吴茱萸、炒白术、生姜、大枣、旋覆花、赭石、姜半夏、党参、炙甘草；补中益气丸。

53 银屑病小腿长期有鱼鳞状干癣方：水蛭、虻虫、桃仁、生地黄、金樱子。

54 腹冷且消化不良方：吴茱萸、焦山楂、人参、生姜、大枣；附子理中汤。

55 肝病恶心纳差方：白芍、升麻、黄芩、白术、桂枝、当归、玉竹、干姜、茯苓、炙甘草、天冬、炒麦芽、神曲。

56 长期心悸方：桂枝、炙甘草、白芍、肉桂；炙甘草汤、生脉饮、柏子养心丹。

57 过度惊吓或焦躁不安方：炙甘草、牡蛎、龙骨、浮小麦。

58 乳癌或乳房中有硬块，尚未溃烂破出方：柴胡、黄芩、瓦楞子、白芍、夏枯草、生牡蛎、牡丹皮、枳实、龙胆、乳香、没药、郁金、炙鳖甲。

59 皮肤溃破恶臭方：蒲公英、败酱草、黄芩、紫草根、黄连、龙骨、牡蛎、生白术。

60 肥胖方：茯苓、浮萍、白芍、生姜、生白术、炮附子、茯苓皮、荷叶、生山楂、车前子、冬瓜皮。

(61) 胃痞不寐方：茯苓、合欢皮、栀子、淡豆豉。

(62) 腹胀方：党参、厚朴、姜半夏、生姜、茯苓、炙甘草、大腹皮。

(63) 脐下动悸且伴有心跳加速方：茯苓、白芍、炙甘草、大枣、桂枝、枳壳。

(64) 静脉闭塞方：水蛭、虻虫、大黄、桃仁、川芎、金银花。

(65) 肠梗阻方：大黄、芒硝、虎杖、枳壳。注：芒硝冲服。

(66) 感冒咳喘方：桂枝、炙甘草、白芍、厚朴、杏仁。有发热者，用麻杏石甘汤。

(67) 痤疮方：野菊花、黄芩、知母、生白术、蒲公英；生栀子、黄芩、凌霄花、月季花、白芷，加工成粉，做成面膜外用。

(68) 夏日风吹面部中风方：桂枝、炙甘草、白芍、葛根、天麻。

(69) 醉酒头晕方：炒白术、炒苍术、泽泻、茜草、紫苏叶、佩兰、车前子。

(70) 视网膜色素变性方：石斛、川芎、桃仁、熟地黄、枸杞子、山茱萸、丹参。

(71) 男子壮腰补精方：生地黄、覆盆子、茯苓、肉桂、山茱萸、泽泻、牡丹皮、炮附子、巴戟天、枸杞子、菟丝子、盐炒杜仲、淫羊藿；六味地黄丸。

(72) 过敏性鼻炎方：麦冬、炒苍术、厚朴、炒苍耳子、辛夷、太子参、杏仁、鹅不食草、甘草。亦可每晚凉水洗鼻，淡盐水更好（1～2年）。

(73) 健忘心悸方：炙甘草、生姜、桂枝、党参、生地黄、麦冬、火麻仁、大枣、阿胶；生脉饮、酸枣仁汤。

(74) 痛风方：马鞭草、菊苣；三金片。

(75) 腹痛下痢方：黄芩、炙甘草、白芍、大枣。

(76) 下痢不止方：赤石脂、禹余粮。

(77) 慢性胃炎方：黄连、炙甘草、干姜、桂枝、党参、姜半夏、蒲公英、大枣。

(78) 阿尔茨海默病方：益智、细辛；西洋参代茶饮。

(79) 预防扁桃体炎和咽喉炎方：菊花、夏枯草、麦冬、金银花、胖大海、桔梗。

(80) 肾虚牙齿松动方：补骨脂、菟丝子；六味地黄丸、金匮肾气丸；叩齿。

(81) 女子逆经方：郁金。

(82) 吃鱼虾海鲜过敏方：紫苏叶（重用）、薄荷叶（鲜品更佳）。

(83) 失眠多梦方：龙眼、合欢花、酸枣仁、莲子心。

(84) 情绪烦闷方：玫瑰花、梅花、菊花、远志、合欢花。

(85) 皮肤晦暗无光泽方：白芷、炒薏苡仁、白薇、黄芩、珍珠粉、杏仁、凌霄花、当归。

⑧⑥ 口苦方：柴胡、黄芩、炙甘草、玳玳花。

⑧⑦ 牙龈炎方：葛根、黄芩、黄柏、知母；牛黄清胃丸。

⑧⑧ 痔疮方：生地榆、生槐花。外用槐实：把槐实放入锅中炒一下，在没有完全冷却时，捏成圆锥形，塞入肛门即可。

⑧⑨ 脂肪瘤方：浙贝母、皂角刺。

⑨⓪ 头发稀少方：当归、侧柏叶。

⑨① 便秘茶饮方：炒柏子仁、炒决明子、炒牛蒡子。

⑨② 不安腿方：柴胡、郁金、全蝎、地龙。

⑨③ 阑尾炎方：大黄、牡丹皮、茯苓、蒲公英、枳壳、马齿苋。

⑨④ 大量饮水口渴方：知母、石膏、甘草、粳米、党参、桔梗、麦冬、天冬；消渴丸。

⑨⑤ 风湿性关节炎方：秦艽、桂枝、白芍、炙甘草、生姜、炮附子。

⑨⑥ 肾结石、膀胱结石、尿路结石方：太子参、猪苓、茯苓、泽泻、滑石、石韦、穿破石。

⑨⑦ 阴痒方：蛇床子，研磨成粉，涂于患处即可。

⑨⑧ 口臭方：玉竹、细辛、黄连、莱菔子、大黄。

⑨⑨ 肾病引起的全身水肿方：生黄芪、生白术、芡实、莲子、生薏苡仁、石韦；五苓散。

⑩⓪ 男子阳痿方：阳起石、巴戟天、菟丝子、肉苁蓉、黄连、黄芪、锁阳、淫羊藿；六味地黄丸、金匮肾气丸。

⑩① 视物模糊方：黄芩、玉竹、白蒺藜、决明子、夜明砂、枸杞子、石斛。

⑩② 皮肤黏膜溃疡或生疮方：黄柏、五倍子，可将药研磨成粉，涂抹于患处。

⑩③ 须发早白方：九制何首乌、茜草、生地黄；七宝美髯丹、何首乌丸、六味地黄丸。

⑩④ 肝硬化方：炒苍术、炒白术、茯苓、陈皮、厚朴、香附、猪苓、泽泻、枳实、大腹皮、砂仁、木香、干姜、人参、麦冬。

⑩⑤ 突发性耳聋或中耳炎方：蝉蜕、路路通、金银花。（病情严重可加麝香，分次运用。）

⑩⑥ 鼻窦炎方：辛夷、苍术、生蒲黄、炒苦杏仁、石菖蒲、黄芩、金银花、连翘、鱼腥草。

⑩⑦ 肺炎方：金荞麦、苇茎、薏苡仁、冬瓜仁、桃仁、牡丹皮、桔梗、甘草。

⑩⑧ 皮干甲错方：莪术、牡丹皮、桃仁、白芍；八珍汤、人参归脾汤、六味地黄丸。

⑩ 肌无力方：生黄芪、茯苓、白术、牛膝、桂枝、白芍、当归、细辛、补骨脂；人参归脾汤。

⑪ 黄疸方：茵陈蒿、栀子、大黄、牡丹皮、生姜、甘草、垂盆草、虎杖、金钱草；茵陈蒿汤、龙胆泻肝汤。

⑪ 小便异味方：萆薢、白花蛇舌草、黄柏、白术、赤小豆、白术、泽泻、猪苓；石韦散、萆薢分清丸。

⑪ 脾肿大方：牡丹皮、冬瓜仁、苇茎、茯苓、茯苓皮、白术、白芍、泽泻；缩脾丸。

⑪ 冠状动脉硬化方：丹参、瓜蒌、山楂、赤芍、川芎、桃仁、牡丹皮、鸡血藤、三七、藏红花、白芍、熟地黄、当归、生龙骨、生牡蛎、炙鳖甲。

⑭ 干咳嗓音嘶哑方：麦冬、甘草、玉蝴蝶、知母、西青果。

⑮ 哮喘急作方：麻黄、桂枝、炙甘草、杏仁、石膏、桑白皮、黄芩、细辛、浙贝母。

⑯ 久咳不愈方：桑叶、桑白皮、枇杷叶、地骨皮、冬凌草、金荞麦、南沙参。

⑰ 反酸烧心胃酸过多方：旋覆花、茯苓、人参、赭石、炙甘草、姜半夏、生姜、大枣；乌贝散。

⑱ 体股癣及疖疮方：麻黄、连翘、杏仁、赤小豆、黄柏、桑白皮、甘草、金银花、蝉蜕、连翘、白鲜皮。

⑲ 肝脓疡方：柴胡、黄芩、炙甘草、枳实、白芍、桔梗、叶下珠、水红花子、法半夏、桃仁、薏苡仁、金银花、连翘。

⑳ 防治蚊虫叮咬方：薄荷、肉桂、艾叶、茵陈、丁香、蒲公英，将药研磨成粉后涂抹在皮肤表面或打粉熏香。

㉑ 慢性阑尾炎和腹部及阴部脓疡方：炒薏苡仁、败酱草、黄柏。

㉒ 偏头痛方：天麻、白芷、桂枝、白芍、炙甘草、葛根、川芎；黄精丹、都梁丸。

㉓ 中风方：生黄芪、归尾、赤芍、地龙、川芎、桃仁、红花、全蝎、蜈蚣；偏瘫丸、牛黄清心丸、大活络丹。

㉔ 急性乳腺炎方：蒲公英、金银花、瓜蒌、当归、白芷、乳香；五味消毒饮。

㉕ 尿毒症方：生黄芪、当归、白芍、通草、地黄、马鞭草、细辛、杏仁、白术、茯苓、干姜、石韦。

㉖ 脚气方：马齿苋、蛇床子、野菊花、土茯苓、黄柏；韭菜 500g 加花椒 50g，水煮开泡脚，日 1 次，连泡 7 天。

㉗ 老年失眠方：柏子仁、郁李仁、炒酸枣仁、知母、茯苓、川芎、麦冬。

⑱ 肝炎方：叶下珠、水红花子、黄芩、郁金、龙胆、牡丹皮、白芍、泽泻、茵陈、生姜、青蒿；茵陈蒿汤、龙胆泻肝汤。

⑲ 腋下流出黄色汗方：茵陈、黄芪、白芍、桂枝、炒栀子、青蒿、龙胆。

⑳ 阴囊肿大疼痛方：海藻、夏枯草、茯苓、桂枝、木防己、金银花、连翘、龙胆。

㉛ 心脏瓣膜闭锁不全导致胸闷方：瓜蒌、薤白、法半夏、赤芍；生脉饮。

㉜ 术后便秘方：紫苏梗、香橼、佛手、麻子仁、炙甘草、炒栀子。

㉝ 口臭牙疼方：淡竹叶、灯心草、知母、石膏、甘草、生地黄、粳米。

㉞ 内脏牵扯痛方：延胡索、乳香、没药；失笑散、舒肝止痛丸。

㉟ 咯血方：鹿衔草、白及。

㊱ 糖尿病口干舌燥方：麦冬、天冬、北沙参、石斛；消渴丸、六味地黄丸。

㊲ 糖尿病伴大便干燥方：当归、丹参、葛根、炒栀子、知母、熟大黄。

㊳ 眼底病变及飞蚊症方：女贞子、青葙子、白芷、菊花。

㊴ 眉棱骨痛方：白芷、川芎。

㊵ 风湿性关节炎方：鹿衔草、白术。

㊶ 阴囊潮湿有湿疹方：金银花、大红藤、蛇床子、土茯苓；二妙丸。

㊷ 男子频繁遗精方：锁阳、桂枝、白芍、炙甘草、大枣、煅龙骨、煅牡蛎、制附子、五味子、桑螵蛸；锁阳固精丸、锁精丹、六味地黄丸、金匮肾气丸。

㊸ 男性睾丸抽痛方：桂枝、白芍、炙甘草、龙骨、牡蛎、白屈菜、茯苓。

三、临床药对经验总结

吴老善于双药合用，临床用药灵活，自创很多药对，每多取效。

① 花蕊石、钟乳石：化瘀、止血，治疗肿瘤出血及崩漏下血。

② 花蕊石、海浮石：化痰为水、生津液，治疗久咳痰黏或热燥咳喘。

③ 阳起石、紫石英：温肾壮阳，治下焦虚寒、腰膝冷痹、男子阳痿、女子宫寒不孕及癥瘕、崩漏。

④ 五味子、紫石英：补心气、定惊悸、安魂魄，治疗妇女虚劳惊悸、血海虚寒不孕。

⑤ 益母草、香附：益母草主入血分，行瘀血而不伤新血，养新血而瘀血不滞；香附主入气分，又可入血分，能解郁调经，使气顺血行，在行气之中，兼行气中血滞，故为血中气药。二药合用，活血化瘀，气行血行，还有祛寒的功效，用于痛经、经血排出不畅、皮肤晦暗。

⑥ 漏芦、川牛膝：活血化瘀、养血通经，川牛膝还可引血下行，治疗妇人闭经。

⑦ 石见穿、败酱草：活血化瘀、清热利湿、散结消肿，治疗妇人赤白带、痈肿、瘰疬。

⑧ 白芷、川芎：川芎通行十二经，上行头目，下入血海，可活血行气、祛风止痛；白芷入阳明胃经，可祛风除湿、通窍止痛、消肿排脓。川芎辛温香燥，走而不守，既能行散，上行可达巅顶；又入血分，下行可达血海。二药合用（即都梁丸），治血风头痛及目睛痛、眉框痛、三叉神经痛，以及妇人产前产后乍伤风邪、头目昏重头痛。

⑨ 当归、黄精：二药合用，补气血、养五脏，用于治疗气血不足或脾胃虚弱引起的贫血、头晕眼干、食欲不振、消瘦纳差、面色萎黄、失眠、心悸、精神疲倦、少气无力等，或病后体虚食少、腰膝酸软、筋骨软弱等。

⑩ 茯苓、白术：二药配伍增强消肿利尿、祛风除湿、健脾和胃功效。可用于治疗脾气不足、面色萎黄、舌苔厚白、牙龈肿痛、口舌生疮、食欲不振、腹胀、大便溏稀、小便不利、头晕、心悸、胸闷、气短、盗汗、遗精、滑精、四肢无力、腰酸背疼等。

⑪ 北沙参、麦冬：北沙参养胃阴，麦冬润肺清心，二药合用，养阴生津、润肺止咳，用于肺胃阴虚之津少口渴、阴虚干咳咯血及心阴不足之心悸易惊、热病后期热伤津液等。

⑫ 续断、桑寄生：二药合用，增强补肝肾、壮腰膝、续筋骨、调血脉作用。临床用于痹病日久，肝肾两虚，气血不足，症见腰膝疼痛、酸软，肢节屈伸不利，或麻木不仁，畏寒喜温，心悸气短；还可用于妊娠胎动不安、滑胎。

⑬ 蒲公英、败酱草：二药合用，增强清热解毒、利尿散结功效。用于治疗急性乳腺炎、淋巴结炎、瘰疬、疔毒疮肿、湿热黄疸、热淋涩痛、输卵管卵巢炎等疾病。

⑭ 王不留行、路路通：二药合用，增强活血通经、下乳消痈、通淋功效，走窜之力增强，对于诸经络、血脉之间的瘀阻有很好的通达行散之效，用于经血不畅、经闭及各种痈毒红肿、皮肤疮疡。

⑮ 韭菜子、金樱子：治疗夜间尿频、遗尿。男女皆宜。

⑯ 韭菜子、阳起石：补肾壮阳固精，治疗肾阳不足所致阳痿、腰膝冷痛以及肾虚不固所致滑精、遗尿、尿频等症。

⑰ 韭菜子、桂枝：治疗妇人阳虚之脘腹冷痛、血寒经闭不孕。

⑱ 金荞麦、浙贝母：浙贝母化痰润肺降气、散郁开结，金荞麦清热解毒、化痰排脓，合用则化痰降气、清热排脓，多用治肺痈吐脓血、肺结节、肺癌。

⑲ 石菖蒲、郁金：石菖蒲辛苦温，开窍豁痰、醒神健脑、化浊开胃；郁金辛苦寒，能化瘀血为水、凉血清心、行气解郁。石菖蒲以开窍为主，郁金以

祛痰为要。二药伍用，一气一血，一温一寒，相互促进，豁痰行气、宣痹止痛，相得益彰。治疗气滞血瘀、痰瘀互结之胸痹、失眠、痛症。

⑳ 合欢皮、合欢花：二者合用，主安五脏、利心志、补心脾、生血脉、解郁安神，令人喜乐忘忧，治疗各种情志不遂而致失眠、心神不宁等。

㉑ 金银花、连翘：二药合用，既可清透疏表，又能解血分热毒，为治阳证疮疡的要药，还可治疗温病发热、热毒血痢、喉痹及多种感染性疾病。

㉒ 蔓荆子、葛根：二药合用，疏散风热、清利头目、通九窍、利关节，用于各种湿痹拘挛、头痛、齿龈肿痛、目暗不明、头晕目眩。

㉓ 葛根、升麻：二药合用，升发清阳，鼓舞脾胃阳气上升，生津止泻。

㉔ 当归、炒栀子：二药合用，泻火除烦、清热利尿、凉血解毒、润肠通便。用于治疗热病心烦、黄疸尿赤、血淋涩痛、血热吐衄、目赤肿痛、大便干燥。

㉕ 枸杞子、女贞子：二药合用，滋补肝肾、明目乌发。常用于肝肾阴血不足之眼底病变、目暗不明或眩晕耳鸣、腰膝酸软、须发早白。

㉖ 青葙子、密蒙花：二药合用，清肝、明目、退翳、除心经火邪。用于肝热目赤、眼生翳膜、视物昏花、肝火眩晕及高血压病。

㉗ 益智、山药：二药合用，补肾固精、缩尿、温脾止泻。用于脾寒泄泻、大便溏稀、腹部冷痛、口涎自流及遗精、尿频、遗尿等症。

㉘ 鹿衔草、白及：二药合用，补虚益肾、调经止血。用于腰膝无力、月经过多、久咳劳嗽，以及咯血、吐血、衄血等症，还可用于肾炎、蛋白尿。

㉙ 生牡蛎、夏枯草：生牡蛎软坚化痰，夏枯草清肝火、散郁结。用于肝燥血旺、坚硬瘰疬、瘿瘤等症，效果明显。

㉚ 大红藤、鸡血藤：二药合用，行血活血、通络止痛、败毒散瘀。治疗月经不调、经闭痛经、带下病、输卵管卵巢炎以及肢体麻木、筋脉挛急、屈伸不利、关节疼痛等。

㉛ 鹿衔草、白术：二药合用，补虚益肾、祛风除湿。用于治疗肾虚腰痛、风湿痹痛、筋骨痿软、筋骨疼痛、腰膝无力、半身不遂。

㉜ 马鞭草、鹿衔草：马鞭草偏凉，鹿衔草偏温，二药合用，增强活血通经、消除癥瘕痞块作用。用于治疗输卵管阻塞，加王不留行、路路通效果更佳；而消癥瘕痞块则加生牡蛎、夏枯草的效果明显。

㉝ 益母草、漏芦：二药合用，活血通经、下乳、舒筋通脉。用于月经不调、泄精溺血、肠风下血、乳痈肿痛、痈疽发背、瘰疬疮毒、乳汁不通、湿痹拘挛。

㉞ 香附、枳壳：二药合用，宽中理气、解郁消胀。用于肝郁气滞或食滞中焦导致的胁肋胀痛、食积痞满、食后腹胀、嗳气吞酸、消化不良等。

㉟ 法半夏、陈皮：二药合用，和胃止呕、祛湿化痰。可用于治疗由于肠胃不适而造成的恶心呕吐、反胃、食少纳差等脾胃疾病及咳喘痰多、慢性水

第四章 吴作君常用方药整理

肿等。

㊱ 柴胡、白芍：柴胡和解少阳、疏肝解郁升阳，白芍养血柔肝、缓中止痛、敛阴收汗，二药合用，增强舒肝柔肝功效，用于肝郁气滞导致的胸胁胀满、月经不调及情志疾病等。

㊲ 蒲公英、紫花地丁：二药合用，增强清热解毒、散结消肿利湿的作用，主要用于治疗疮痈肿毒、乳痈、痢疾、肠炎、黄疸或者感染之后出现的目赤、痒肿，尤其是淋巴结肿大或甲状腺肿或咽喉肿痛等。

㊳ 鸡血藤、姜黄：二药合用，加强活血行血作用，治疗妇人月经不调、经闭痛经。

㊴ 菟丝子、巴戟天：菟丝子偏于补肾益精、固精安胎，巴戟天偏于补肾助阳、祛风除湿，二者合用既能增肾精以养肾阳，又可振肾阳以助精化气，治疗不孕不育。

㊵ 醋延胡索、醋香附：活血行血，既行气分之气，又行血中之气，治疗妇人痛经。

㊶ 菟丝子、何首乌：补气固肾，治疗白发、脱发。

㊷ 艾叶炭、血余炭：治疗妇人崩漏下血。

㊸ 麦冬、天冬：共用清心除烦、养阴，治疗更年期之气阴两虚证。

㊹ 茺蔚子、益母草：二药合用，增强活血调经功效。茺蔚子是益母草干燥成熟的果实，为妇人调经之要药，此药补而能行，辛散而兼润者也。量大后可发生中毒，切记要适量。

㊺ 蒲黄、五灵脂：治疗妇人痛经、心绞痛。

㊻ 石菖蒲、远志：石菖蒲入胃经有化中焦湿阻、和胃之效，入心经可开心窍、醒神智，侧重化湿开窍；远志同入心、肾二经，开心气、交通心肾，侧重宁心安神；二者共用开神窍、安心窍，使脑清神明，用于治疗失眠、焦虑、抑郁、痴呆、脑鸣患者。

㊼ 苎麻根、大蓟、小蓟：共用治疗崩漏。

㊽ 泽兰、水红花子：共用增强活血散瘀之功，治疗闭经、痛经。

㊾ 石韦、瞿麦：共用清热除湿、利水通淋，作用于下焦湿热，使其从小便而出，痛淋去除，治疗泌尿系感染或前列腺炎。

㊿ 川楝子、泽兰：治疗卵巢囊肿、盆腔积液、子宫附件包块。

(51) 野菊花、败酱草：共用清热利湿、活血通络，可促进炎性渗出物的吸收，预防反复感染，治疗妇人泌尿系感染、阴道炎、盆腔炎。

(52) 当归、阿胶：滋阴养血、填充血海，共用治疗贫血。

(53) 石韦、萆薢：治疗妇人盆腔积液、产后水肿。

(54) 夏枯草、柴胡：夏枯草软坚散结，柴胡疏肝理气，共用治疗乳腺增生或甲状腺结节。

㊗ 红景天、酒黄精：共用治疗久病后中气不足患者。

㊟ 益智、茯苓：用于妇人小便不畅或遗尿、带下病。

㊞ 人参、柏子仁：共用治疗产后气短心悸者。

㊙ 白芍、浮小麦：白芍养血调肝，浮小麦补养心气，共用治疗抑郁、焦虑。

㊡ 白茅根、芦根：共用清湿热利尿、导热下行，治疗泌尿系感染。

⑥⑩ 苍术、黄柏：苍术燥湿健脾、祛风散寒，长于祛中焦湿阻；黄柏清热除湿、泻火除蒸，长于清下焦湿热；二者温寒相顾，行中、下焦之湿，对于带下病、淋证、妇科炎症及湿疹有独到疗效。

⑥① 补骨脂、莲子肉：共用健脾止泻，治疗夏日腹泻、经期便溏。

⑥② 川楝子、荔枝核：治疗妇人乳腺胀满、产后乳腺炎。

⑥③ 青皮、橘叶：治疗经前乳房胀痛。

⑥④ 分心木、金钱草：治疗男性前列腺炎。

⑥⑤ 石菖蒲、车前子：石菖蒲善清头部痰湿，车前子清利湿热，两者合用治疗痰湿互结型头痛及高血压患者。

⑥⑥ 制何首乌、肉苁蓉：治疗流产过多导致的子宫内膜薄。

⑥⑦ 杜仲、枸杞子：治疗老年后腰空痛、头晕耳鸣。

⑥⑧ 穿破石、滑石：治疗泌尿系结石。

⑥⑨ 益母草、川芎：共用辛开苦降，活血化瘀以通经，行气开郁以止痛，治疗经前或经期头痛。

⑦⑩ 小茴香、吴茱萸：共用治疗经期痛经或小腹冷痛。

⑦① 黄芪、苎麻根：共用补气安胎，用于习惯性流产的孕妇。

⑦② 生石膏、黄芩：同用清泻火热，治疗反复口腔溃疡。

⑦③ 椿根皮、蛇床子：治疗阴道炎。

⑦④ 续断、紫石英：治疗黄体功能不足。

⑦⑤ 川芎、葛根：川芎引诸药上行头目、下入血海、通十二经，并搜血中之风，与葛根共用可治疗脑血管病之头晕神昏。

⑦⑥ 天葵子、苦地丁：治疗妇人疔疮肿痛。

⑦⑦ 地肤子、蛇床子：燥湿止痒，治疗妇科炎症。

⑦⑧ 决明子、葛根：共用平肝降压、清热除湿、通达清窍，治疗脑血管病或高血压引起的头痛、眩晕。

⑦⑨ 败酱草、大红藤：治疗附件包块、盆腔炎。

⑧⑩ 蒲公英、黄芩：治疗慢性胃炎。

⑧① 白芍、甘草：共用缓急止痛，治疗胃痛、腹痛。

⑧② 当归、白芍：当归入血分，白芍入少腹，共用取当归芍药散之意，治疗妊娠腹痛。

⑧ 桑寄生、豨莶草：补肝肾、强筋骨、利关节、通经络，治疗脑血管病后遗症之关节不利。

⑧ 刘寄奴、大黄：治疗流产不净。

⑧ 紫河车、山茱萸：共用补肾养血、填充血海，治疗高龄妇人因天癸枯竭，血海不足而导致的子宫内膜薄、黄体功能不足。

⑧ 醋莪术、两面针：治疗卵巢肿瘤。

⑧ 牡丹皮、赤芍：重用治疗毒热蕴积血分。

⑧ 黑豆衣、百部：治疗妇人白发。内服加洗头。

⑧ 黄芪、黄精：共用益气养神，用于久病虚劳失眠。

⑨ 黄芩、白术：治疗先兆流产并保胎。二药合用，为安胎之圣药。

⑨ 炙枇杷叶、竹茹：竹茹清胃热，炙枇杷叶降逆止呕，共用治疗妊娠恶阻。

⑨ 石见穿、醋鳖甲：软坚通络、平肝潜阳，治疗甲状腺结节及高血压。

⑨ 远志、茯苓：治疗妇人心肾不交诸症。

⑨ 灯盏花、远志：安神益智、活血活络、祛痰解郁，治疗脑血管意外引起的神志错乱或惊悸、健忘、失眠。

⑨ 天竺黄、羚羊角粉：共用清心肺、泻肝火、开心孔、利九窍、平肝息风、除痰开窍、醒脑防惊，治疗高热及脑血管意外导致的昏迷或惊厥。

⑨ 郁金、香附：共用疏肝解郁，治疗烦躁、焦虑。

⑨ 桑寄生、菟丝子：用于保胎。

⑨ 玫瑰花、月季花：疏肝解郁，调节情志。

⑨ 鹿衔草、淫羊藿：治疗产后痹病。

⑩ 两面针、醋莪术：行气止痛、活血化瘀、祛风通络，用于治疗气滞血瘀引起的癥肿、风湿痹痛、胃痛、牙痛等。

⑩ 夏天无、雪莲：活血活络、行气止痛、祛风除湿，用于治疗中风偏瘫、头痛、跌扑损伤、风湿痹痛、癌性疼痛。

四、妇科止血药用药思路及经验总结

止血药是指治疗各种体内外出血证，包括咯血、衄血、吐血、便血、尿血、崩漏、紫癜以及外伤出血等的药品。

中医讲心主血、肝藏血、脾统血，所以止血药一般归心、肝、脾经，尤以心、肝经为多。临床上止血药主要分为凉血止血药、温经止血药、化瘀止血药、收涩止血药。凉血止血药主要用于火热炽盛、阴虚火旺而灼伤血络、迫血妄行引起的各种出血证。收涩止血药主要用于内无瘀滞、外无实邪的吐血、衄

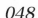

血、咯血、便血、尿血等。化瘀止血药主要用于瘀血阻滞脉络，血不得循经而外溢引起的各种出血证。温经止血药主要用于久病阳气虚弱，不能摄血引起的各种出血证。在治疗中"下血必升举，吐衄必降气"，便血、崩漏等下部出血病症，应适当配伍升举之品；而对于衄血、吐血等上部出血病症，可适当配伍降气之品。凉血止血药一般忌用于虚寒之症，温经止血药忌用于热盛之症，收敛止血药主要适用于出血日久不止而无邪瘀之症，以免留瘀留邪之弊。大量出血每有气随血脱、亡阳、亡阴之症，首应考虑大补元气、急救回阳，以免贻误病机。止血药是治标之品，临床应用需配合相应的药物，如清热药、温热药、活血化瘀药以及补益药，以标本兼治。

吴老指出，妇科病的出血，就是异常的阴道出血，可能是子宫内膜异常剥落导致的子宫异常出血，也可能是宫颈息肉，或者是宫颈糜烂，导致的同房后接触性出血，或是排卵期异常出血或者怀孕早期先兆流产出血等。临床上妇科常用止血药有宫血宁胶囊、云南白药、葆宫止血颗粒、止血片、妇科千金片、妇血安片、妇血康颗粒。一般妇科病出血大多数是由于体内激素失调所引起的，所以不同的疾病所应用的药物是不一样的。如果是由于激素分泌失调所引起的出血，在完善相关检查后，可以给戊酸雌二醇（补佳乐）、去氧孕烯炔雌醇（妈富隆）等。如果是宫颈息肉或者宫颈糜烂导致的出血，服用的止血药就是云南白药。如果是异常子宫出血，可以服用宫血宁、咖啡酸片、酚磺乙胺或戊酸雌二醇、黄体酮等进行止血。如果月经淋漓不尽，那么原因是比较多的，在治疗的时候要根据病因来决定。如果是人工流产不全引起的出血量过多，单纯服用药物只能暂时止血，最好去医院进行诊断性刮宫。如果是子宫肌瘤刺激内膜导致的出血，可以中药消瘤，可以服用宫血宁等止血药物，如果肌瘤过大服用药物作用不大时，由于出血量过多会引起贫血，需要通过手术切除肌瘤，才可以完全治愈。所以，如果是因为器质性病变导致经期延长，可以进行手术，去除病因才能够收到更好的效果。引起妇科出血的原因很多，最好根据出血的原因和出血量多少选择合适的治疗手段及药物治疗，这样比较安全，以免药物使用不当而引起不良影响。

一些中草药也具有很好的止血效果，比如白及、仙鹤草、紫草、白茅根、棕榈炭、地榆炭、三七粉、茜草、侧柏炭、蒲黄炭、血余炭、海螵蛸、花蕊石、艾叶、地榆炭、苎麻根、黄芩炭、生地黄炭等。经药理研究，中药止血原理有凝血和收缩血管作用，比如蒲黄、仙鹤草、血余炭、艾叶、地榆炭、棕榈炭的止血原理是凝血作用；比如白及的止血原理跟它所含胶状成分有关，使创面能形成一种保护膜并与红细胞凝集形成血栓以达到止血效果。

在临床上把妇科止血药分为收敛止血药、活血止血药以及安胎止血药三类。常用的收敛止血药有棕榈炭、地榆炭、血余炭、侧柏炭等；活血止血药有三七粉、茜草等；安胎止血药有苎麻根、黄芩炭、生地黄炭等。在妇科疾病应用止血药时，应当进行辨证施治，除了止血治疗外，临床中还会联合凉血止血、清热、散瘀、收涩等药物一起治疗出血。吴老认为，使用止血药时要注意，瘀血阻滞所致的出血，不宜过早地应用止血药或单纯止血，以免留瘀之弊，如出血过多引起虚脱时，须用补气药以补气固脱及补气摄血。

吴老认为，由于妇科疾病患者引起出血的病因以及出血量等不同，所选用的药物也会存在差异，要根据情况采用不同的止血药。比如有需炒炭者（艾叶），有不需炒炭者（三七），有主要用于汤剂者（蒲黄炭），有直接研粉吞服者（白及），有需用量较大者（仙鹤草），当各随药性用之。吴老应用妇科止血药常炒炭用，现代药理研究表明，多数药物炒炭后微量元素呈下降趋势，鞣质含量呈上升趋势，而鞣质具有收敛止血、止泻等作用，吴老总结"红属火、黑属水，水克火""以黑胜红""红见黑则药止"。

下面举例介绍吴老在临床中常用的妇科止血药。

① 棕榈炭：药性平和，味苦而涩，为收敛止血之良药，吴老高频使用，尤多用于崩漏。因其收敛性强，故以治出血而无瘀滞者为宜。可单味应用，也常与血余炭、仙鹤草、侧柏叶等同用。若为虚寒性崩漏下血，常与艾叶、炮姜等同用。本品苦涩收敛，也能止泻止带，吴老也常将其用于妇人带下病。

② 血余炭：崩漏出血无论寒热虚实均可应用。治疗崩漏时也可加艾叶、藕节等。

③ 茜草炭：具有化瘀止血、活血止痛的作用，还可以抗炎。

④ 生地黄炭：清热凉血、养阴生津，治疗月经不调、胎动不安。

⑤ 藕节炭：味甘、涩，性平，归肝、肺、胃经，药力平和，具有收敛止血兼化瘀的功效，止血不流瘀。

⑥ 蒲黄炭：味甘，性平，行气消瘀、止血，用于崩漏、产后血瘀腹痛及痛经、便血、尿血。

⑦ 牡丹皮炭：味辛、苦，性凉，入心、肝、肾经，清热、凉血、和血、消瘀，治热入血分、发斑。

⑧ 莲房炭：味苦、涩，性温，归肝经，消瘀、止血、去湿，主治血崩、月经过多、胎漏下血、瘀血腹痛、产后胎衣不下、血淋。

⑨ 荆芥穗炭：味辛、涩，性微温，归肺、肝经，收涩止血，用于崩漏、产后血晕。

⑩ 白及：收敛止血、消肿生肌。本品味涩质黏，为收敛止血之要药，可用治体内外诸出血证。本品有止血、促进伤口愈合、抗胃溃疡等作用。研究证明白及煎剂可明显缩短出血和凝血时间，其止血的作用与所含胶质

有关。

⑪ 三七：活血化瘀、祛瘀生新、散瘀止血、消肿定痛。治疗尿血、崩漏、外伤出血，为治瘀血诸证之佳品，尤为伤科要药。药理研究证明本品能缩短出血和凝血时间，具有抗血小板聚集及溶栓作用；促进多能造血干细胞的增殖，具有造血作用。

⑫ 海螵蛸：味咸、涩，性温，归脾、肾经，可收敛止血、涩精止带。吴老常用于崩漏、便血者，将海螵蛸与白及同用；治崩漏，常与茜草、棕榈炭、五倍子等同用；在治肾虚带脉不固之带下清稀者，常与山药、芡实等药同用；赤白带下，可与白芷、椿皮等同用。其含的胶质可以形成保护膜，使出血趋于凝固。

⑬ 金樱子：固精缩尿、固崩止带、涩肠止泻。吴老在治疗因冲任不固导致的崩漏下血时，常与山茱萸、黄芪、阿胶等中药配伍；治疗带下不止者，可与椿皮、海螵蛸、莲子等同用。金樱子所含鞣质具有收敛、止泻作用。

⑭ 山茱萸：补益肝肾、收涩固脱。本品入下焦，能补肝肾、固冲任以止血。吴老善用山茱萸，尤其在月经后高频使用此药，在治妇女肝肾亏损、冲任不固之崩漏、月经过多者，常与熟地黄、白芍、海螵蛸等药同用；若脾气虚弱，冲任不固而漏下不止者，常与龙骨、黄芪、白术等药同用；若带下不止，可与莲子、芡实、煅龙骨等药配伍。山茱萸所含鞣质有收敛作用。

⑮ 苎麻根：味甘，性寒，归心、肝经，凉血止血、安胎、清热解毒。本品性寒而入血分，能清血分之热而凉血止血，吴老在临床中常将其用于因血热所致的崩漏、紫癜。因本品既能止血，又能清热安胎，为安胎之要药，吴老常将其用于胎热不安、胎漏下血者。如妊娠胎动下血腹痛，可用单品；若治劳损动胎、腹痛下血，可配伍地黄、阿胶、白芍、海螵蛸、黄芪、盐炒杜仲、白术、黄芩等药。

五、妇科活血药用药思路及经验总结

1. 丹参、泽兰、鸡血藤

吴老在临床中针对瘀血阻滞之月经不调、痛经经闭、产后腹痛，尤其善用丹参、泽兰、鸡血藤等。

（1）丹参　为治血行不畅、瘀血阻滞之经产病的要药，《本草纲目》谓其能"破宿血，补新血"，常用于治疗经期错乱、经量稀少、经行腹痛、经色紫暗或伴血块、产后恶露不下、少腹作痛。

（2）泽兰　辛散苦泄，温通行滞，功善活血调经，为经产瘀血病症的常用药。治血瘀经闭痛经、产后瘀滞腹痛，常配伍当归、赤芍、茺蔚子等；治月经不调因血瘀兼血虚者，常配伍当归、白芍等。

（3）鸡血藤　味苦泄甘缓，温而不烈，性质和缓，既能活血，又能补血，为妇科调经要药，凡血瘀及血虚之月经病均可应用。治血瘀之月经不调、痛经、闭经，常配伍当归、川芎、香附等；治血虚之月经不调、痛经、闭经，常配伍当归、熟地黄、白芍等。

2. 赤芍

吴老在临床中治疗肝郁胁痛、经闭、痛经、癥瘕腹痛等患者，尤其善用赤芍。本品苦寒，入肝经血分，有活血化瘀止痛之功。治气滞血瘀之胁痛，可配伍柴胡、牡丹皮、郁金等药；治血滞之经闭、痛经、腹痛，常配伍当归、川芎、延胡索等药。

3. 川芎

吴老临证中对血瘀气滞之胸痹心痛、胸胁刺痛、月经不调、经闭、痛经、癥瘕腹痛患者，尤其善用川芎。本品辛香行散、温通血脉，既能活血祛瘀，又能行气通滞，为"血中气药"，功善止痛，为治气滞血瘀所致诸痛之要药。治肝郁气滞、胁肋作痛，常配伍柴胡、香附等；治心脉瘀阻、胸痹心痛，常配伍丹参、红花、降香等；治肝血瘀阻、积聚痞块、胸胁刺痛，常配伍桃仁、红花等。本品性善行窜，《本草汇言》称其能"下调经水，中开郁结"，善通达气血，为妇科活血调经要药。治瘀滞所致痛经、闭经、月经不调，常配伍赤芍、当归、延胡索等；治寒凝血瘀之经行腹痛、闭经，常配伍当归、吴茱萸、桂心等；治产后瘀阻腹痛、恶露不行，常配伍当归、桃仁等。

4. 莪术

吴老临证中对癥瘕痞块、血瘀日久的经闭患者，尤其善用莪术。本品辛散苦泄温通，既入血分，又入气分，能破气、散瘀消瘤、消积止痛，适用于气滞血瘀、食积日久而成的瘤瘕积聚，以及气滞血瘀寒凝所致的诸般痛证，常与三棱相须为用。治经闭腹痛、腹中痞块，常配伍三棱、当归、香附等；治胁下痞块，常配伍丹参、三棱、鳖甲等；治血瘀之经闭、痛经，常配伍当归、红花、牡丹皮等；治胸痹心痛，常配伍丹参、川芎等；治体虚而久瘀不消，常配伍黄芪、党参等。

5. 五灵脂

吴老对瘀滞同时伴出血患者，尤其善用五灵脂。本品炒用，既能活血，又能止血，可用于瘀血内阻、血不归经之出血。治崩漏，月经过多、色紫多块，小腹刺痛，单用本品炒后研末，温酒送服；也可配伍三七、茜草、蒲黄等化瘀止血药。

吴老在临床中常将活血化瘀法与补气、养血、温经散寒、清热、行气、攻下等治法配合使用。温热药物配合活血化瘀药物，以温经通络、散寒化瘀，驱散阴寒凝滞之邪，使经脉舒通，血活瘀化；燥湿或渗湿药物配合活血化瘀药物，以祛除湿邪，促使血活瘀化；理气药物配合活血化瘀药物，调畅气机，气行则血行，使血活瘀化；寒凉药物配合活血化瘀药物，清解热邪，以使络宁、血活瘀化；补血滋阴药物配合活血化瘀药物，可增加血液使其充盈脉道，血活瘀化；平肝潜阳药物配合活血化瘀药物，使阳潜血和，络通血活，而达瘀化之目的。

吴老常用于妇科疾病的活血化瘀中成药有元胡止痛片、桂枝茯苓丸、少腹逐瘀颗粒、桂枝茯苓胶囊、益母草膏、血府逐瘀胶囊等，主要针对有血行障碍、瘀血阻滞的女性患者。对于盆腔炎患者常用妇科千金片、花红片、金刚藤等进行治疗。对于反复盆腔炎或子宫内膜炎患者，吴老还建议采用中药直肠保留灌肠等方式来进行治疗，常用的中药主要有丹参、赤芍、木香、桃仁、金银花、蒲公英、茯苓、牡丹皮、败酱草、黄柏等，以活血化瘀、清热利湿，而且治疗慢性盆腔炎的效果是非常好的，副作用很小，患者也比较容易接受，经过坚持治疗多数盆腔炎是可以治愈的。

吴老指出，无论是哪种活血化瘀类的药物，孕妇都应慎重使用。另外，无论是单味中药还是复方制剂，此类药物都不能用量过大、时间过长，否则会导致凝血功能障碍，继而引发出血性的疾病，因此活血化瘀类中药应在医生的指导下使用。

吴老临床上对血瘀明显的患者，每次就诊开完方后总要叮嘱患者每日活动筋骨半小时左右，这样有利于促进血液循环和机体代谢，可明显改善不适症状。血瘀体质者要保持乐观，精神愉快则气血和畅，有利于血瘀体质的改善。反之，苦闷、忧郁则可加重血瘀倾向。

六、 常用安胎方药总结

吴老认为，中药安胎是安全的安胎法。胎动不安的原因主要有肾虚、脾肾两虚、气血虚弱、血热几种。

（1）肾虚　症状：妊娠后阴道少量出血，伴腰酸、小腹坠痛、两腿酸软、小便次数多、夜尿多甚至失禁。可用寿胎丸。

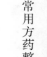

（2）脾肾两虚　症状：妊娠后阴道少量出血、色淡暗，腰膝酸软，小腹隐痛下坠，头晕耳鸣，面部或眼眶有暗斑；平素体质虚弱，有自然流产病史。常见于黄体功能不健、妊娠免疫调节失衡者。以补肾健脾为主，可选用滋肾育胎丸。

（3）气血虚弱　症状：如果在妊娠初期出现阴道少量出血，伴有腰腹胀痛或坠痛，精神萎靡不振，面色㿠白浮肿，心悸气短。可服用人参、黄芪、杜仲、白芍、熟地黄、白术、陈皮、甘草等水煎剂，以补气养血、固肾安胎。

（4）血热　症状：妊娠期间出现阴道出血、胎动下坠、腰腹胀坠痛，伴有心烦不安、手足心热、口干咽燥，或有潮热，小便短赤，大便干结，舌有黄苔。特别是长期生活在暑湿气候地区，气候温热，体质偏于阴虚或阳亢者，均可表现为血热证。可选用保阴煎，以滋阴清热、养血安胎。

如果因外伤所致，可服用熟地黄、白芍、川芎、党参、黄芪、当归等水煎剂，以补气和血、固涩安胎。

吴老常用的有安胎功效的中药如下。

① 紫苏：性微温，味甘、辛，具有解表发汗、宽胸利膈、顺气安胎之功。适用于妊娠期风寒感冒及脾胃气滞所致的胎动不安、胸胁胀满、恶心呕吐等症，常与陈皮、砂仁等配伍。临床观察发现，紫苏梗安胎效果优于紫苏叶。

② 黄芩：性寒，有清热燥湿、泻火解毒、凉血止血、除热安胎之功，适用于怀胎蕴热之胎动不安，常与白术、黄芩等配伍。也可治疗妊娠期湿热泻痢、黄疸及肺热咳嗽、高热、热毒炽盛之出血、疮疡肿毒等。

③ 桑寄生：性平，味苦、甘，有祛风湿、益肝肾、强筋骨、固冲任、安胎之功，多用于肝肾精血亏虚之胎动不安、胎漏下血，常与阿胶、续断、菟丝子等同用。

④ 砂仁：性温，味辛，能化湿行气、温中止呕、止泻、安胎，适用于妊娠初期胃气上逆所致胸闷呕吐、胎动不安等，常炒熟研末单用或与紫苏叶、藿香、黄芩、白术、当归等一同使用。

⑤ 艾叶：性温，味苦、辛，有温经止血、散寒调经、安胎之功，适用于下元虚寒或寒客胞宫所致的胎漏下血、胎动不安及月经不调、痛经、宫寒不孕等症，常与香附、当归、小茴香、续断、桑寄生等同用。

⑥ 白术：性温，味苦、甘，具有补气健脾、燥湿利水、和中安胎之功，适用于脾虚气弱之胎动不安，可配陈皮、茯苓、党参、生姜等使用。还广泛用于怀胎蕴热（配黄芩、栀子、白芍等）及血虚（配当归、白芍、生地黄等）、肾虚（配桑寄生、续断、山药、山茱萸等）所致的胎动不安。

⑦ 菟丝子：性平，味辛、甘，能补肾益精、养肝明目、固元安胎，用于肝肾不足之胎动不安，常与续断、桑寄生、阿胶等配伍适用。还可用于肾虚之腰痛、消渴、尿频、带下病，肝肾不足之眼目昏暗、视力减退及脾肾虚泻等。

⑧ 杜仲：性温，味甘，具补肝肾、强筋骨、安胎之功，适用于肝肾亏虚、下元虚冷之胎动不安、妊娠下血、习惯性流产等，可配续断（共研末）、大枣肉为丸服，或配续断、菟丝子、阿胶等煎服。

⑨ 续断：性微温，味苦、辛，可补肝肾、续筋骨、通血脉、安胎，适用于肝肾虚弱、冲任失调之胎动欲坠或崩漏，前者配伍桑寄生、菟丝子、阿胶，后者配伍黄芪、艾叶、地榆等。

⑩ 阿胶：性平，味甘，有补血止血、滋阴润燥、安胎之功，适用于冲任不固或阴血亏虚之胎动不安、崩漏下血，可配生地黄、艾叶等，还用于治疗妇女月经过多、产后便秘等。

⑪ 竹茹：性微寒，味甘，有清热化痰、除烦止呕、安胎之功，用于怀胎蕴热之胎动不安，可单用，也可与黄芩、苎麻根等同用。

⑫ 苎麻根：性寒，味甘，具有清热凉血、解毒安胎之功，适用于热毒炽盛之胎动不安、胎漏下血，可单用，也可与阿胶、黄芩、当归等同用。

⑬ 石菖蒲：性温，味辛、苦，有开窍宁神、化湿和胃、安胎之功，适用于湿浊中阻之胎动不安，对缓解胸闷、腹胀、呕吐等症状有良效。常与砂仁、苍术、厚朴等配伍。

⑭ 鹿角胶：补血，益精。治肾气不足，虚劳羸瘦，腰痛，阴疽，男子阳痿、滑精，妇女子宫虚冷、崩漏、带下。鹿角胶汤出自《圣济总录》：鹿角胶（炙燥）一两，人参、白茯苓（去黑皮）各半两。具有补气摄血、暖宫安胎之功效，主治妊娠胎动、漏血不止。阴虚阳亢者忌服。

⑮ 荷蒂：和胃安胎，止血止带。可用于胎动不安及崩漏带下等症。亦有升举之功，又可用于清气下陷之久泻脱肛等症。

⑯ 南瓜蒂：味苦、微甘，性平，归肺、肝经，可解毒、利水、安胎。主痈疽肿毒、疔疮、烫伤、疮溃不敛、水肿、胎动不安。脾胃虚弱或者本身患有多种疾病的人，是不适合服用南瓜蒂的，请在专业医生指导下服用。

吴老在临床上遇到有先兆性流产或习惯性流产的患者时，建议患者去做 B 超检查，在医生指导下肌注黄体酮保胎治疗。在保胎期间，患者除了卧床休息、严禁性生活，还应保持情绪稳定，避免紧张气氛的环境，补充足够的营养，口服一些维生素 E。如果胚胎正常，经过休息和治疗后，引起流产的原因被消除，则出血停止，妊娠可以继续。准妈妈在怀孕后不应滥用中药补品，特别是那些大辛大热的补药，不仅对胎儿和孕妇无益，反而会加重妊娠呕吐等症状，血压还会升高。孕后阴血下聚以养胎，这可以使准妈妈的身体处于一种"阴血偏虚，阳气偏亢"的生理状态，所以进补时要注意产前宜凉补。

七、妇科美肤中药经验总结

爱美的女性都希望"人面桃花相映红"，绽放美丽光彩。可是许多人常会出现皮肤干燥、过敏、肤色暗沉、黑眼圈、长痘痘等问题，让美丽大打折扣。于是补水、美白、抗斑、防皱化妆品齐上阵，可是最后却收效甚微。

中药美容是通过中药的内服、外用来防病健身、延衰驻颜。有的中药具有滋润肌肤、防皱除纹、悦色增白、护发增辉、护肤防裂等作用，如古代本草文献中所谓的"好颜色""悦泽人面""白丽"等；有的中药具有乌发、去粗刺、灭瘢痕、蚀赘疣、消黑子、疗疮疡等功效。

中医有"以皮治皮"之说，皮药入皮，直达病体，起到美容作用，如白杨皮、木兰皮、石榴皮等。还有"以色补色"之说，花瓣娇艳，质轻上达，可令气血上荣于面，使容颜姣好，如桃花、玫瑰花、旋覆花等。这些中药可以内服、外敷，不仅能使皮肤洁白细嫩，而且能治疗多种皮肤疾病，有洁肤、润肤、消炎的功效。吴老常用白芷、白蔹、白术、白及、茯苓（去皮）、白附子（生用）、细辛（去叶）研成细末，以蛋清调丸如弹子大，阴干，每晚洗净面，以温水于瓷器内磨汁涂面，一个星期两次，可令皮肤光滑细腻。也可将珍珠粉、白芷、白鲜皮研成极细粉，用凉开水调成糊，睡前涂于面部患处，翌晨洗去，有活血祛风、解毒杀虫、清除油脂之效，可治疗青春痘或酒渣鼻合并痤疮。临床上常用山慈菇、皂角刺、白米醋来消蚀赘疣。

吴老临床中常用的有关妇人美容方面的药物如下。

① 白芍、（白）茯苓、白术：即"三白汤"，可增白淡斑、美容养颜。

② 川贝母、皂角刺：能软化角质，使肌肤柔滑细腻；还能散结解毒、消肿化脓，深度分解毛囊内的毒素，缓解疼痛，同时可加速皮肤细胞的新陈代谢，愈合疮口。

③ 白芷、白附子：增白淡斑。

④ 白及：美白除皱淡斑。

⑤ 玫瑰花、乳香：活血淡斑、紧肤除皱。

⑥ 当归、桃仁、丹参：活血淡斑，能扩张皮肤毛细血管，加快血液循环，给肌肤以健康气色。

⑦ 石斛、玄参：用于皮肤干枯无华、各种过敏引起的皮肤多痒。

⑧ 白果、杏仁：含有丰富的脂肪油，有滋润皮肤的功效。

⑨ 山药、莲子、百合、大枣：能健脾养胃、止泻安神，从而保持肌肤润泽健美。

⑩ 北沙参、天冬：具有养阴清热、润肺养脾滋肾的功效，能使肌肤艳丽，

保持青春活力。

⑪ 升麻、槐花、桔梗：具有润泽皮肤、治疗过敏性皮炎的作用。

⑫ 黑枸杞、红枸杞：大补气血，抗衰老，从而护肤美容。

⑬ 槐角、黑小豆：能滋阴清热、补肾明目，使须发变黑。

⑭ 白果、沙棘、灵芝：美白，是备受推崇的抗氧化剂。

⑮ 生地黄、制何首乌：有除病延年、乌发坚齿的功效，服之面部有光泽。

⑯ 月季花：能够疏肝理气、活血化瘀，进而淡斑。此外，月季花还能够治疗跌打损伤等外伤瘀血。

⑰ 三七花：可改善皮肤暗沉、黑斑、细纹、松弛、衰老，泡水喝即可。

⑱ 玳玳花：即枳壳的花，性微寒，味苦、酸。治疗部位偏中、下焦，能够行气宽中、消食化痰，使中焦气机调畅，则精微物质能够充养皮肉筋骨，充盈血脉，面色红润，达到美容目的。

⑲ 积雪草：具有抗溃疡、抗菌作用，能促进创伤愈合。使用后对皮肤疔疮红肿效果明显。外用适量，捣敷或捣汁涂。

⑳ 白薇：可美容祛斑。

㉑ 白蔹：本品为美容常用之品，既有美容保健之功，能祛斑泽面，又为治疗药物，可用于疮痈等损容性疾病。孕妇慎服。用于面斑：可与杏仁等配伍，与鸡蛋清调和外敷；或与白芷、玉竹等同用外敷，可令面色光润不皱。

㉒ 白鲜皮：消斑、润肤，对于面部黄褐斑、扁平疣均有较好的治疗功效。白鲜皮与黄柏配伍可主治湿疹。白鲜皮、板蓝根、苦参、红花、地肤子、枯矾、蝉蜕等几味药物混合研为粉末，与70％的酒精500ml调和均匀，放入容器中密封一周即可。涂抹于患处即可。

皮肤的老化是随着机体生理功能衰退而伴生的一种衰老特征。机体生理功能旺盛，气血津液充足，循环畅通，供给皮肤的营养物质丰富，则皮肤细腻洁白，富有弹性。反之，机体生理功能衰退，则气血津液不足，循环瘀滞不畅，新陈代谢失常，肌肤缺乏营养，便会出现松弛、粗糙、皱纹增多、色斑等。

吴老认为，女性35岁以前，要注重补益，益气养阴，有了健康的内脏，才有健美的形体。35岁以后，要注意帮助机体清除多余的积垢，包括利湿、豁痰、化瘀等，因为皮肤是健康的窗口，女性阴津旺盛，外表方能华美。对于45岁左右的更年期女性来说，美容保养重在滋阴，滋阴可以减缓女性衰老步伐，还能调节已经出现的不良症状，改善女性体质，使气血调和、皮肤光泽。

由于女性特有的生理进程——经、孕、产、乳均与血息息相关。故调养气血是女人一生的功课。恰到好处的食补可使女性身心健康，气血调和，皮肤光泽细嫩。中医认为"有诸内者，必形诸外"，美容绝非仅仅针对表面。人体的美是建立在脏腑经络功能正常、气血津液充足的基础之上的，以内养外，肌肤才会健康青春。

（温馨提示：请根据个人肤质，因人而异，在医生指导下用药。）

八、妇科临床常用中成药总结

1. 嗣育保胎丸

【功效】补养气血，安胎保产。

【主治】用于孕妇气血不足引起的恶心呕吐、腰酸腹痛、足膝浮肿、胎动不安、屡次流产。

2. 调经促孕丸

【功效】温肾健脾，活血调经。

【主治】用于脾肾阳虚、瘀血阻滞所致的月经不调、闭经、痛经、不孕，症见月经后错、经水量少、有血块、行经小腹冷痛、久不受孕、腰膝冷痛。阴虚火旺、月经量多者慎服。

3. 五子衍宗丸

【功效】填精益髓，补肾固精。

【主治】用于肾虚精少的阳痿早泄、遗精精冷、余沥不清、腰酸痛、久不生育。

4. 乌鸡白凤丸

【功效】补气养血，调经止带。

【主治】用于气血两虚、身体瘦弱、腰膝酸软、月经不调、崩漏带下、更年期综合征。

5. 麒麟丸

【功效】补肾填精，益气养血。

【主治】用于肾虚精亏，血气不足，腰膝酸软，倦怠乏力，面色不华，男子精液清稀、阳痿早泄，女子月经不调，或男子不育症、女子不孕症。

6. 鹿胎膏

【功效】益肾填精，大补气血。

【主治】用于男子肾寒精冷、阳痿不举；妇女子宫虚寒、久不孕育。

7. 艾附暖宫丸

【功效】理气养血，暖宫调经。

【主治】用于血虚气滞、子宫虚寒所致的月经不调、痛经，症见行经后错、经量少、有血块、小腹疼痛、经行小腹冷痛喜热、腰膝酸痛、子宫虚冷不能受孕。

8. 八珍益母丸

【功效】益气养血，调经种子。

【主治】用于胎前、产后诸虚百病，气血两虚兼有血瘀所致的月经不调，子宫虚寒、久不受孕。

9. 安坤赞育丹

【功效】益气养血，调补肝肾。

【主治】用于气血两虚、肝肾不足所致的月经不调、崩漏、带下病，症见月经量少或淋漓不净、月经错后、神疲乏力、腰腿酸软、白带量多。

10. 红花逍遥片

【功效】疏肝，理气，活血。

【主治】用于肝气不疏所致的胸胁胀痛、头晕目眩、食欲减退以及气滞血瘀所致的月经不调、乳房胀痛或伴见颜面黄褐斑。

11. 葆宫止血颗粒

【功效】固经止血，滋阴清热。

【主治】用于冲任不固、阴虚血热所致的月经过多、淋漓不尽、经期延长、功能性的子宫出血及上宫内节育器以后子宫出血等。经期延长者可在月经第5天开始服用。服用药物期间饮食清淡，忌油腻、辛辣食物。

12. 坤泰胶囊

【功效】滋阴清热，安神除烦。

【主治】用于绝经期前后诸证、阴虚火旺者，症见潮热面红、自汗盗汗、心烦不宁、失眠多梦、头晕耳鸣、腰膝酸软、手足心热；妇女卵巢功能衰退、更年期综合征。

13. 坤灵丸

【功效】调经养血，逐瘀生新。

【主治】用于月经不调（或多或少），行经腹痛，子宫寒冷、久不受孕，以及习惯性流产、赤白带下、崩漏不止、病久气虚、肾亏腰痛。

14. 妇女痛经丸

【功效】活血，调经，止痛。

【主治】用于气血凝滞所致的小腹胀痛、痛经。

15. 孕妇金花丸

【功效】清热，安胎。

【主治】用于孕妇头痛、眩晕、口鼻生疮、咽喉肿痛、双目赤肿、牙龈疼痛，或胎动下坠、小腹作痛、心烦不安、口干咽燥、渴喜冷饮、小便短黄等症。

16. 女珍颗粒

【功效】滋阴补肾，宁心安神。

【主治】用于肝肾阴虚证、阴虚火旺证的更年期综合征，可改善潮热汗出、五心烦热、心悸、失眠症状。

17. 定坤丹

【功效】滋补气血，调经舒郁。

【主治】用于气血两虚、气滞血瘀所致的月经不调、行经腹痛、崩漏下血、赤白带下、血晕血脱、产后诸虚、骨蒸潮热。服药期间忌食生冷油腻及刺激性食物，伤风感冒时停服。

18. 左归丸

【功效】滋阴补肾，填精益髓。

【主治】治真阴肾水不足，症见头晕目眩、腰酸膝软、盗汗遗精、口燥舌干等。

19. 右归丸

【功效】温补肾阳，填精益髓。

【主治】用于肾阳不足引起的命门火衰、神疲气怯、畏寒肢冷、阳痿遗精、早泄、不育、小便自遗、肢节痹痛、周身浮肿；或火不能生土，脾胃虚寒，饮食少进，或呕恶腹胀，或翻胃噎膈，或脐腹多痛，或大便不实。

20. 知柏地黄丸

【功效】滋阴降火。

【主治】用于阴虚火旺、骨蒸潮热、腰酸膝软、遗精、手足心灼热、盗汗、口干咽痛、耳鸣遗精、小便短赤；妇科慢性盆腔炎、阴道炎。

21. 益母草膏

【功效】活血调经。

【主治】用于血瘀所致的月经不调、产后恶露不绝，症见月经量少、淋漓不净、产后出血时间过长；产后子宫复旧不全。孕妇禁用。

22. 夏枯草膏

【功效】清火，散结，消肿。

【主治】用于火热内蕴所致的头痛、眩晕、瘰疬、瘿瘤、乳痈肿痛；甲状腺肿大、淋巴结结核、乳腺增生、子宫肌瘤。

23. 大黄䗪虫丸

【功效】活血破瘀，通经消癥。

【主治】用于瘀血内停所致的癥瘕、闭经，症见腹部肿块、肌肤甲错、面色暗黑、潮热羸瘦、经闭不行。孕妇禁用；皮肤过敏者停服。

24. 花红片

【功效】清热解毒，燥湿止带，祛瘀止痛。

【主治】用于湿热瘀滞所致带下病、月经不调，症见带下量多、色黄质稠、小腹隐痛、腰骶酸痛、经行腹痛；慢性盆腔炎、附件炎、子宫内膜炎见上述证候者。经期、哺乳期及带下清稀者慎用。

25. 保妇康栓

【功效】行气破瘀，生肌止痛。

【主治】用于湿热瘀滞所致的带下病，症见带下量多、色黄、时有阴部瘙痒；霉菌性阴道炎、老年性阴道炎、宫颈糜烂见上述证候者。

26. 治糜康栓

【功效】清热解毒，燥湿收敛。

【主治】用于湿热下注所致带下病，症见带下量多、色黄质稠、有臭味，

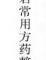

或有大便干燥；细菌性阴道病、滴虫性阴道炎、宫颈糜烂见上述证候者。月经期停止用药。

27. 三金片

【功效】清热解毒，利湿通淋，益肾。

【主治】用于下焦湿热所致的热淋、小便短赤、淋沥涩痛、尿急频数；急慢性肾盂肾炎、膀胱炎、尿路感染见上述证候者；慢性非细菌性前列腺炎肾虚湿热下注证。吴老常将其用于精液液化差、黄白带量多。

28. 分清止淋片

【功效】清热泻火，利尿通淋。

【主治】用于湿热下注所致的淋证，症见小便黄赤、尿频尿急、尿道灼热涩痛。孕妇慎用。

29. 妇科千金片

【功效】清热除湿，益气化瘀。

【主治】用于湿热瘀阻所致的带下病、腹痛，症见带下量多、色黄质稠、臭秽，小腹疼痛，腰骶酸痛，神疲乏力；慢性盆腔炎、子宫内膜炎、慢性宫颈炎见上述证候者。

30. 妇科分清丸

【功效】清热利湿，活血止痛。

【主治】用于湿热瘀阻下焦所致妇女热淋，症见尿频、尿急、尿少涩痛、尿赤混浊。

31. 洁尔阴洗液

【功效】清热燥湿，杀虫止痒。

【主治】妇女湿热带下，症见阴部瘙痒红肿，带下量多、色黄质稠、臭秽，口苦口干，尿黄便结。适用于外阴阴道假丝酵母菌病、滴虫性阴道炎及湿热毒所致的湿疹、接触性皮炎、体股癣等皮肤病。经期、孕期妇女禁用，治疗期间忌房事。

32. 乳癖消片

【功效】软坚散结，活血消痈，清热解毒。

【主治】用于痰热互结所致的乳癖、乳痈，症见乳房结节、数目不等、大小形态不一、质地柔软，或产后乳房结块、红热疼痛；乳腺增生、乳腺炎早期见上述证候者。

33. 通乳颗粒

【功效】益气养血，通络下乳。

【主治】用于产后气血亏损所致的乳少、无乳、乳汁不通。

34. 乳康舒胶囊

【功效】益肾疏肝，行气活血，调理冲任，止痛散结。

【主治】用于肾虚肝郁所致的乳腺增生、冲任失调者，症见月经不调，乳房肿块疼痛、触痛、经前加重、经后缓解，伴胸胁胀满、烦躁易怒、腰膝酸软、畏寒肢冷、神疲乏力等。孕妇禁服。

35. 小金丸

【功效】散结消肿，化瘀止痛。

【主治】用于痰气凝滞所致的瘰疬、瘿瘤、乳岩、乳癖，症见肌肤或肌肤下肿块一处或数处，推之能动，或骨及骨关节肿大，皮色不变，肿硬作痛。

36. 西黄丸

【功效】清热解毒，消肿散结。

【主治】用于热毒壅结所致的痈疽疔毒、瘰疬、流注、癌肿。

37. 新生化颗粒

【功效】活血，祛瘀，温经止痛。

【主治】用于产后恶露不行、少腹疼痛，也可用于寒凝血瘀所致的闭经、痛经、子宫内膜厚、月经量少，以及上宫内节育器后引起的阴道流血、月经过多。

38. 元胡止痛片

【功效】理气，活血，止痛。

【主治】用于气滞血瘀所致的胃痛、腰痛、胸胁乳房胀痛、头痛及痛经。

39. 逍遥丸

【功效】疏肝健脾，养血调经。

【主治】用于肝郁脾虚所致月经不调、痛经、闭经、慢性盆腔炎小腹痛、子宫肌瘤、不孕症、更年期潮热等妇科疾病；以及胆囊炎胁肋痛、肋间神经痛、急慢性胃炎胃脘痛、焦虑抑郁症、失眠、神经官能症、血管神经性头痛、早期糖尿病、慢性疲劳综合征等疾病。

40. 血府逐瘀胶囊

【功效】活血祛瘀，行气止痛。

【主治】用于瘀血内阻所致的胸腹痛、头痛日久、痛如针刺且有定处；冠心病心绞痛、血管及外伤性头痛；原发性痛经、闭经；男子精索静脉曲张性不育症。孕妇有出血倾向者禁服。

41. 少腹逐瘀颗粒

【功效】活血逐瘀，祛寒止痛。

【主治】用于血瘀有寒引起的月经不调、小腹胀痛、腰痛、白带。孕妇忌服。

42. 独活寄生丸

【功效】养血舒筋，祛风除湿，补益肝肾。

【主治】用于风寒湿闭阻、肝肾两亏、气血不足所致的痹病，症见腰膝关节冷痛、屈伸不利。

43. 小活络丸、大活络丹

【功效】祛风散寒，化痰除湿，活血止痛。

【主治】用于风寒湿邪闭阻、痰瘀阻络所致的痹病，症见肢体关节疼痛，或冷痛，或刺痛，或疼痛夜甚，关节屈伸不利、麻木拘挛。

44. 十全大补丸

【功效】温补气血。

【主治】用于气血两虚所致的面色苍白、气短心悸、头晕自汗、体倦乏力、四肢不温、月经量多。临床还用来治疗月经不调、胎动不安、难产、产后腹痛、产后缺乳、产后血崩等症。

45. 桂枝茯苓丸

【功效】活血，化瘀，消癥。

【主治】用于妇人瘀血阻络所致癥块、经闭痛经、产后恶露不尽；子宫肌瘤、慢性盆腔炎包块、子宫内膜异位症、卵巢囊肿。也可用于女性乳腺囊性增生病变属瘀血阻络证，症见乳腺疼痛、乳房肿块、胸肋胀闷；或用于前列腺增生属瘀阻膀胱证，症见小便不爽、尿细如线或点滴而下、小腹胀痛者。气虚体弱者慎服。

46. 舒肝丸

【功效】舒肝和胃，理气止痛。

【主治】用于肝郁气滞所致的胸胁胀满、胃脘疼痛、嘈杂呕吐、嗳气泛酸。

47. 养阴清肺膏

【功效】养阴润燥，清肺利咽。

【主治】用于阴虚肺燥、咽喉干痛、干咳少痰或痰中带血；急性咽炎、扁桃体炎见上述证候者。

48. 藿香正气软胶囊

【功效】解表化湿，理气和中。

【主治】用于外感风寒、内伤湿滞或夏伤暑湿所致的感冒，症见头痛昏重、胸膈痞闷、脘腹胀痛、呕吐泄泻。

49. 地榆槐角丸

【功效】疏风凉血，泻热润燥。

【主治】用于脏腑实热、大肠火盛所致的内痔少量便血、大便秘结、肛门肿痛灼热。

50. 舒肝和胃丸

【功效】舒肝解郁，和胃止痛。

【主治】用于肝胃不和、两胁胀满、胃脘疼痛、嘈杂嗳气、呕吐酸水、大便失调。

51. 玉屏风颗粒

【功效】益气，固表，止汗。

【主治】用于表虚不固所致的乏力、多汗、自汗、恶风、面色㿠白，或免疫力低下或体虚易感风邪者。阴虚火旺者禁服。

52. 良附丸

【功效】温胃理气。

【主治】用于寒凝气滞所致的呃逆、胃痛、脘痛胀满、嗳腐吐酸。服药期间禁食生冷之物。

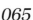

53. 摩罗丹

【功效】和胃降逆，健脾消胀，通络定痛。

【主治】用于慢性萎缩性胃炎，症见胃痛、胀满、痞闷、纳呆、嗳气、烧心等。

54. 参苓白术丸

【功效】补脾胃，益肺气。

【主治】用于脾胃虚弱、脾虚泄泻、食少便溏、气短咳嗽、肢倦乏力。

55. 补中益气丸

【功效】补中益气，升阳举陷。

【主治】用于脾胃虚弱、中气下陷所致的泻泄，症见体倦乏力、食少腹胀、便溏久泻、肛门下坠。

56. 人参归脾丸

【功效】益气补血，健脾养心。

【主治】用于心脾两虚、气血不足所致的心悸、怔忡、失眠健忘、食少体倦、面色萎黄，以及脾不统血所致的便血、崩漏、带下诸症。

57. 生脉饮

【功效】益气复脉，养阴生津。

【主治】用于气阴两亏所致的心悸气短、脉微自汗。

58. 健脑安神片

【功效】滋补强壮，镇静安神。

【主治】用于神经衰弱、头痛、头晕、健忘失眠、耳鸣。

59. 四妙丸

【功效】清热利湿。

【主治】用于湿热下注所致痹病，症见足膝红肿、筋骨疼痛。还可用于男子阴囊湿痒、妇人白带量多色黄。

60. 愈风宁心片

【功效】解痉止痛，增强脑及冠脉血流量。

【主治】用于高血压头晕、头痛、颈项疼痛；冠心病、心绞痛、神经性头痛、早期突发性耳聋。

61. 参松养心胶囊

【功效】益气养阴，活血通络，清心安神。

【主治】用于冠心病室性早搏属气阴两虚、心络瘀阻证，症见心悸不安、气短乏力、动则加剧、胸部闷痛、失眠多梦、盗汗、神倦懒言。

62. 养血调经膏

【功效】养血调经，暖宫止痛。

【主治】用于经血不足、子宫虚寒引起的经期不准、行经腹痛、宫寒带下、腰酸腿软。外用：加温软化后贴于脐腹和腰部。

63. 宁坤养血丸

【功效】补气和营，养血调经。

【主治】用于气虚血少、月经不调、经期后延、行经小腹冷痛或经后小腹空痛。

64. 愈带丸

【功效】益气调经，散寒止带。

【主治】用于气虚血亏、子宫湿寒引起的经血量少、月经错后，白带量多，凝滞腹痛，腰腿酸软，潮热，头晕耳鸣。

65. 女金丸

【功效】益气养血，理气活血，止痛。

【主治】用于气血两虚、气滞血瘀所致的月经不调，症见月经提前、月经错后、月经量多、神疲乏力、行经腹痛。

66. 千金止带丸

【功效】健脾补肾，调经止带。

【主治】用于脾肾两虚所致的月经不调、带下病，症见月经先后不定期、量多、色淡无块，或带下量多、色白清稀，神疲乏力，腰膝痠软。

67. 香附丸

【功效】舒肝健脾，养血调经。

【主治】用于肝郁血虚、脾失健运所致的月经不调、月经前后诸症，症见经行前后不定期、经量或多或少、有血块，经前胸闷、心烦、双乳胀痛、食欲不振。

68. 四神丸

【功效】温肾散寒，涩肠止泻。

【主治】用于肾阳不足所致的泄泻，症见肠鸣腹胀、五更溏泄、食少不化、久泻不止、面黄肢冷。临床上用于治疗慢性腹泻、虚寒性便秘、遗尿、滑精等症。

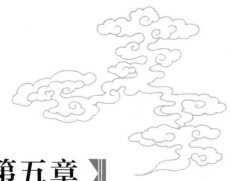

〖第五章〗
吴作君古方今用心悟总结

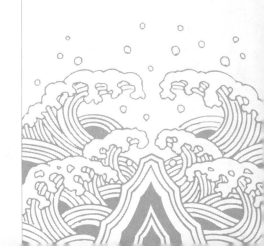

总结吴老多年中医妇科基本理论及临床心得体会，其中不乏独到之见，尤其是经验方及古方新用，充分反映了吴老丰富而有成效的辨证论治思想与制方用药特点。

一、四二五合方的运用

四二五合方，出自《刘奉五妇科经验》。刘奉五老先生是我国中医界著名的中医妇科专家，从事临床工作 40 余年，具有丰富的临床治疗经验，疗效显著，颇具影响力。名医林巧稚称刘奉五"用药神通"。刘奉五生前著有《刘奉五妇科经验》一书，该书记录了刘奉五辨证论治思想及遣方用药特点及医话、医案、经验方药等。刘老所创之四二五合方由四物汤、二仙汤、五子衍宗丸三方加牛膝组成。其中五子衍宗丸益肾填精；二仙汤温肾壮阳，使阳生阴长，生化无穷；四物汤补肝养血，肝肾同补，精血互生；佐牛膝活血通经，引血下行，待经充血复，经水自来。四二五合方具有养血益阴、补肾填精的功效，用于血虚肾亏所引起的经闭、不孕。

吴老临床上灵活运用四二五合方治疗月经后期、闭经患者，疗效显著。中医认为，妇人"月经错后""经水后期""经迟"等，有虚实之别：虚者多因肾虚、血虚等导致精血不足，血海不能按时满溢而经迟；实者多因血寒、气滞等导致血行不畅，冲任受阻，血海不能如期满盈而经期延后。本病辨证，应根据月经的量、色、质及全身证候四诊合参，辨证论治。本病治疗应重在平时以调整月经周期为主，按"虚则补之，实则泻之"的原则分别施治。

吴老多年临床发现，此类患者表现为精神疲惫、腋毛及阴毛脱落、生殖器官萎缩、性欲减退、阴道分泌物减少及乳房萎缩等症状。中医观点认为，此类证候由气血不足且久病伤肾、伤血所引起，由于肾藏精，主生长、发育、生殖机能。若肾气虚，则毛发脱落、性欲减退。若肾阴虚，则肾精减少、月经闭止、阴道分泌物减少。肾虚则督脉空虚，不能濡养脑髓，故记忆力减退、精神疲惫。用五子衍宗丸补肾气，其中菟丝子甘平，补肝肾、益精髓；覆盆子甘酸、微温，固肾涩精；枸杞子甘酸化阴，能补肾阴；五味子五味俱备，入五脏大补五脏之气，但补肾之力更强；车前子性寒，有下降利窍之功，且能泄肾浊、补肾阴而生精液。配合仙茅、淫羊藿（仙灵脾）（二仙）以补肾壮阳。五子与二仙合用的目的是既补肾阳又补肾阴，补肾阳能鼓动肾气，补肾阴能增加精液。肾气充实，肾精丰满，则可使毛发生长、阴道分泌物增多、性欲增加、月经复来。另外，与四物汤合方可加强养血益阴之效，再用牛膝补肾通经。本方的功能不在于通而在于补。此乃以补气之法，增强补血之效，以气带血，同时又能加强补肾的功能。临床观察本方可促进排卵，实为治疗子宫发育不良及激素水平低等所致不孕症之良方。吴老临床尤其偏爱菟丝子，用量达到 30g。

临证加减：头晕、出虚汗、血压偏低，可加太子参、黄芪以补气养血；食欲不佳，可加生山楂、陈皮以健脾和胃；情绪抑郁，可加青皮、香附以疏肝解郁；嗳气腹胀，可加柴胡、枳壳以行气理气；口干烦躁，可加知母、天冬以养阴生津；经期提前，加紫河车粉、阿胶、山药、山茱萸等以养阴调气、益精血；经量少，可加益母草、泽兰以通经活血；痛经频发，可加续断、延胡索以化瘀止痛；排卵期，加茺蔚子、红花、王不留行、路路通、紫石英等以温阳通络、行气活血；经后期，加附子、肉桂、鹿角胶等以阴阳并补、双调气血；经行期，去熟地黄，加红花、益母草、王不留行、香附、泽兰等以行气活血调经；经期腹痛可加延胡索、五灵脂［有寒者（血色淡红，经血稀薄，少腹发凉），用艾叶适量水煎送服；有热者，血色黑紫黏稠，用瞿麦适量水煎送服］。下焦湿热之小便黄赤，加瞿麦、萹蓄；烦躁、牙痛、不思饮食，加石斛、黄芩；胸闷不适，加瓜蒌、半夏。盆腔炎腹痛隐隐、腰痛、白带量多，可加制香附、川楝子、五灵脂、延胡索；若急性发作，伴有发热，用地骨皮、瞿麦水煎送服；虚寒型，可用小茴香；妇人白带清稀如水、量多，可加椿根白皮、荆芥穗、柴胡。

二、吴老自拟妇人保胎一二汤的运用

孕妇应忌诸事已详，各条能遵而行之，自然易生易育，儿亦聪明多寿矣。然儿在腹中，为日又久，一切皆能致病。今举其最关紧要及所常有等症，摘列于右，以备采择。古云：胎前无不足，产后无有余。此言其常也。然胎前虽多有余之证，亦当详察其亦有不足之时。产后虽多不足之病，亦当详审其每挟有余之证也。

临床上，吴老对妇人妊娠期间的各种病症，常用方剂有四物汤、归脾汤、胶艾汤、束胎饮、丹溪安胎饮、紫苏饮、甘豆竹叶汤、归苓参附汤、调中和气散、香砂六君子汤、补中益气汤等。

吴老认为，中医安胎之道有二法，母病、胎病当详分而施治。凡因母病，以致胎动者，但疗其母，母安则胎自安。或因胎病有所触动，以致母病者，但宜安胎，胎安则母自愈矣。吴老自拟妇人保胎一二汤，最以安胎保胎为先，疗效颇佳。

妇人保胎一二方源于三合保胎丸加减而成，中医认为胎孕之屡坠，虽由于冲任亏、脾肾弱，若得性幽闲，五内无火者，决不坠也。凡屡坠者，偏热之性，暴怒之人，肝气有余，肝血不足，血虚生热，火烁子宫。又或恣纵不节，其胎必漏而坠矣。而世之安胎者，无非执泥古法，以香砂芎艾为保孕良图，不知热药安胎，犹抱薪救火，不惟无济而反速之。今以古之内补丸、杜仲丸、白术散三方合凑，名三合保胎丸。以熟地滋阴补肾，当归养血宁心，白术扶中气以健脾，条（黄）芩清肝火而凉血，杜仲益腰膝而暖子宫，续断填损伤而坚胞，系至怯者，加以人参，力不能者，不用亦可。药虽平易功胜神丹……凡屡坠者，服之无不保全，实亦妇科保孕安胎之圣药也。

（1）吴老在临床常用的保胎一方　组成：白术、党参、金银花、鹿角霜、熟地黄、白芍、当归、山茱萸、菟丝子、桑寄生、续断、阿胶、炒栀子、黄芩、山药、枸杞子、杜仲、砂仁、炙甘草。

该方益气血、保胎元，侧重于气血不足引起的胎动不安，表现为妊娠期腰酸腹痛、胎动下坠、阴道少量流血、头晕眼花、心悸失眠、面色萎黄、舌淡、苔少、脉细滑。证候分析：血虚则冲任血少，不能养胎，以致腰酸腹痛、胎动下坠、阴道少量下血；血虚不能上荣清窍，则头晕眼花；血不养心，则心悸失眠；血虚不能充养肌肤，故面色萎黄。舌淡、苔少、脉细滑，也为血虚之征。胎漏、胎动不安，多见于现代的先兆流产，滑胎多见于现代的复发性流产，辨证属气血不足、冲任两脉受损的用保胎一方。

（2）吴老在临床常用的保胎二方　组成：炙黄芪、白术、黄芩、菟丝子、巴戟天、桑寄生、熟地黄、紫苏梗、炒杜仲、柴胡、肉苁蓉、生地黄、炙枇杷叶、枸杞子、麦冬、益智、淫羊藿（仙灵脾）、山药、乌药、炙甘草。

该方益脾肾、固胎元，侧重于脾肾两虚、冲任不固所致的胎漏、胎动不安、滑胎，症见妊娠少量下血、小腹坠痛或屡次流产、神疲乏力、腰膝酸软。胎漏就是孕妈妈阴道有少量出血、色红或者淡红，气短无力，吃得少又消化不好，小便频，大便稀少；胎动不安是除有以上症状外，还感觉小腹绵绵坠痛、腰腿酸软；滑胎是除有胎漏症状外，或感觉小腹空坠、腰膝酸软、心慌。胎漏、胎动不安、滑胎均有少量出血，只是程度不同。辨证属脾肾虚弱、冲任两脉受损的用保胎二方。

吴老认为，妇人产前当以清热养血为主；理脾脾健，则气血易生；疏气气顺，则气血调和；理脾疏气兼以清热养血，则胎自安矣。中医认为消瘦之人多火，过用温热之物，则伤阴血。肥盛之人多痰，过于补气，恐壅气动痰。临床常用白术、黄芩。白术消痰健脾，黄芩清热养阴，二味为安胎要药。若有它症，则以药佐之，或减白术加黄芩，或加白术减黄芩，任其抽添。如火盛则当加倍黄芩，以清火；痰盛则当加倍白术，以消痰；血虚则合四物汤，以补血；气虚则合四君子，以补气。胎不安稳，更佐以杜仲、续断、阿胶、艾叶以安之。若气盛胎高，则加紫苏、大腹皮、枳壳、砂仁、陈皮以舒之。呕吐恶心者，宜六君子汤加柴胡、桔梗、枳壳；兼腰痛者，防胎欲坠，宜二陈汤合四物汤加白术、黄芩、阿胶；如胀闷则加大砂仁用量；吐而心烦用竹茹、麦冬、前胡、橘红、芦根煎汤徐服。因食冷物及凉药，吐不止者，以泡姜加二陈汤煎服温之。

吴老在临床中常用的保胎中成药有滋肾育胎丸和嗣育保胎丸。滋肾育胎丸有补益培元、滋补肝肾、强身健体、养血安胎的作用，临床上一般适用于冲任不固、脾肾两虚所造成的滑胎，能够有效预防先兆流产和习惯性流产。嗣育保胎丸具有补气养血、安胎保产作用，用于孕妇气血不足引起的恶心呕吐、腰酸腹痛、足膝浮肿、胎动不安、屡次流产。吴老提示：除了中药保胎，建议同时适当补充叶酸和多种维生素及钙、铁、锌、硒等元素。中药对于黄体功能不足、外伤、免疫、感染等其他因素引起的流产，不一定有作用，可以在使用黄体酮等其他保胎药物的基础上联合应用中药。有先兆流产症状的，要注意休息，保持充足的睡眠，减少活动，尽量卧床，饮食宜清淡，不要吃辛辣、刺激、活血的食物。

三、 四物汤的运用

四物汤是补血的常用方，也是调经的基本方。其最早见于晚唐蔺道人著的《仙授理伤续断秘方》，被用于外伤瘀血作痛，后来被载于宋代·《太平惠民和剂局方》（本书首先记载将四物汤用于妇产科疾病）。以后《卫生家宝产科备要·产后方》《医方考》《济阴纲目·调经门》等医学书籍对四物汤均有记载和评说。四物汤被后世医家称为"妇科第一方""调理一切血证是其所长""妇女之圣药"等。

四物汤由当归、川芎、芍药、熟地黄四味药组成，是补血方剂之首。《仙授理伤续断秘方》曰："凡伤重，肠内有瘀血者用此，白芍药、当归、熟地黄、川芎各等分，每服三钱，水一盏半。"张山雷曰："本方实从《金匮要略》胶艾汤而来，即以原方去阿胶、艾叶、甘草三味。"仲景胶艾汤本为治疗妇人冲任虚损，阴血不能内守而致的多种出血证而设，蔺道人减去其中暖宫调经、养血止血之阿胶、艾叶和甘草，将生地黄易为熟地黄、芍药定为白芍，保留原方之当归、川芎，并名之以"四物汤"，从而使养血止血、调经安胎之方变为治疗伤科血虚血滞证候之剂。

《太平惠民和剂局方》记载本方由当归、川芎、白芍、熟地黄四味药物组成，有补血和血调经之功。为补血调经的基础方剂。张秉成曰："一切补血诸方，又当从此四物而化也。"王晋三曰："四物汤，物，类也，四者相类而仍各具一性，各建一功，并行不悖。芎、归入少阳主升，芍、地入厥阴主降。川芎，郁者达之；当归，虚者补之；芍药，实者泻之；地黄，急者缓之。"

根据"异病同方，一方多用"的辨证施治原则，吴老认为本方不仅用于女子，也用于男子；不仅运用在妇科疾病，其他疾病亦可运用。根据临床经验，吴老对该方总结如下。

① 四物汤是临床常用的补血活血调经的良方，熟地黄、白芍阴柔补血之

品（血中血药）与辛香的当归、川芎（血中气药）相配，动静结合，补血而不滞血，活血而不伤血，使整个方子温而不燥、滋而不腻，适合调养。因妇女以血为主、以血为用，经、带、胎、产、乳等与血有极为密切的关系，血以调和为贵、以通畅为用，四物汤既能补血，又能活血，故为血证的专剂，所以被称为"妇科圣方"。

② 四物汤男女通用。四物汤生血去热、补虚益精。血本属阴，血虚则阴亏，养血常与滋阴并用，如肝肾亏损引起的月经不调，既要养血柔肝，又要滋阴补肾，故四物汤男女血虚者均可运用，以补气养血、滋补肝肾。

③ 四物汤配方特点为：补血药配活血药，动静相伍，补调结合，补血而不滞血，行血而不伤血。四物汤的组成，虽然阴阳配合、刚柔相济，但总的来说，仍偏重于温养，凡出血量多者，用之宜加重甘柔之品，以防芎、归之辛窜动血。四物汤一个很大的特点是，随着四味药物的比例不同，可以发挥广泛的功能。如重用熟地黄、当归，轻用川芎，则是一个补血良方；当归、川芎轻用或不用时，可以帮助孕妇保胎；重用当归、川芎，轻用白芍，则能治疗月经量少、血瘀型闭经；等等。

④ 四物汤衍生出的无数"子方""孙方"在治疗妇科病方面也功不可没。较著名的有桃红四物汤，最早见于清·吴谦所著的《医宗金鉴·妇科心法要诀·调经门》，该方剂由四物汤加桃仁、红花而成，具有活血化瘀、调经止痛之效，主要治疗妇女瘀血内阻所致的经行不畅，为妇科调理月经的常用方，专治血虚、血瘀导致的月经过少，还能用于先兆流产、习惯性流产。四物汤加艾叶、阿胶、甘草后取名为阿艾四物汤，是安胎养血止漏的要方；加栀子、山茱萸、山药、牡丹皮取名加减四物汤1方，可清胞中之火、补肾中之精，主治孕妇口渴烦躁、舌上生疮、两唇肿裂、大便干结、数日不通，以致血热烁胎、腹痛小产者；加白术、黑荆芥穗、山茱萸、续断、甘草为加减四物汤2方，具有养血益气、摄血调经之功效，主治妇女血虚、经水过多、行经后复行、面色萎黄、身体倦怠而困乏愈甚者。四物汤加四君子汤后名八珍汤，能气血双补；在八珍汤的基础上再加上黄芪、肉桂，则成为老百姓非常熟悉的十全大补汤。

⑤ 妇女虽然"有余于气而不足于血"，但由于血与气相互为用的密切关系，阳生则阴长，气旺即能生血，故治血不忘治气，故补血时常常配合气药应用。临证时可去温性活血之当归，加黄芪、党参补气之品，如有出血崩漏急症，加棕榈炭、生地黄炭、姜炭等炭类药以止血。

⑥ 运用四物汤的注意事项：孕妇慎用。阴虚血热之月经过多、胎动漏红则非本方所宜。四物汤作为一种补剂来说，它具有温燥性质。所以，对一些热性体质或内热比较大的人来说，服用四物汤容易引起上火，出现口干舌燥。方中熟地黄、当归对脾胃虚弱、胃肠功能不好的人来说，容易引起腹泻。服用四物汤时如遇到病情变化，一定要对原方进行相应调整，血热的要减少川芎的用

量；虚寒体质的要用熟地黄，热性体质的用生地黄；既需要补又需要清热时，生地黄、熟地黄各半。

⑦ 药理研究证实四物汤的作用主要有纠正贫血、抗放射线损伤、抗血小板聚集、抗血栓形成、抗缺氧、抗自由基损伤、抑制肉芽增殖、抑制子宫活动、调节免疫功能等。本方广泛应用于各种妇科病、胎产疾病，如月经不调、功能性子宫出血、黄体功能不全、崩漏、盆腔炎、产后舌糜烂、产后发热、胎位异常；贫血、血小板减少性紫癜、神经性头痛、脑卒中、慢性荨麻疹等，在临床上取得显著疗效。

吴老在临床上广泛应用四物汤，方多切用，以方证模式，随症加减，今将吴老临床运用四物汤经验整理如下。

① 因气血两亏、冲任虚衰导致的月经过少：症见经行错后，量少色淡，经后小腹绵绵而痛，腰脊胀酸，膝腿乏力，疲乏无力，面色无华，心悸，爪甲不荣，舌淡，脉细。方药：四物汤加党参、太子参、生黄芪、桑寄生、巴戟天、补骨脂等。

② 血虚阴亏型崩漏：症见经行淋漓不净，量或多或少，色淡红，伴头晕、失眠、唇舌干燥，舌红苔少，脉细数者，则四物汤去川芎、当归，加生地黄、山茱萸、金樱子、墨旱莲、女贞子或二至丸、六味地黄丸等。若血热迫行，经行超前，量多色红而夹血块，脉滑数，舌红苔黄者，则熟地黄易为生地黄，去当归、川芎，加鸡血藤、丹参、芦根、白茅根。

③ 黄体功能不全：四物汤加赤芍、生地黄，经期及妊娠后停服。

④ 胎位不正：四物汤去熟地黄，加白术、茯苓，每周复查胎位，转正后再服 1 个疗程，以巩固疗效。

⑤ 产后虚劳：因分娩时气血耗损过多，营血不和导致。症见：产后潮热，头晕目眩，动则心悸，夜难入寐，脉细数无力，苔薄白，舌边尖红。方药：四物汤加五味子、麦冬、党参、炙黄芪、枸杞子、山茱萸、柴胡等或生脉饮、八珍汤。

加减： 阴虚明显，加玄参、麦冬、墨旱莲；寒湿明显者，加柴胡、荆芥；肾虚明显者，加续断、菟丝子、石莲；血热重、出血多者，去当归、川芎，加地骨皮、青蒿、椿根白皮、海螵蛸、生牡蛎；产后出血不止，加侧柏叶、棕榈炭、贯众炭、阿胶；头晕、头痛、肝旺明显，加桑叶、菊花、女贞子、墨旱莲、生龙齿、珍珠母；脾虚明显者，加太子参、山药、莲子肉、白术；湿热下注者，加瞿麦、车前子、木通；气滞疼痛明显者，加炒川楝子、醋延胡索、五灵脂、香附。

⑥ 气滞血瘀型闭经：症见应行经而月经不行，或日久闭经，来经后量少，行而不畅，色暗红而夹血块，少腹、小腹胀痛剧烈、按之不减，脉沉涩，苔薄白、舌边尖有瘀点。方药：四物汤加桃仁、红花、丹参、延胡索、香附、益母

草等。闭经患者如基础体温出现双相后，可加理气活血剂催经，月事可下。因环境改变或抑郁不快，以致闭经者，用四物汤加柴胡、香附、郁金、乌药、丹参等。

⑦ 妇科肿瘤：因多种因素导致血瘀结聚而成癥瘕肿块，症见少腹、小腹胀痛剧烈，唇舌有紫斑，脉沉紧或迟涩者。方药：四物汤加莪术、猫爪草、白屈菜、冬凌草、半枝莲等或桂枝茯苓丸、西黄丸之类。

⑧ 寒凝血瘀型痛经：症见经行期小腹冷痛拒按，经量多少不一，色暗红夹血块，汗出肢冷，唇面发青，苔白，脉沉紧。方药：四物汤加肉桂、小茴香、吴茱萸、白芷、香附、艾叶、益母草等，或加艾妇暖宫丸等，或小茴香外用。

加减：痛处固定不移、刺痛不已者，加丹参、蒲黄；钝痛绵绵，疼痛范围较大，加干姜；抽痛喜暖，痛剧时自觉有气向心口攻窜者，加桂枝、炒橘核、肉桂、吴茱萸；绞痛、急痛不休者，加炮姜、广木香、延胡索；月经来时疼痛加重者，加桃仁、红花、香附、炮姜、肉桂；月经来后疼痛明显者，可加炒白术、吴茱萸、广木香等；经行腹痛，往往于经行第一天腹痛甚剧，或见血块落下则痛减，多与慢性附件炎有关，可加大红藤、败酱草、炒五灵脂、炒川楝子或醋乳香、没药等。

治疗痛经，除遵循"通"的法则外，还应注意补养精血。余每以四物汤养血活血，补中有行，活中有养，通治血证百病。痛经乃气血为病，四物汤治血有余、治气不足，余每酌加香附、乌药、艾叶、炒川楝子、延胡索等气药，以助其不足。

⑨ 血虚阴亏型崩漏：症见经行淋漓不净，量或多或少，色淡红，伴头晕、失眠、唇舌干燥，舌红苔少，脉细数。方药：四物汤去芎、归，加生地黄、山茱萸、金樱子、墨旱莲、女贞子，或加二至丸、六味地黄丸等。若血热迫行，经行超前，量多色红而夹血块，脉滑数，舌红苔黄，则熟地黄易为生地黄，去归、芎，加鸡血藤、丹参、芦根、白茅根。

⑩ 血虚夹瘀型头痛：症见头痛隐隐或刺痛，劳累时加重，或伴头晕、面色无华，妇人月经不调、量少或经闭不行，舌淡，脉细弦或细涩。方药：四物汤加天麻、白芷、葛根等。若偏风寒加藁本；偏风热加菊花；痰多甚加胆南星。

⑪ 气血两虚型贫血：症见心悸头晕，面色萎黄，唇爪无华，妇女月经量少，舌质淡，脉细。方药：四物汤加枸杞子、龙眼肉、菟丝子、花生衣、仙鹤草、人参等。气虚不足加黄芪、党参、白术、鸡血藤、制何首乌、桑椹；肝肾阴虚加枸杞子、墨旱莲、女贞子、覆盆子；虚火重加知母、黄柏。

⑫ 血虚夹风型慢性荨麻疹、寻常性银屑病：症见皮肤风团隐隐或局部脓疱、脱屑、皮疹兼见，此起彼伏，迁延日久，皮疹色暗，脓液清稀，病程日久，时有瘙痒，局部感觉迟钝，舌淡，脉细涩。夹风，加蝉蜕、地肤子、白鲜

皮、秦艽等；夹湿，加茯苓、薏苡仁、泽泻、车前子等；气滞，加香附、木香、延胡索等；气虚，加黄芪、党参、白术、甘草等。皮损在头面部，加升麻；皮损在上肢，加桂枝或姜黄；皮损在下肢，加牛膝。若进行期皮损呈滴状者，加金银花、连翘、蒲公英、紫草、玄参、板蓝根；皮肤呈钱币地图状者，加茯苓、车前子、白鲜皮、苦参；静止期，加玄参、沙参、麦冬、丹参、白鲜皮、苦参、防风、蝉蜕、乌梢蛇、全蝎；关节病型患者加独活、羌活、木瓜、威灵仙、防风、蝉蜕；红皮病型患者加金银花、连翘、蒲公英、紫草、茯苓、车前子、白鲜皮、薏苡仁；脓疱型患者加金银花、连翘、蒲公英、紫草、玄参等。痒甚加薄荷、白蒺藜、赤芍、苦参；风甚血燥加何首乌、鸡血藤、胡麻仁；糜烂或渍水浸淫加石膏、木通、竹叶、黄柏、苦参、黄连。

⑬产后痹病属血虚夹瘀证：症见肢体麻木，四肢小关节局部时有肿胀僵硬，皮色暗红，肌肤麻木，天气变化后遇冷加重，或伴头晕目眩、面色无华，舌淡，脉细。方药：四物汤加鸡血藤、赤芍、路路通、木瓜、羌活等。

加减：湿胜，加苍术、胆南星；热胜，加黄柏；寒胜，加独活、肉桂；上体患病，加桂枝、威灵仙；下体患病，加牛膝、防己、萆薢、木通、黄柏、红花、姜黄；风胜，加白芷。

⑭男科疾病：多由肝肾不足、日久气血运行不畅而致，症见腰酸乏力、阳痿、早泄、精液稀少或不射精、精索曲张、睾丸肿痛、阴囊萎缩等。方药：四物汤加紫石英、肉苁蓉、仙茅、淫羊藿（仙灵脾）、补骨脂、牛膝等。

加减：阳痿加蛇床子、韭菜子；早泄、梦遗去紫石英、牛膝，加黄柏、知母；肾精不足、精液稀薄，加山茱萸、菟丝子、鹿角霜、巴戟天等；不射精加路路通、醋鳖甲、王不留行；睾丸肿痛加橘核、小茴香；睾丸肿块加三棱、莪术；精索静脉曲张加海藻、昆布；腰酸乏力加桑寄生、菟丝子。

吴老指出，四物汤组织配伍严密，久经临床考验，疗效可靠。但疾病证情变化多端，方可用而不可泥，如加减不得法，则疗效亦不高（临床运用一定要据脉症用药）。

四、逍遥散的运用

逍遥散出自《太平惠民和剂局方》，由甘草（微炙赤）、当归（去苗，锉，微炒）、茯苓（去皮白者）、白芍、白术、柴胡（去苗）、煨姜、薄荷组成。该方配伍特点：当归、芍药与柴胡同用，补肝体而助肝用，血和则肝和，血充则肝柔。诸药合用，使肝郁得疏，血虚得养，脾弱得复，气血兼顾，体用并调，肝脾同治，立法周全，组方严谨，故为调肝养血之名方，亦为治郁首选之方。临床应用以两胁作痛、头痛目眩、口燥咽干、神疲食少或月经不调、脉弦而虚为辨证要点。

吴老临床善用逍遥散，尤其是女性患者。本方为调和肝脾的要方，而脾统血、肝藏血，与月经有直接关系，故又为妇科调经的常见方剂之一。凡属肝郁血虚脾弱者，均可使用本方治疗。但是针对该方的运用思路与四物汤同理，中医讲究辨证治疗，不同的疾病，由于证型相同，就可用同一种药物。逍遥丸并不是女人的专利，男性也可以用，故该方男女通用。吴老常说逍遥散，中医名方，疏肝解郁，名字也很有意境，意思是吃了药，肝气活泼畅通，心情也随之开朗起来，将烦恼抛诸脑后，好似神仙一般逍遥快活。逍遥散，乐逍遥。关于逍遥散，吴老还讲了一个小故事。传说清朝同治年间，慈禧太后得了场怪病，终日倦怠慵懒，山珍海味也吃不下。孟河医派之一的名医马培之奉诏进京，得悉慈禧太后的真实病因后，开了逍遥散，慈禧太后服用数帖之后病愈。该方诸药配伍，使血虚得养，脾虚得复，肝郁得疏，自然诸症自消，气血顺畅，故方以"逍遥"名之。之后，马培之扬名全国，逍遥散也被广泛应用。逍遥散的处方也就是现代逍遥丸的药方。在央视的纪录片《孟河医派》其中讲了这个故事，许多医药类影视作品中也多次出现。

逍遥散比较出名的化裁方有两个：加牡丹皮、栀子，成为加味逍遥散；加地黄，成为黑逍遥散。除此之外，还有吴老喜欢运用的清肝达部汤、扶脾舒肝汤、舒郁清肝汤、舒郁清肝饮。

① 加味逍遥散（丹栀逍遥散）。组成：逍遥散加牡丹皮、栀子。功用：养血健脾，疏肝清热。主治：肝郁血虚，内有郁热证。症见潮热盗汗，烦躁易怒，或自汗盗汗，或头痛目涩，或面颊赤，口干，或月经不调，少腹胀痛，或小便涩痛，舌红苔薄黄，脉弦弱。

② 黑逍遥散。组成：逍遥散加地黄。功用：疏肝健脾，养血调经。主治：肝脾血虚证。

③ 清肝达郁汤（《重订通俗伤寒论》）。组成：栀子、菊花、白芍、当归、橘白、柴胡、薄荷、炙甘草、牡丹皮、鲜橘叶。功能：清肝泻火，散郁宣气。主治肝郁不伸，胸满胁痛，或兼腹满而痛，性情暴躁，甚则欲泻不能，即泻亦不通。本方以逍遥散疏肝达郁为君；然气郁者多从热化，丹溪所谓气有余便是火也，故又以栀、丹、菊清泄肝火为臣；佐以橘叶清芬疏气，以助柴、薄之达郁。此为清肝泻火、疏郁宣气之良方。

④ 扶脾舒肝汤（《中医妇科治疗学》）。组成：逍遥散去甘草、当归，加泡参、炒蒲黄、焦艾、血余炭。功能：疏肝健脾止血。主治：郁怒伤肝，暴崩下血，或淋漓不止，色紫兼有血块；少腹满连及胸胁，神疲气短，食少不消。

⑤ 舒郁清肝汤（《中医妇科治疗学》）。组成：逍遥散去茯苓，加香附、郁金、栀子、黄芩、牡丹皮。功能：清肝解郁。主治：肝郁兼热，经前胁腹胀痛，性急易怒，头晕，口苦舌干，月经色红且量多，或有块状物，舌红苔黄，

脉弦数。

⑥ 舒郁清肝饮（《中医妇科治疗学》）。组成：逍遥散去甘草、当归，加生地黄、栀子、益母草。功能：清热疏肝，止血安胎。主治：妊娠经血时下，口苦咽干，胸胁胀痛，心烦不眠，手足心发热，舌红苔微黄，脉弦数而滑。

吴老常说临证把握病机，守一法应百法，执一方而愈诸病，排兵布阵，遣方用药，贵在得其要也。临床诸症纵有多端，无论气滞、痰结、瘀血、湿蕴、食积、郁火，而症结为气机不畅、肝郁脾虚，治疗无非疏肝、散结、养血、健脾、活血，总不离乎开郁解郁、疏肝健脾，药后能使气机条达、气血和调，随之则痰消瘀散，可谓逍遥圆机活法。吴老运用逍遥散灵活化裁，加减如下。

临证加减： 贫血加龙眼肉、阿胶；情绪变化明显，加香橼、佛手；发热加牡丹皮、栀子、菊花；失眠多梦加酸枣仁、远志；恶心呕吐加半夏、茯苓；心烦易躁、失眠出汗明显者加酸枣仁、石菖蒲、生龙骨、生牡蛎；排便困难、便结者加桑椹、熟地黄；腹痛甚者加香附、郁金、延胡索；里急后重、便溏有黏液者去当归、白芍，加藿香、佩兰；腰痛者加杜仲；夜眠不安者加丹参、栀子、天麻；胁痛、腹胀、嗳气、脉弦加香附、槟榔、枳壳；痛经、血瘀明显加三七、红花、五灵脂、蒲黄、路路通；体胖、湿重加陈皮、半夏、浙贝母、薏苡仁；脾虚明显者加党参、黄芪；气虚加黄芪、太子参；阴虚加女贞子、墨旱莲、生地黄；兼湿热下注者加萹蓄、瞿麦、茵陈、泽泻、滑石、木通、车前草；兼肾阴虚者加知母、黄柏、金樱子、桑螵蛸、益智、山茱萸等；兼心阴虚者加夜交藤、合欢皮、炒酸枣仁、远志、莲子心等；兼肾阳虚者加仙茅、淫羊藿等。

吴老在治疗上述月经病及情志病等同类病症时，除"逍遥散"外，常用的类方有柴胡疏肝散、二仙汤、四逆散、越鞠丸、温胆汤、柴胡加龙骨牡蛎汤、百合地黄汤、甘麦大枣汤。

吴老认为，运用该方的患者大多因情志不遂所致，所以治疗时，除了中药疏肝解郁外，同时针对特殊患者，也要适当注意耐心开导，解除患者思想负担，做到医患互相信任与合作。嘱其保持达观，身心同调，方能见效。

五、养精种玉汤的运用

养精种玉汤是治疗女性不孕的基本方药，源于清·傅青主《傅青主女科·种子·身瘦不孕二十九》。组成：大熟地（九蒸）一两，当归（酒洗）五钱，白芍（酒洗）五钱，山萸肉（蒸熟）五钱。功效：补肾平肝，阴血并调。

此方之用，不特补血而纯于填精，精满则子宫易于摄精，血足则子宫易于容物，皆有子之道也。惟是贪欲者多，节欲者少，往往不验。服此者果能节欲三月，心静神清，自无不孕之理。否则不过身体健壮而已，勿咎方之不灵也。

服药三月后不受孕，仍照原方加杜仲二钱（炒断丝）、续断二钱、白术五钱（土炒焦）、云苓三钱，服数剂后必受孕。

吴老指出，古方医论提示，妇人阴血亏虚，每致阳气偏旺，血海蕴热，故婚久不孕、月经先期；精血亏虚，故月经量少；精血虚损，肢体失荣，故形体消瘦。方以熟地黄滋肾益精以生血，当归、白芍养血柔肝以调经，山茱萸滋养肝肾，共奏滋肾养血涵精之功，使精血充、肝肾足，冲任相资而能受孕。现代研究报道，养精种玉汤能促进黄体中期子宫内膜 IGF Ⅱ 及其受体的基因表达，促进子宫内膜分化，提高子宫内膜对胚胎种植的接受性；还可提高不孕患者黄体中期血清孕酮水平，有利于子宫内膜细胞外基质降解而适于胚胎种植。故吴老在临床上高频使用养精种玉汤，用于妇人不孕症之肾阴虚证。

吴老认为现代社会高龄女性月经病及不孕症多见，大多因肾阴不足、精血亏虚、气血不足而致。妇人妊娠需要肾精、气血充足，如果胞宫失养则易导致女性不孕。而养精种玉汤能起到养血补肾、调补冲任、填精的作用，吴老对其临床应用如下。

① 子宫发育不良或体外受精-胚胎移植术移植胚胎失败或排卵功能不良之不孕症：用于阴虚血少证，症见婚久不孕，伴见形体消瘦、腰酸、头昏眼花、烦躁、带下量少，舌质偏红，脉细弦数。吴老在临床中以养精种玉汤加减治疗，同时配合检查血人绒毛膜促性腺激素及妇科 B 超，一直保胎至孕 3 个月，方可停药。

② 月经后期量少或产后或人工流产术后月经错后或更年期综合征：用于阴血虚证，症见月经延后、量少，心慌，头昏，腰酸，带下甚少，性欲低下，夜寐多梦，皮肤干燥，形体消瘦，舌质偏红或红裂，脉细弦。吴老在临床上用养精种玉汤治疗月经过少的疗效颇佳，而且告知患者治疗要至少达到 3 个月经周期经量正常、性生活正常，方可停药。

③ 溢乳-闭经综合征：用于肾虚证，症见月经量少、渐至闭经，乳汁自溢，或挤之有乳，色黄、质稀，腰酸，头晕目眩，带下甚少，阴部干燥，五心烦热，舌红苔少，脉细数。吴老在临床上运用养精种玉汤加减治疗溢乳-闭经综合征收到较好疗效。

故本方适用于以肝血不足、冲任失养之不孕，以不孕、面色苍黄、头晕目眩、心悸少寐、月经量少、舌淡脉细为辨证要点。吴老另一常用方开郁种玉汤（《傅青主女科》）即本方去熟地黄、山茱萸，加白术、牡丹皮、茯苓、天花粉、香附，功能舒肝养血，主治肝气郁积所致的不孕症。

临证加减： 肝肾不足者，加枸杞子、五味子；气血虚弱者，加黄精、党参、黄芪、白术；气滞血瘀者，加香附、川芎、炒川楝子、丹参；痰阻冲任者，加竹茹、白术、茯苓、法半夏；肝郁化火者，加牡丹皮、白薇、焦栀子；性欲低下者，加仙茅、淫羊藿、巴戟天；闭经日久者，加桃仁、红花、牛膝；

流产多次子宫内膜偏薄者，加紫石英、紫河车等；虚劳受损明显者，加鹿角胶、龟甲胶等，以增强补血养阴之力。

六、温胞饮的运用

温胞饮出自《傅青主女科·种子门》，为"下部冰冷不受孕"而设。导致不孕的原因很多，仅《傅青主女科》一书就举出了十种不同病因的不孕症及其治疗方药。所谓"下部冰冷不受孕"，即"宫寒不孕"。

下部冰冷不孕（三十一）

妇人有下体冰冷，非火不暖。交感之际，阴中绝无温热之气。人以为天分之薄也，谁知是胞胎寒之极乎！夫寒冰之地，不生草木；重阴之渊，不长鱼龙。今胞胎既寒，何能受孕。虽男子鼓勇力战，其精甚热，直射于子宫之内，而寒冰之气相遇，亦不过茹之于暂，而不能不吐之于久也，夫犹是人也。此妇之胞胎，何以寒凉至此，岂非天分之薄乎？非也！盖胞胎居于心肾之间，上系于心，而下系于肾，胞胎之寒凉，乃心肾二火之衰微也。故治胞胎者，必须补心肾二火而后可。

方用温胞饮：白术（一两，土炒）、巴戟（一两，盐水浸）、人参（三钱）、杜仲（三钱，炒黑）、菟丝子（三钱，酒浸炒）、山药（三钱，炒）、芡实（三钱，炒）、肉桂（二钱，去粗，研）、附子（三分，制）、补骨脂（二钱，盐水炒）。水煎服。一月而胞胎热。

此方之妙，补心而即补肾，温肾而即温心。心肾之气旺，则心肾之火自生。心肾之火生，则胞胎之寒自散。原因胞胎之寒，以至茹而即吐，而今胞胎既热矣，尚有施而不受者乎！若改汤为丸，朝夕吞服，尤能摄精，断不至有伯道无儿之叹也。眉批：今之种子者多喜服热药，不知此方特为胞胎寒者设。若胞胎有热，则不宜服，审之。

傅青主明确提出，这种下体冰冷胞胎寒凉是因为心肾二火衰微导致的，火补足了，自然转寒为热，温暖胞胎。吴老从事中医妇科工作多年，发现近年来，由于不健康的生活方式，不孕症的发病率有明显上升趋势。肾主生殖，统冲任二脉，而冲为血海，任主胞胎，肾阳虚可致胞宫虚寒，肾气亏则冲任不固，经期不调，均可导致不孕。肾阳虚型不孕症临床多见：婚久不孕，月经后期、量少色淡，甚则闭经，平时白带量多，腰痛如折，腹冷肢寒，性欲淡漠，小便频数或失禁，面色晦暗，舌淡，苔白滑，脉沉细而迟或沉迟无力。吴老对于肾阳虚型不孕症，高频采取温胞饮辨证加减，获效较好。

吴老对温胞饮的组方意义进行初探，并浅谈对温胞饮的临床运用体会。方中巴戟天、补骨脂、菟丝子补肾助阳而益精气；杜仲补肾而止腰痛；肉桂、附子温肾助阳以化阴；人参、白术健脾益气而除湿；山药、芡实补肾涩精而止带。全方共奏温肾助阳、填精助孕之效。吴老在其基础上辨证加减，用于治疗妇人月经病、不孕症等妇科疾病及男科阳痿、少精弱精症等疾病，效果同样显著，是中医"异病同治"思想的具体体现，特此探讨，以期获得更广泛的临床运用。

吴老在临床应用时并不拘泥于原方，根据临床症状加减后取得了良好的疗效。在应用该方药时，如见遗精滑泄、崩漏淋漓不止、白带绵绵不断、五更泄泻者，当配以涩精止遗、固崩止带、涩肠止泻药。此外，温补肾阳时，还当考虑肾为水火之脏、阴阳互济的特点，当配以滋补肾阴的药物。

临证加减：痛经，畏寒肢冷，加艾叶、香附、当归等或艾附暖宫丸；痛冷感，加乌药、小茴香；耳鸣者，加磁石、生龙骨、生牡蛎；夜间反复遗尿，加五味子、益智；牙齿松动，加肉苁蓉、蛇床子；腰痛甚，加狗脊、续断、石楠叶；便溏次多，加煨木香、胡芦巴；带多，加海螵蛸、莲须、金樱子；心悸、面色苍白、失眠、健忘等，加黄芪、党参、合欢花、茯神；手足发麻、月经延期甚至经闭，加赤芍、鸡血藤；月经量少，加当归、熟地黄、泽兰或乌鸡白凤丸。

吴老在多年临床中治疗不孕症及月经病时，菟丝子高频出现，且用量较其他补益类中药量大，可谓第一要药。菟丝子味辛甘性平，归肾、肝、脾经，甘味一般具有滋补作用，禀气中和，既可补阳，又可益阴，具有温而不燥、补而不滞的特点，有固精安胎与性激素样作用，历代均为治女子不孕之要药。

除了温胞饮，吴老在临床上还以菟丝子与白术、巴戟天、人参、杜仲、山药、肉桂、附子等配伍，治疗肾虚胞宫寒冷之不孕；还常用**化水种子汤**，以菟丝子与巴戟天、白术、茯苓、人参、芡实、车前子、肉桂同用，治疗肾气不足、膀胱气化不行所致不孕；**保产无忧汤**，以菟丝子与当归、白芍、川芎、黄芪相伍，治肝肾不足、气血亏虚、冲任不固之胎动不安；**定经汤**，由菟丝子、当归、白芍、熟地黄、山药、茯苓、黑荆芥穗、柴胡组成，治疗多例月经前后不定期引起的多囊卵巢综合征及不孕患者，均成功怀孕生产；**收涩止带汤**，以菟丝子与山药、白术、续断相伍，治带下日久不止者；**固精汤**，以菟丝子与韭菜子、五味子、桑螵蛸、茯苓、生龙骨、生牡蛎、赤石脂相伍，治疗肾虚带下日久成白淫；**壮肾固精汤**，以菟丝子与补骨脂、山茱萸、淫羊藿合用，治疗阳痿、遗精、早泄。

七、 益气聪明汤的运用

益气聪明汤出自《东垣试效方》卷五。组成：黄芪、甘草、白芍、黄柏、人参、升麻、葛根、蔓荆子。功效：令目广大，久服无内外障、耳鸣耳聋之患。又令精神过倍，元气自益，身轻体健，耳目聪明。主治：饮食不节，劳役形体，脾胃不足，内障耳鸣或多年目暗，视物不能。

本方以中气不足、清阳不升为其主证，并兼心火亢盛。脾主升清，胃主降浊，肝开窍于目，肾开窍于耳，耳目者，肝肾所主，乃"乙癸同源"之意。脾胃气虚，不能升清，阴血无化生之源，肝肾失养，致生虚热化火，遂致目内生障、视物昏花、耳鸣耳聋等。

吴老在临床上遇到保胎时善用益气聪明汤，方中君药人参、黄芪补气升阳。臣药升麻、葛根、蔓荆子升提阳气，上行头目。佐药白芍养血平肝，黄柏清热泻火。使药甘草调和诸药。全方配伍精良，诸药合用，共奏补中益气、聪耳明目之功。

吴老在临床上遇到产后脑鸣、记忆力下降时，同样善用益气聪明汤。产后多脾胃气弱，若后天失调，脾失健运，水谷精微不化，不能荣养四肢百骸；清阳不升，不能上奉清窍。又产后大多情志变化，气机异乱，脑中杂声，周身乏养，加之喂养婴儿母乳，此时用药需非常谨慎，治当求本——益气健脾升清，所以方用益气聪明汤，以达血随气上承，奉养脑髓，脑鸣诸症则消，安全有效。

吴老认为，益气聪明汤里有较多升阳药物，比如黄芪、甘草、人参，有益气升阳、聪耳明目的功效，可以治疗脾胃气虚导致的五官功能衰退，比如视物模糊、昏花、耳鸣等病症。益气聪明汤通过补肾、补气、补脾胃起到较好的治疗作用，多用于老年性白内障、色弱及听力减退，凡是属于气虚、清阳不升的症状，都可以适当选用益气聪明汤来治疗。具体临床运用如下。

① 妇人怀孕后或产后属于脾虚者，症见失眠、纳差、神疲乏力。

② 过度悲伤后脑鸣者，精力欠佳，常哀悲，不思饮食，头昏目眩，步履欠稳。

③ 低血压患者辨证属心脾阳气虚损之证，症见眩晕、神疲、乏力等。

④ 颈椎病，症见头晕目眩、头痛耳鸣、恶心呕吐、肢体麻木、颈项牵痛、肢体功能障碍等。

⑤ 梅尼埃病、偏头痛、脑外伤综合征，症见头晕头痛、胸闷恶心、记忆力下降，甚至视物不清。

⑥ 阿尔茨海默病、年老体弱者：脏腑功能日趋疲惫，精气不足，髓海空虚，神情呆滞。

⑦ 耳鸣、耳内渗液或多年目暗、视物不能而舌淡苔薄白、脉细弱。

吴老认为，上述病症凡因饮食不节、劳役形体，而致脾胃不足、清阳不升者均可以运用该方，且可服用时间较长，孕妇也可服用，并且对胎儿发育有帮助。

临证加减：头痛头晕者，加菊花、黄芩；兼肝阴不足、舌质暗红，白芍加量；肝肾阴虚、阳亢风动，夹痰火上扰，舌暗红少苔者，加决明子、生地黄；夜间失眠多梦者，加炒酸枣仁、柏子仁；疲乏、头晕、恶心者，加桔梗；舌苔白腻而滑者，加茯苓；伴有恶心、呕吐、畏寒者，加陈皮、藁本；风痰化热，舌苔泛黄，加郁金、天竺黄；热盛者，加黄芩。

吴老在临床遇到妇人保胎或是儿童患者时，还习惯加益智这味中药，称该药为"聪明宝宝第一药"。对此，吴老临床上习惯运用的还有聪明汤、开心散、镇心省睡益智方等。

① 聪明汤。组成：茯神、远志、石菖蒲。上药研为极细末，每日9～15g。具有安神定志、宁心止忘之功效。主治不善记而多忘者。此方为开心散除去人参，可推知方中所治疗之健忘，心气虚的症状不明显。三味药共同定心志、安心神，故能强记止忘。

② 开心散。组成：远志、人参、茯苓、石菖蒲。功用：养心止忘，开窍益智。主治：好忘。出处：《备急千金要方》。

③ 镇心省睡益智方。组成：远志、益智、石菖蒲。功用：豁痰开窍，安神益智。主治：注意力不集中、头昏、精神疲惫、记忆力减退、嗜睡喜困等症状。出处：《千金翼方》。

聪明汤、镇心省睡益智方是开窍清脑、增智聪明的基本方，可以合并使用，或配伍其他药物。如《普济方》将两方合用，加琥珀、人参、白术、桂枝，名为应真丸，有安镇魂魄，令人神清气爽、目明耳聪之效。

八、甘麦大枣汤的运用

甘麦大枣汤出自医圣张仲景《金匮要略》。组成：甘草9g，小麦18g，大枣10枚。功用：补益心脾，宁心安痛。主治：脏躁证。

本方为治疗脏躁的常用方。脏躁属情志之病，由心、肝、肾三脏虚损，气血不足，神失所养所致。脏阴不足，神不守舍，精神恍惚，睡眠不安，常悲伤欲哭，或言行失常；脏躁阴伤，阴不配阳，阳疲于外，屡欲入阴，有所休止而不得，故常欠伸。

《金匮要略论注》："小麦能和肝阴之客热，而养心液，且有消烦利溲止汗之功，故以为君。甘草泻心火而和胃，故以为臣。大枣调胃，而利其上壅之燥，故以为佐。盖病本于血，心为血主，肝之子也，心火泻而土气和，则胃气下达。肺脏润，肝气调，燥止而病自除也。补脾气者，火为土之母，心得所养，则火能生土也。"《绛雪园古方选注》："小麦，苦谷也。经言心病宜食麦者，以苦补之也。心系急则悲，甘草、大枣甘以缓其急也，缓急则云泻心。然立方之义，苦生甘是生法，而非制法，故仍属补心。"

吴老善用该方，本方证以悲伤欲哭、精神恍惚、心烦失眠、坐卧不安、舌红少苔、脉细数为辨证要点。本方药味虽少，但治疗妇女月经病或心神疾病，或小儿心神疾病，效果良好。常用于治疗产前产后情志病、更年期综合征、神经衰弱、癔病等。吴老指出，医生常把脏躁等同于更年期综合征，有失全面。张仲景将此方置于妇人篇，故多在妇科应用，然而脏躁虽多见于女子，但男子亦然，且不分年龄，故不可拘泥。只要辨证为心阴已伤、心脾两虚者皆可用治，且临床多与其他滋阴养液、疏肝理气之方合用，再根据临床表现随症加减可获良效。再有就是儿童患者，同样适用，所以临床上还可用于小儿夜啼、小儿癫痫、儿童注意缺陷多动障碍等病症。

吴老指出，在治疗儿童注意缺陷多动障碍时也常用该方。小儿阳常有余，阴常不足，五脏本已阴液不足，复因后天因素，伤其情志，以致脏气不安，发为本病。甘麦大枣汤以甘草为君，"肝苦急，急食甘以缓之""心苦缓，急食酸以收之……以甘泻之"，伍以小麦、大枣，有养心宁神之效，且药味平和，易于小儿服用。此方看似甘补，实则对心肝有余之气有制其余的作用，制余非补，实乃泻之意也。

临证加减：如虚烦失眠、脉弦细，属肝血虚者，可加酸枣仁以养肝宁神；如心烦失眠、舌红少苔，心阴虚证明显者，可加柏子仁、百合以养心安神；若见阵发性身热、面赤、汗出，可加天冬、麦冬以养心止汗；频频哈欠，心肾两虚者，加党参、生地黄以养心护肾；亢奋失神者，加紫石英、芍药以镇纳浮阳；长期心烦不寐，可加蜜百合、炒酸枣仁以养肝宁心；腰酸腿软属于心肾两虚者，可加山茱萸、桑寄生以补养心肾；如阴虚热扰，欲火冲动，可加麦冬、山茱萸滋肝肾之阴，加生龙骨，生牡蛎以潜阳安神、收敛欲火。

注意：痰火内盛之癫狂证不宜使用本方。若有实证表现如易怒、狂躁、不眠、大便难者，则勿用。

吴老认为，甘麦大枣汤是以脾胃调养为重点。方中小麦疏肝养心，甘草泻火和脾，胃气下达舒畅，大枣去燥而肺脏润泽，肝气调和，燥止病自然就好了。从甘麦大枣汤看出，"补脾气者，火为土之母，心得所养，则火能生土也"，是讲脾胃好了，身体舒畅，血液循环才跟得上；心得到滋养，大脑获取足够的供给，才有能力调节情志。而后心又滋养脾胃，脾胃生产津液，推动血液流通，血液供给心脏与大脑，这样循环往复，则身心健康。

吴老还把该方作为养生安眠茶，即甘麦大枣茶，用酸枣仁、生甘草、小麦、大枣打粉后做成茶包。还可把该方做成养生安心粥。原料：小麦50g、大枣9个、甘草9g。做法：大枣掰开（不可去皮），和小麦、甘草一起煮成粥。可用于经前紧张、更年期综合征、儿童注意缺陷多动障碍、神经衰弱、严重失眠。

吴老在临床上治疗心烦失眠类情志病（除外孕产妇）时，还喜欢用安神定志丸。组成：茯苓、茯神、人参各 30g，石菖蒲、远志、龙齿各 15g。用法：上药研末，炼蜜为丸，朱砂为衣。每次 6g，温开水送服。功用：益气养心，安神定志。主治：心气不足所致惊恐失眠，症见心神不安、夜寐不宁、梦中惊跳怵惕、舌淡苔白、脉细弱。亦可用治癫痫和遗精。

九、五味消毒饮的运用

五味消毒饮，出自清·《医宗金鉴》。处方组成：金银花三钱（20g），野菊花、蒲公英、紫花地丁、紫背天葵子各一钱二分（各 15g）。现代用法：水煎服，或煎后加酒 1～2 匙和服。药渣可捣烂敷患处。功效：清热解毒，消散疔疮。主治火毒结聚的痈疮疔肿。禁忌：脾胃虚弱、大便溏薄者慎用；阴疽肿痛者忌用。

该方主症多由热毒壅滞于肌肤所致，方中金银花、野菊花清热解毒散结，金银花入肺、胃经，可解中上焦之热毒，野菊花入肝经，专清肝胆之火；二药相配，善清气分热结。蒲公英、紫花地丁均具清热解毒之功，为痈疮疔毒之要药；蒲公英兼能利水通淋，泻下焦湿热，与紫花地丁相配，善清血分之热结。紫背天葵子能入三焦，善除三焦之火。虽是简单的五味草药，但配伍经典，气血同清，三焦同治，兼能开三焦热结、利湿消肿。研究表明，该方具有明显的抗炎、消肿作用，可直接抑制金黄色葡萄球菌等。本方还可明显提高巨噬细胞酸性磷酸酶含量，提高体液免疫、细胞免疫水平以及巨噬细胞吞噬功能。临床常用于治疗急性乳腺炎、急性痛风性关节炎、前列腺炎、蜂窝织炎等急性感染，以及脓疱型痤疮、银屑病、女性盆腔炎、急性泌尿系感染、胆囊炎、带状疱疹、急性葡萄膜炎、急慢性附睾炎、扁桃体炎、阑尾炎、肛窦炎、癌性发热、下肢网状淋巴管炎、肺炎、流行性乙型脑炎等具有热毒证候者。

吴老临床中善用五味消毒饮，尤其女性盆腔炎或妇科其他炎症伴带下恶臭症状，常用五味消毒饮配败酱草、半枝莲、鱼腥草、穿心莲、椿根白皮、蛇床子等水煎口服或外洗；在治疗毛囊炎、痤疮、疱疹、荨麻疹等皮肤性疾病时，该方内服的同时，配合新鲜马齿苋，或用败酱草，或用蒲公英，加食盐少许，捣烂后外敷患处，每日换药 2～4 次，均有非常好的治疗效果。

五味消毒饮的药物都是寒凉性的，所以对于体质虚寒、脾胃虚弱以及痰浊等原因引起的疮脓，不适合用该药，否则可能会导致病情加重，还有可能引发腹泻症状，尤其女性，涉及经、带、胎、产，不可私自盲目服用该方，以免产生副作用，一定要在医生的指导下服用。

临证加减：热重者，可加半枝莲、黄连、连翘、黄柏之类清泻热毒；血热毒盛，加赤芍、牡丹皮、生地黄等，以凉血散瘀解毒；积液多、炎症包块大者，加生牡蛎、败酱草、红藤；肿甚，加防风、蝉蜕透邪外出；脓成不溃根深或溃而脓不易出者加皂角刺以透脓；腹痛甚者，加赤芍、牡丹皮、红花、乳香、没药等散瘀止痛；体质弱或内分泌失调者，加茯苓、生地黄；有尿频、尿痛、尿急症状者，加花蕊石、穿破石、滑石。若皮疹红肿有脓点者，加蜂房、天花粉；皮损色暗，伴痛经，舌质暗淡，舌下脉络淤曲，加红花、乳香、没药等活血散结药。

吴老运用五味消毒饮时，经常配伍运用白芷、白鲜皮、白蒺藜清热解毒而祛风；配以夏枯草、浙贝母、皂角刺以清热散结；配以茯苓、猪苓、土茯苓等健脾化湿药物，使热清、湿去、结消；配伍鳖甲、赤芍或桂枝茯苓丸等散结化瘀；与浙贝母、生牡蛎、夏枯草、玄参等配伍治疗瘰疬；与蒲公英、鹿角霜等配伍治疗乳痈；用于卵巢肿瘤、淋巴瘤等疾病，常与重楼、八月札等配合应用。

用于治疗乳痈时，可加瓜蒌壳、浙贝母等散结消肿；囊肿者，加夏枯草、浙贝母；结节者，加生牡蛎、牡丹皮。若用于治疗急性胆囊炎，可加金钱草、垂盆草、叶下珠等清热利湿；腹胀呕恶者，加藿香、半夏；体倦便溏者加白术、山药；大便干结者，加大黄、莱菔子；伴口臭、舌质偏红、苔黄腻者，加茵陈、栀子、陈皮、夏枯草等清热化湿药。若用于治疗急性肺炎，可加金荞麦、冬凌草、鹅不食草等清肺消炎；伴口渴便秘、舌质偏红、苔薄黄，加知母、生地黄、玄参等养阴清热药。若用于治疗急性附睾炎或精索静脉曲张肿痛者，可加路路通、荔枝核、盐橘核等清热解毒、散结消肿。

吴老还喜用另一同类药方——仙方活命饮，五味消毒饮与仙方活命饮同具清热解毒之功，但仙方活命饮以消散活血为主，兼以清热解毒；五味消毒饮是以清热解毒为主，侧重消散疗毒，是为两方不同之点。

紫花地丁是吴老临床上常用清热解毒药物之一，药理研究表明紫花地丁有明显的抗菌作用，对结核分枝杆菌、志贺菌属、金黄色葡萄球菌、肺炎球菌、皮肤真菌及钩端螺旋体有抑制作用，还有确切的抗病毒作用。吴老在治疗各种疗毒痈疮红肿热痛者，可单用鲜品捣汁服，并用其渣敷患处，或与金银花、蒲公英、野菊花配伍。治疗颈项瘰疬，可配伍夏枯草、玄参、浙贝母、生牡蛎，以散结消肿。紫花地丁兼可解蛇毒，用治毒蛇咬伤，可用鲜品捣汁内服，亦可配雄黄少许，捣烂外敷。此外，吴老在临床还将紫花地丁用于肝热目赤，常与菊花、白蒺藜、蝉蜕等药合用。治疗肠痈时，常与大黄、红藤、白花蛇舌草等同用。从临床使用经验来看，紫花地丁偏于入血分，一般认为具有凉血的功效，可用于治疗血分证。所以，当具体使用时，若为气分证则用蒲公英，若为血分证则用紫花地丁。

吴老在女性美肤方面也经常使用五味消毒饮。据药理研究证明，很多清热解毒草药均有抗炎功效，比如金银花、连翘、蒲公英、紫花地丁、野菊花、白芷、白蒺藜、白鲜皮等均有较强的抗菌、抗老化及抑制皮肤真菌生长的作用，可改善局部血液循环，减少炎性物质的渗出，促进皮肤组织修复，起到较好的美肤作用。

十、 血府逐瘀汤的运用

血府逐瘀汤出自王清任《医林改错》。组成：桃仁12g，红花、当归、生地黄、牛膝各9g，川芎、桔梗各4.5g，赤芍、枳壳、甘草各6g，柴胡3g。功用：活血祛瘀，行气止痛。主治胸中血瘀证。症见胸痛、头痛日久不愈，痛如针刺而有定处，或呃逆日久不止，或内热烦闷，或心悸失眠，烦躁易怒，或入暮潮热，唇暗或两目暗黑，舌质暗红或有瘀斑，脉涩或弦紧。本方证为瘀血内阻胸中，气机郁滞所致。方中桃仁破血行滞而润燥，红花活血祛瘀以止痛，共为君药。赤芍、川芎助君药活血祛瘀；牛膝既能活血祛瘀，又可引血下行，共为臣药。当归、生地黄养血益阴，清热活血；枳壳疏畅胸中气滞，桔梗宣肺利气，与枳壳相配，一升一降，开胸行气，使气行则血行；柴胡疏肝理气，升达清阳，以上均为佐药。甘草调和诸药，为使药。本方气血兼顾，升降并用，不仅能行血分瘀滞，又能解气分郁结，活血而不耗血，祛瘀而又生新，合而用之，使瘀去气行，则诸症可愈。

《素问·调经论》："人之所有者，血与气耳""五脏之道，皆出于经髓，以行气血，血气不和，百病乃变化而生。"自从东汉张仲景首先提出了"瘀血"的病名，到了清代王清任的时候，他继承前人思想，创立瘀血理论，被称为"化瘀第一人"，他提出"诸病之因，皆由血瘀"的理论，同时结合自己多年的临床实践，写出了《医林改错》这一部著作。

"妇人之生，有余于气，不足于血"，女性机体常处于气血相对不平衡的状态之中，这种生理上的不平衡，又成为致病因素最易侵犯之地，即"至虚之处，便是邪客之所"意也，再有脏腑功能失调、经络不畅又常影响气血，是以气血失调成为中医妇产科疾病重要的发病机理之一，调理气血亦成为治疗妇产科疾病的重要方法。而血府逐瘀汤活血化瘀而不伤血，疏肝解郁而不耗气，临床常用于治疗各科疾病，尤其是妇产科疾病，对属于气滞血瘀证者，具有非常不错的效果。

运用该方最多的疾病是不孕症、带下病、月经不调。妇人多因月经不调、带下量多、久婚不孕而求治，一般辨证多属血瘀气滞、冲任瘀阻。冲为血海，任主胞胎，肾气旺盛，精血充足，任脉通，月事才能以时下，两精相搏，方能受孕。不通则瘀，血瘀气滞是不孕的主要病机，故应针对这一关键环节，选用血府逐瘀汤随症加减。临床运用该方时必须确定确有瘀血在内，方可应用。否则，不宜选用。

吴老运用该方治疗不孕症、月经不调时，除用破瘀药之外，还应注意以下三点：①标本结合。如炎症因素导致不孕，比如输卵管阻塞、妇科炎性包块，除用破瘀药之外，还应加清热解毒药，如红藤、败酱草、蒲公英、黄柏等。②结合软坚药：软坚药能使粘连组织消散、阻塞通畅，如浙贝母、昆布、黄药子、生牡蛎、夏枯草等。③攻补兼施：血府逐瘀汤大都为破瘀药，破瘀易耗伤正气，所以用药后根据病患情况随时加补益药物，如黄芪、党参、黄精、山药、白术等，以达到温而通之、清而通之、和而通之，使养血活血、气血通达，药证合拍，遂获良效。

吴老指出，临床实践证明，王清任所说的瘀血头痛在临床上非常多见，从活血化瘀入手治疗此证不仅成为后世医家普遍接受的基本治法之一，而且此方后来成为治疗心脑血管疾病的主要处方。临证时，若瘀血明显者，加水蛭、虻虫，以破血逐瘀；若大便干结者，加大黄、牡丹皮，以凉血通便；若心痛明显者，加石菖蒲、郁金、冰片、麝香，以芳香开窍止痛等；口眼歪斜、语言不利者，加牵正散（白附子、僵蚕、全蝎）；若瘀血较著，心痛频作者，加延胡索、五灵脂；兼心阳不足，畏寒肢冷者，加附片、细辛。寒瘀者慎用本方。

临证加减：本方可广泛用于瘀血内阻而兼有气滞之证，临证时如血瘀经闭、痛经，去桔梗，加香附、益母草，以加强活血调经作用；若胁下有痞块，加郁金、丹参、水蛭，以加强祛瘀消癥化积作用；若失眠、噩梦较多者，加炒酸枣仁、茯神，以加强养心安神作用；若阳虚者，可去柴胡，加附子、桂枝以加强温阳作用；若瘀痛入络，可加全蝎、穿山甲、地龙、三棱、莪术等，以破血通络止痛；气机郁滞较重，加川楝子、香附、青皮等，以疏肝理气止痛。

另：王清任《医林改错》其余出名活血化瘀附方

附方1：通窍活血汤

组成：赤芍、川芎各3g，桃仁（研泥）、红花各9g，老葱（切碎）3根，鲜姜（切碎）9g，大枣（去核）7个，麝香（绢包）0.16g，黄酒250g。功用：活血通窍。主治：瘀阻头面证。症见头痛昏晕或耳聋，脱发，面色青紫，或酒渣鼻，或白癜风，以及妇女干血痨，小儿疳积见肌肉消瘦、腹大青筋、潮热等。

附方2：膈下逐瘀汤

组成：五灵脂（炒）、川芎、牡丹皮、赤芍、乌药各6g，当归、桃仁（研泥）、红花、甘草各9g，延胡索3g，香附、枳壳各4.5g。功用：活血祛瘀，行气止痛。主治：瘀血阻滞膈下证。用于膈下瘀血蓄积；或腹中胁下有痞块；或肚腹疼痛，痛处不移；或卧则腹坠似有物者。

附方 3：少腹逐瘀汤

组成：小茴香（炒）1.5g，干姜（炒）、肉桂、延胡索各 3g，没药、川芎、赤芍、五灵脂（炒）各 6g，当归、蒲黄各 9g。功用：活血祛瘀，温经止痛。主治：寒凝血瘀证。症见：少腹瘀血积块疼痛或不痛，或痛而无积块，或少腹胀满，或经期腰酸，少腹作胀，或月经一月见三五次，接连不断，断而又来，其色或紫或黑，或有瘀块，或崩漏兼少腹疼痛等。

附方 4：身痛逐瘀汤

组成：秦艽、羌活、香附各 3g，川芎、甘草、没药、五灵脂（炒）、地龙（去土）各 6g，牛膝、桃仁、红花、当归各 9g。功用：活血行气，祛风除湿，通痹止痛。主治：瘀血痹阻经络证。用于肩痛、臂痛、腰痛、腿痛或周身疼痛经久不愈。

以上各方皆为王清任创制的活血化瘀名方，常称五大逐瘀汤，多以桃仁、红花、川芎、赤芍、当归等为基础药物，都有活血祛瘀止痛作用，主治瘀血所致的病证。其中血府逐瘀汤中配伍行气宽胸的枳壳、桔梗、柴胡以及引血下行的牛膝，故宣通胸胁气滞、引血下行之力较好，主治胸中瘀阻之证；通窍活血汤中配伍通阳开窍的麝香、老葱等，活血通窍作用较优，主治瘀阻头面之证，如中风、高血压、眩晕、脱发、偏头痛、癫痫等属气滞血瘀证；膈下逐瘀汤中配伍香附、乌药、枳壳等疏肝行气止痛药，故行气止痛作用较大，主治瘀血结于膈下、肝郁气滞之两胁及腹部胀痛有痞块者，如慢性活动性肝炎、糖尿病肾病、子宫肌瘤等；少腹逐瘀汤中配伍温通下气之小茴香、肉桂、干姜，故温经止痛作用较强，主治血瘀少腹之积块、月经不调、痛经，或瘀血阻滞，久不受孕等；身痛逐瘀汤中配伍通络宣痹止痛的秦艽、羌活、地龙等，故多用于瘀血痹阻经络所致的肢体痹痛或周身疼痛等症，如风湿性关节炎、类风湿关节炎、老年退行性病变等。

吴老总结，在临床上，无论是妇科月经病、不孕症，或是头晕目眩、耳鸣、手足发麻震颤、精神疲倦、嗜睡等病症，其实是元气亏虚，气机不畅，身体出现瘀滞造成的；又如冠心病、心绞痛、胸痛、脑血栓、头痛、麻痹、脑震荡等病症，大多皆与瘀有关，瘀血不去，新血不生，更加重瘀堵，瘀血不化，全身疼痛，形成一恶性循环。而且随着生活、工作状态的改变，现代社会压力增大，妇科病及心脑血管疾病高发，且发病患者越来越年轻化，所以临床上更要警惕气滞血瘀造成的危害，要学会灵活运用活血化瘀法。"通窍活血汤""血府逐瘀汤""膈下逐瘀汤""少腹逐瘀汤""身痛逐瘀汤"可化掉头面、四肢、胸中、上腹、小腹、下肢之全身瘀血。

十一、寿胎丸的运用

寿胎丸出自《医学衷中参西录》。组成：菟丝子120g（炒熟），桑寄生、续断、阿胶各60g。功用：补肾固冲，安胎。主治：孕妇胎元不固。症见：胎动不安，腰酸腹坠，下血见红，或屡有滑胎，以及胎萎不长，胎音微弱，舌淡苔白，脉沉弱。

中医认为，胎在母腹，若善吸其母之气化，自无下坠之虞。且男女生育，皆赖肾脏作强。菟丝子大补肝肾，肾旺自能荫胎也。桑寄生能养血、强筋骨，大能使胎气强壮，故《神农本草经》载其能安胎。续断亦为补肾之药。阿胶系驴皮所熬，最善伏藏血脉，滋阴补肾，故《神农本草经》亦载其能安胎也。至若气虚者，加人参以补气。大气陷者，加黄芪以升补大气。饮食减少者，加白术以健补脾胃。凉者，加补骨脂以助肾中之阳（补骨脂善保胎）。热者，加生地黄以滋肾中之阴。临时斟酌适宜，用之无不效者。

在临床上，吴老将其主要用于先兆流产、习惯性流产和功能失调性子宫出血、继发性闭经、孕妇腰椎间盘突出症、恶露不绝（药物流产后出血不止）、崩漏等病症。

① 胎漏、胎动不安之肾虚证：妊娠期间阴道少量下血，色淡暗，腰酸腹坠痛，或伴头晕耳鸣、小便频数，夜尿多甚至失禁，舌淡苔白，脉沉滑尺弱。

② 滑胎之肾虚脾弱证：屡孕屡堕，甚或应期而堕，体质虚弱，腰膝酸软，精神萎靡，面部暗斑，或心悸气短，月经或有不调，或滑胎后又难于再孕，夜尿频多，舌淡嫩，苔薄白，脉沉弱。

③ 崩漏之肾气不足、冲任不固证：月经先后不定，经量偏多、色暗红，经期延长、兼见头晕腰酸、神疲乏力，舌质淡，苔薄白，脉沉细。

实验研究表明，菟丝子具有雌激素样作用，它能增加成年雌性大鼠腺垂体、卵巢、子宫的重量，对血浆黄体生成素（LH）水平虽无明显影响，但能增强卵巢人绒毛膜促性腺激素黄体生成素（HCG/LH）受体数目与亲和力。此外，菟丝子还有免疫调节作用，它是以增强体液免疫及吞噬功能为主的免疫增强剂。续断含有大量维生素E，能促进子宫和胚胎的发育，有抑制子宫收缩的作用。桑寄生具有降压、利尿、舒张冠状血管、增强心肌收缩力、降血脂、抗脂质过氧化反应、镇静和抑制子宫收缩等作用。阿胶具有止血及改善血液流变性和微循环作用。故此方多用于先兆流产、习惯性流产等。

吴老在临床上治疗流产或功能失调性子宫出血，还习惯经常运用另一保胎方——胎元饮，该方单独或联合寿胎丸使用。

胎元饮出自《景岳全书》，由人参、当归、杜仲、芍药、熟地黄、白术、

第五章 吴作君古方今用心悟总结

091

炙甘草、陈皮组成，主治妇人冲任失守，胎元不安不固者。

从药物组成上看，胎元饮为气血双补之八珍汤（去白茯苓、川芎）加杜仲、陈皮而成。用于妇人因气血不足致冲任失守、胎元不固之先兆流产或胎儿宫内生长迟缓的治疗。盖气虚则统摄无权，血虚则灌溉不周，胎不能养，故气虚甚者可倍白术加黄芪；兼寒多呕者，加炮姜；如虚而兼热者，加黄芩、生地黄以清热安胎；兼腰感酸痛、小腹坠胀、隐隐作痛者，加菟丝子、续断、桑寄生之类以固肾安胎。

十二、固冲汤的运用

固冲汤出自《医学衷中参西录》，治妇女血崩。组成：白术（炒）30g，生黄芪18g，龙骨（煅，捣细）、牡蛎（煅，捣细）、山茱萸（去净核）各24g，白芍、海螵蛸（捣细）各12g，茜草9g，棕榈炭6g，五倍子（轧细）1.5g。主治猝然血崩或月经过多，或漏下不止，色淡质稀，头晕肢冷，心悸气短，神疲乏力，腰膝酸软，舌淡，脉微弱。临床常用于治疗功能性子宫出血、产后出血过多等属脾气虚弱、冲任不固者。血热妄行而致崩漏者忌用本方。

本方为治肾虚不固、脾虚不摄、冲脉滑脱所致崩漏而设。脾为后天之本，脾气健旺，气血生化有源，则冲脉盛、血海盈；肾为先天之本，肾气健固，封藏有司，则月事能按期而来、适度而止。若脾虚而不摄，肾虚而不固，以致冲脉滑脱，则血下如崩，或漏下难止。气血既虚，故见头晕肢冷、心悸气短、神疲腰酸诸症。舌淡脉弱，亦为气血不足之象。张锡纯说："然当其血大下之后，血脱而气亦随之下脱……此证诚至危急之病也。"当急治其标，固冲摄血为主，辅以健脾益气。山茱萸酸而温，既能补益肝肾，又能收敛固涩，故重用以为君药。龙骨甘涩，牡蛎咸涩收敛，合用以"收敛元气，固涩滑脱"，治女子崩、带，两者煅用，收涩之力更强，共助君药固涩滑脱，均为臣药。张锡纯每以此三药同用，成为收敛止血或为救元气欲脱的常用配伍组合。脾主统血，气随血脱，又当益气摄血，白术补气健脾，以助健运统摄；黄芪既善补气，又善升举，尤善治流产崩漏；二药合用，令脾气旺而统摄有权，亦为臣药。白芍味酸收敛，功能补益肝肾、养血敛阴；棕榈炭、五倍子味涩，善收敛止血；海螵蛸、茜草固摄下焦，既能止血，又能化瘀，使血止而无留瘀之弊，以上共为佐药。诸药合用，共奏固冲摄血、益气健脾之功。

吴老认为，活血化瘀类中药可加速陈旧子宫内膜的脱落，还有改善微循环、抑制血小板凝集、抗血栓形成等作用，为本方运用活血化瘀中药提供了止血而不留瘀的理论依据。该方配伍特点：一是用众多敛涩药固涩滑脱为主，配伍补气药以助固摄为辅，意在急则治标；二是用大量收涩止血药配伍小量化瘀止血之品，使血止而不留瘀。

运用该方还要注意一点，若妇人情绪因素明显，要以舒肝理气之药为主，并摄血养血、扶正固本。张锡纯·《医学衷中参西录》："血崩之证，多有因其人暴怒，肝气郁结，不能上达，而转下冲肾关，致经血随之下注者，故其病俗亦名之曰气冲。兹方中多用涩补之品，独不虑于肝气郁者有妨碍乎？答曰：此证虽有因暴怒气冲而得者，然当其血大下之后，血脱而气亦随之下脱，则肝气之郁者，转可因之而开。且病急则治其标，此证诚至危急之病也。若其证初得，且不甚剧，又实系肝气下冲者，亦可用升肝理气之药为主，而以收补下元之药辅之也。"

临证加减：若兼肢冷汗出、脉微欲绝者，为阳气虚衰欲脱之象，需加重黄芪用量，并合参附汤以益气回阳。病程日久加红参、三七、鹿角霜；虚寒身冷者，加附片、炮姜、艾叶；虚火烦热者，加生地黄、牡丹皮、墨旱莲；气虚血瘀者，加蒲黄炭、三七粉、益母草；兼肝郁者，加香附炭；出血量多者，加仙鹤草；口干者加麦冬、沙参；色暗红者，加益母草；有血块者，加三七粉冲服；大便干者，炒白术易生白术；舌红者，加黄芩、金银花；血色鲜红者，加墨旱莲；腰痛者，加杜仲、桑寄生；经期腹痛者，加贯众炭、益母草促进瘀血外出和子宫收缩；经后腹痛者，重用巴戟天，止血后去炭药；伴炎症者，加金银花炭、黄芩炭等。

吴老在临床上用山茱萸治疗崩漏和贫血时喜重用，山茱萸有个特点，既补养肝肾，又补养经血，对于崩漏，它有扶正的作用。同时，山茱萸酸温，酸能收，体现了收敛作用。既能补肝肾，又能收敛，实际上是对出血的止和失血的补，兼顾了两方面。

吴老在临床上还善用另一方即固经汤治疗崩漏。但固经汤用于阴虚血热所致的崩漏；固冲汤用于脾气虚弱、失于固摄所致的崩漏。固经汤出自《嵩崖尊生书》，主治妇人阴虚内热，经水过多不止，或先期，或后期。以下血量多、深红黏稠、手足心热、舌红苔黄、脉弦数为辨证要点。组成：黄柏 4.5g，白芍 4.5g，条芩 3g，龟甲（炒珠）6g，椿白皮 1.5g，香附 1.5g，阿胶 2g，地榆 2g，黄芪 2g。

固经汤临证加减：妇人偏体弱者，减黄柏用量，倍黄芪，加白术；如血热重者，加栀子炭；血瘀重者，加三七；脾虚重者，加党参，黄芪用量加重；兼肾阴虚者，加生地黄、牛膝；兼肾阳虚者，加鹿角胶、菟丝子、枸杞子等；炎症明显，加大蓟炭、小蓟炭、败酱草；心悸明显，加浮小麦、炙甘草；兼见心烦易怒、胸胁胀痛、口干苦、脉弦数者，加柴胡、夏枯草、龙胆以清肝泻热止血；见少腹疼痛，黄柏加量，加茵陈，以清热利湿，并去阿胶；经期连续延长，见阴虚者，加沙参、麦冬以滋阴补虚；病程日久气虚者，黄芪加量，另加党参，以补血中气；腰痛者，加杜仲、续断以补肝肾、强筋骨；心烦易怒，见乳房胀痛者，加王不留行、橘核以疏肝解郁；下焦热甚者，黄柏加量，再加知母，以清热；津伤口渴者，加麦冬以生津止渴。

吴老重点指出，临床上妇人常见血崩一证，无论血热、血瘀、血亏，肝、脾、肾亏虚是导致本病的内因。治疗本病，塞流（止血）、澄源（补气摄血）、复旧（养阴血）是宗旨。凡阴道大出血时，势将虚脱，首宜止血，以塞其流，即"急则治其标"，次以辨证论治，审证求因，以澄其源，即"缓则治其本"之意。因此，补虚是"塞流"的重要措施，在临床上吴老重用黄芪、黄精、白术、淮山药等益气健脾、固脱止血；同时以补肝肾、敛气涩精之续断、白芍、山茱萸等；三脏同治而相得益彰，然单补恐缓不济急，故以煅龙骨、煅牡蛎或炭类药物等收敛止血之品以为辅；止血须防瘀，常用海螵蛸、茜草、白芍、藕节等药物，以防止血太过恐留瘀为患，本方创制者张锡纯曰"二药（即海螵蛸、茜草）大能固涩下焦，为治崩漏之主药也"。血崩之血又终为离经之血，故临床用茜草清热凉血止血，炒蒲黄化瘀止血，三七活血止血、化瘀止痛，三者联合，止血不留瘀、化瘀不伤正，标本兼治，肝、脾、肾三脏同顾，故取效甚捷。血止后肝、脾、肾同调，促使功能恢复，是复旧的重要措施。总之，治疗血崩，重在补气养血止血，佐以祛瘀。血止后，继以固本，培补失和的阴阳，使脾之健、肾之固，崩漏才能自然调和。

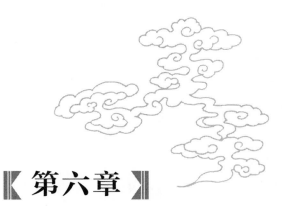

《第六章》

吴作君典型病案分析

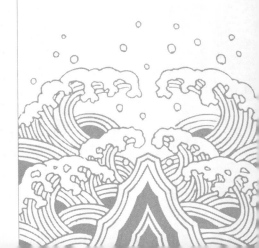

一、妇科病

1. 崩漏

—————— 验案一 ——————

崩漏在我国中医古籍中早有记载，"阴虚阳搏谓之崩"（《素问》），"妇人有漏下者，有半产后因续下血都不绝者，有妊娠下血者"（《金匮要略》），"忽然暴下，谓之崩中""非时而下，淋漓不断，谓之漏下"（《诸病源候论》），这皆是古代中医对崩漏的记载。直至明代张景岳将崩漏归属于月经病的范畴。吴老认为崩漏的诊断首先要排除妊娠期、产褥期及器质性病变导致的阴道不规则出血。崩漏的病因，吴老认为主要与虚、瘀、热相关。体虚禀赋不足时，肾虚不能固摄，脾虚失于统摄，冲任不固，经血失于调摄，则易发生崩漏；素体阳盛者，易热扰冲任，迫血妄行，或素体阴虚者，阴虚火旺，扰动血海，致使冲任失固，发为崩漏；此外，若长期肝气不舒，气滞血瘀，瘀结占据血室，血难归经，亦可发为崩漏。同时吴老强调崩漏日久者，常常夹瘀，治疗中也常常强调祛瘀兼以补虚，攻补兼施，不伤正气。明代方约之对崩漏的治疗提出了"塞流、澄源、复旧"的三步治法。吴老临床中对月经淋漓型崩漏的治疗尤其重视澄源，先治其本，兼顾其标；对暴下型崩漏，临床治疗中尤其重视塞流与澄源并重；当崩漏血止后，吴老亦重视复旧，即调理恢复身体的整体状态以固本。

本病相当于西医的无排卵型功能失调性子宫出血，好发于青春期及更年期。

患者：王某某，女，33 岁，已婚。初诊日期：2020 年 12 月 26 日。

主诉：月经淋漓伴痛经 15 年余。

现病史：子宫腺肌病史 10 年，2019 年 7 月 9 日于外院行阴道纵隔切除术＋清宫术，子宫完全性纵隔未切除。术后子宫内膜病理提示：左宫腔伴有非典型性子宫内膜增生（中度）；右侧为轻度非典型增生，予口服醋酸甲羟孕酮片8 个月后痊愈。辅助检查：2020 年 9 月 15 日查——雌二醇 144pmol/L。甲状腺功能正常。2020 年 9 月 16 日查：抗缪勒管激素（AMH）1.42ng/ml（正常）。患者平素月经周期无规律，经血淋漓，持续 10 余天，经量时多时少，色暗，有血块，伴经期腹痛，痛甚，黄白带，有异味。末次月经 2020 年 11 月 2日。2020 年 11 月 30 日取卵，2020 年 12 月 3 日移植着床后生化妊娠。2020年 12 月 16 日：经阴道 B 超示子宫前位，宫颈长 3.7cm，子宫体大小 8.5cm×

8.4cm×6.8cm，肌层回声欠均质，内膜自宫底分为两团，延续至宫颈，右侧内膜厚 0.8cm，左侧内膜厚 1.5cm，回声欠均，右侧卵巢大小 3.5cm×2.1cm，左侧卵巢大小 4.8cm×3.4cm，双侧卵巢促排卵取卵后改变，均可探及血流信号，直肠子宫陷凹探及无回声，深约 2.2cm。印象：①子宫内外均未探及明显孕囊回声——建议结合血 HCG 追踪观察；②子宫内膜回声欠均（左侧）；③完全纵隔子宫可能；④子宫腺肌病；⑤盆腔积液。血常规：WBC $9.53×10^9/L$，PLT $428×10^9/L$。

望诊：舌红苔黄腻。

切诊：脉涩。

西医诊断：无排卵型功能失调性子宫出血；子宫腺肌病；完全纵隔子宫。

中医诊断：崩漏。

中医辨证：气滞血瘀、血不循经。

治法：疏肝理气，活血止血。

处方：

半枝莲 20g	醋莪术 10g	炙甘草 9g	赤 芍 10g
炒白芍 15g	金银花 20g	熟地黄 20g	川 芎 6g
益母草 20g	连翘 15g	黄柏 12g	蒲公英 20g
麸炒苍术 12g	当归 12g	桂枝 10g	败酱草 20g
牡丹皮 12g	醋香附 12g	延胡索 10g	

14 剂，水煎服

二诊（2021 年 1 月 9 日）：服药后黄白带明显减少，异味明显减轻，尚未来经，食纳可。

处方：

半枝莲 20g	醋莪术 10g	炙甘草 9g	熟地黄 20g
赤芍 15g	炒白芍 15g	金银花 15g	益母草 10g
连翘 10g	蒲公英 20g	麸炒苍术 12g	当归 12g
桂枝 10g	牡丹皮 12g	醋香附 12g	延胡索 10g
白花蛇舌草 10g			

14 剂，水煎服

三诊（2021 年 1 月 23 日）：患者自述末次月经 1 月 11 日，第 2～3 天月经量偏多，月经期间小腹微痛，带经 7 天，黄白带下有减少。近期眼睛干涩。吴老嘱患者五子衍宗丸配合汤药一起服用。

处方：

半枝莲 20g	醋莪术 10g	赤芍 15g	炒白芍 15g
川芎 6g	益母草 10g	蒲公英 15g	麸炒苍术 12g

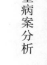

当归 12g	桂枝 10g	牡丹皮 12g	醋香附 12g
补骨脂 15g	醋五味子 6g	制巴戟天 15g	白花蛇舌草 10g
石斛 6g	熟地黄 10g		

14 剂，水煎服

五子衍宗丸 3 瓶，6g，3 次/日，口服。

四诊（2021 年 3 月 20 日）：末次月经 3 月 7 日，行经期间腰酸、小腹痛，血块少量，月经量可，黄白带下明显减少。2021 年 3 月 16 日（月经干净第 5 天）北京某医院查 B 超示：①完全纵隔子宫；②子宫腺肌病。现症：食纳好，大便正常，眠尚好。舌质暗红，苔薄乏津，脉沉细弱。

处方：

川芎 6g	益母草 10g	熟地黄 10g	麸炒苍术 12g
当归 12g	桂枝 10g	牡丹皮 12g	醋香附 12g
补骨脂 15g	五味子 6g	制巴戟天 15g	炒白芍 15g
石斛 6g	赤芍 15g		

14 剂，水煎服

五子衍宗丸 3 瓶，6g，3 次/日 口服。

五诊（2021 年 5 月 15 日）：痛经明显改善，末次月经 4 月 27 日，腰酸、腰痛，月经血块可，月经量大淋漓 14 天净，血压低（90/62mmHg），血红蛋白 99g/L。2021 年 3 月 27 日查：FSH 2.56U/L，LH 0.25U/L，雌二醇（E_2）137pmol/L。

处方：

川芎 6g	益母草 10g	熟地黄 10g	麸炒苍术 12g
当归 12g	桂枝 10g	牡丹皮 12g	醋香附 12g
补骨脂 15g	五味子 6g	制巴戟天 15g	炒白芍 15g
石斛 6g	赤芍 15g	黄芪 60g	

14 剂，水煎服

六诊（2021 年 6 月 19 日）：末次月经 5 月 26 日，带经 5 天，经量可。现症：腰酸、腰痛较前减轻，生气则发痛经，入睡困难，白带多。舌暗，苔薄白。继服五诊方 14 剂。

七诊（2021 年 7 月 10 日）：末次月经 6 月 30 日，5 天净，经量可，痛经轻微，经色暗，食纳可，眠可。继服五诊方 14 剂。

八诊（2021 年 8 月 21 日）：末次月经 8 月 1 日，痛经轻微，经量中，4 天净，舌淡红，苔白，脉稍弦。继服五诊方 14 剂。

九诊（2021 年 9 月 4 日）：末次月经 9 月 2 日，带经 5 天，量可，无痛经，二便可。查血常规：血红蛋白 154g/L，已不贫血。

处方：

熟地黄 12g	山药 20g	山茱萸 15g	麸炒苍术 12g
茯苓 12g	泽泻 6g	牡丹皮 12g	桂枝 10g
盐补骨脂 15g	醋五味子 6g	制附子 6g	炒白芍 15g
当归 12g	川芎 6g		

14 剂，水煎服

随访半年，患者月经规律，月经周期规律，带经 5 天，月经量可，已无痛经。

小结： "暴崩者，其来骤，其治亦易；久崩者，其患深，其治亦难"（《景岳全书·妇人规》），说明在崩漏的治疗中，暴崩者较久崩淋漓不尽者易治，止血易，若崩漏日久，要想恢复稳定的月经较难。《四圣心源》中亦记载："崩者，堤崩而河决；漏者，堤漏而水渗也。缘乙木生长于水土，水旺土湿，脾阳陷败，不能发达木气，升举经血，于是肝气下郁，而病崩漏也。"这详细描述了崩与漏的区别。吴老依多年诊治崩漏的经验，每遇月经淋漓不尽且病程日久的患者多对其进行诊疗教育，为其讲解崩漏的注意事项，告知其本病日久致瘀亦致虚，治疗目标不仅仅要止崩止漏，也要恢复正常的月经周期，需长期坚持治疗方可治本，提高患者对本病的认识，也提高患者坚持治疗的信心。

本例患者崩漏已有 15 年之久，久病致瘀，其现症月经周期无规律，每次月经淋漓 10 余天，月经量时多时少、色暗、有血块，每次月经来潮时亦痛经甚，黄白带量多，吴老辨证为气滞血瘀型崩漏，一诊以四物汤加减治疗，其中四物汤最早记载于《仙授理伤续断秘方》（"四物汤，凡伤重肠内有瘀血者用此。"），后被官方收录于《太平惠民合剂局方》，奠定了四物汤成为妇科第一方的基础。临床中吴老在治疗月经病时常常可见此方，方中熟地黄为君，是补血要药，可补肾益精、滋补阴血；当归为臣药，是养血调经要药，可养血活血；白芍、川芎为佐药，可养血益阴柔肝、行气活血；诸药合用可补血而不滞血，行血而不破血，补中有散、散中有收，共奏养血调经之功。吴老在临床运用四物汤时多强调加减变通。

此病例吴老一诊时在四物汤的基础上加半枝莲、莪术、赤芍、益母草、牡丹皮等加强祛瘀之力；加连翘、黄柏、蒲公英、败酱草、苍术以治疗湿热导致的盆腔积液；加香附以疏肝理气，使血随气动，补而不滞；加延胡索（元胡）以活血行气止痛，缓解患者痛经程度。患者服药后黄白带明显减少，异味明显减轻，遂二诊时吴老在一诊方基础上去黄柏、败酱草，益母草减量，加白花蛇舌草，以一味白花蛇舌草清湿热、解毒，可见吴老用药之专。

三诊时，患者自述 1 月 11 日来月经，带经 7 天，相比之前每次来经持续10 余天，带经时间缩短，痛经明显减轻，但因其出现眼睛干涩的症状，遂吴老予四物汤加补肾之品并叮嘱患者将五子衍宗丸与汤药同服。其中五子衍宗丸："男服此药，填精补髓，疏利肾气，不问下焦虚实寒热，服之自能平秘。旧称古今第一种子方。"（《摄生众妙方》）五子衍宗丸由枸杞子、菟丝子、覆盆子、五味子、车前子组成，方中菟丝子入肝、肾经，可补肾益精、养肝明目；枸杞子归肝、肾经，既可补肾阴，又可补肾阳；覆盆子可补肾助阳、固精缩尿；五味子可补肝肾之阴、涩精止遗；四子相配，共奏阴阳并补、补涩兼施之功。此外，方中车前子专于利水，"水窍开，而精窍闭，自然精神健旺，入房始可生子，非车前之自能种子也"（《本草新编》），说明车前子可通过利水使精窍自闭、精足蓄而有发，精盛令人有子。五子相合，相辅相成，补中有泻，涩中有利，补阴扶阳，共同组成了中医补肾益精的经典名方。

四诊时，患者诉此次月经，带经5天，行经期间腰酸、小腹痛、血块少量，月经量可，黄白带明显缓解，可见患者崩漏及痛经明显好转，吴老此时在三诊基础上去半枝莲、莪术、白花蛇舌草、蒲公英等祛湿热、解毒、攻下力强之药。五诊时患者崩漏反复，出现腰酸、腰痛、血压低、贫血、月经量大（持续14天左右）等症状，吴老此时在原方基础上加黄芪60g，组成四物汤合当归补血汤加补肾之品，在活血的同时，大补血气，滋补肝肾之精。几次复诊，吴老均以四物汤合当归补血汤加减治疗，直至第九诊时，患者已无贫血，已经历了稳定规律的月经周期（月经来潮时间分别为3月7日、4月27日、5月26日、6月30日、8月1日、9月2日），带经时间明显缩短，自5月26日起带经时间多为5天，已4个周期未见崩漏，遂此时吴老予肾气丸合四物汤加五味子、盐补骨脂以活血、补肾气，使其肾气足则冲任固，治病以求本。吴老在诊治过程中多用经典名方，又常根据具体辨证进行加减变通，做到了遵古而不泥古，创新而不忘古。

────── 验案二 ──────

患者：高某某，女，32岁，已婚。初诊日期：2021年1月22日。

主诉：月经淋漓1年余。

现症：患者近1年月经淋漓不尽，出血鲜红，量不多，无其他不适，大便偏干，药后2～3次/日，软便，食纳好，眠好，空腹血糖15.8mmol/L，血红蛋白143g/L，末次月经1月2日，血量多。2020年11月25日查B超示：宫腔粘连，宫颈腺囊肿。2020年11月16日查性激素：FSH 8.3U/L，LH 9.92U/L，E_2 127.81pmol/L。孕产史：怀孕0次、生产0次（G0P0）。

既往史：甲状腺结节、宫腔粘连、糖尿病（服用乌鸡白凤丸、三金片、金刚藤、二甲双胍等）。

望诊：舌边尖红，舌绛暗红，苔薄少津，舌胖，舌下脉络淤曲增宽明显。

切诊：脉弦有力。

西医诊断：排卵障碍性异常子宫出血。

中医诊断：崩漏。

中医辨证：瘀血内阻，血不循经。

治疗：清热活血，调肝止血。

处方：

炙黄芪 15g	当归 12g	赤芍 15g	炒白芍 15g
益母草 10g	醋香附 10g	鹿衔草 15g	金银花 10g
连翘 10g	败酱草 12g	盐补骨脂 15g	蛇床子 9g
皂角刺 10g	生牡蛎 15g	夏枯草 10g	醋三棱 9g
醋莪术 9g	炙甘草 9g	川牛膝 10g	

14 剂，水煎服

二诊（2021 年 2 月 19 日）：月经至今未停，上方药后 3 天，经量剧多，故停药，予葆宫止血颗粒＋三七粉服用，现经血色暗，平素血糖高，食纳、便可，脉弦有力，苔薄腻微黄，舌边尖红。

处方：

炙黄芪 20g	茯苓 20g	炒白术 15g	赤芍 15g
炒白芍 15g	棕榈炭 15g	仙鹤草 30g	地榆炭 15g
败酱草 30g	麸煨肉豆蔻 12g	金银花 20g	阿胶^(烊化) 15g
三七粉^(冲服)6g			

14 剂，水煎服

三诊（2021 年 3 月 5 日）：月经至今未停，1 月 25 日药后 3 天量多，2 月 19 日药后 2 天量多。刻下：现月经量明显减少。食纳可，大便日一行，不成形，眠好，脾气急，偶有腰酸，苔薄，舌淡胖，舌尖红，舌下脉络淤曲。既往：宫腔粘连、宫颈腺囊肿、血糖高。患者身高 166cm、体重 82kg。

处方：

炙黄芪 30g	茯苓 20g	炒白术 15g	赤芍 15g
炒白芍 30g	棕榈炭 30g	仙鹤草 40g	地榆炭 15g
败酱草 30g	麸煨肉豆蔻 15g	金银花 20g	阿胶^(烊化)20g
月季花 6g	炙甘草 9g		

14 剂，水煎服

四诊（2021 年 3 月 19 日）：药后于 3 月 10 日经止，继服 3 天停药，食纳、眠好，脾气较平和，腰酸有缓解。嘱继服一诊方 14 剂。

五诊（2021 年 4 月 2 日）：药后，食纳、眠好，脾气平和，无腰酸。末次月经 3 月 22 日晚，23 日上午月经量多，有血块，带经 12 天，服用三诊方 14

第六章 吴作君典型病案分析

剂以止血。

六诊（2021年4月15日）：药后精神可，食纳、眠好，脾气平和，无腰酸，二便可。遂予以一诊方以缓消瘀血。

处方：

炙黄芪 15g	当归 12g	赤芍 15g	炒白芍 15g
益母草 10g	醋香附 10g	鹿衔草 15g	金银花 10g
连翘 10g	败酱草 12g	盐补骨脂 15g	蛇床子 9g
皂角刺 10g	生牡蛎(先煎)15g	夏枯草 10g	醋三棱 9g
醋莪术 9g	炙甘草 9g	川牛膝 10g	

7剂，水煎服

七诊（2021年4月21日）：今日月经至，无痛经，血量可，无腰酸，小腹有坠胀，神疲乏力、气短，面浮肢肿，舌淡，苔白，脉稍弱。予安冲汤加减治疗。

处方：

黄芪 15g	炒白术 15g	生地黄 10g	炒白芍 15g
续断 10g	海螵蛸 10g	鹿衔草 15g	茜草 10g
生龙骨(先煎)15g	生牡蛎(先煎)15g		

7剂，水煎服

八诊（2021年5月21日）：4月月经带经5天。末次月经5月20日，无痛经，血量可，无腰酸，神疲乏力、面肿好转，气短稍好转。舌淡，苔白，脉稍弱。继予安冲汤加减以巩固治疗。

处方：

黄芪 15g	炒白术 15g	生地黄 10g	炒白芍 15g
续断 10g	海螵蛸 10g	鹿衔草 15g	茜草 10g
生龙骨(先煎)15g	生牡蛎(先煎)15g		

7剂，水煎服

药后随访至今，患者月经周期已稳定，月经量可，带经时间5～6天，崩漏未复发。

小结：出血量大时称为"崩"；淋漓不净、出血量较少称为"漏"。崩漏主要与虚、热、瘀密切相关，可因其中一种病因导致崩漏的发生，亦可由多种因素夹杂致病。《医宗金鉴·妇科心法》中记载："妇人经行之后，淋漓不止，名曰经漏；经血忽然大下不止，名曰经崩。若其色紫黑成块，腹胁胀痛者，属热瘀；若日久不止，及去血过多而无块痛者，多系损伤冲任二经所致；更有忧思伤脾，脾虚不能摄血者；有中气下陷不能固血者；有暴怒伤肝，肝不藏血而血妄行者。"，将崩漏分为"崩"和"漏"，更对其进行了较为详细的辨证分型。

吴老在临床诊疗时常常强调崩漏日久者，常常夹瘀，治疗中也常常强调祛瘀兼以补虚，攻补兼施，不伤正气，常辅以黄芪、白术以补气健脾，气血充足，冲任得养，以调月经。对于日久夹瘀型崩漏的治疗，吴老善用通因通用之法，因瘀血内阻、血不循经所致的崩漏，如用止血药，则瘀阻更甚而血难循其经，则出血难止，此时当活血化瘀，瘀去则血自归经而出血自止。吴老重视崩漏的止血，亦重视调月经，遂在治疗崩漏时，非月经期注重祛瘀，月经期减少祛瘀，改为调经止血之法，如此循环治疗，不仅可止崩漏，又可为患者调经固本。

　　本例患者月经淋漓 1 年余，出血鲜红，量不多，舌边尖红，舌绛暗红，苔薄少津，舌胖，舌下脉络瘀曲增宽明显，脉弦有力。疾病日久，瘀血内生，吴老认为本例患者崩漏的病因主要为热瘀，治以清热活血、调肝止血，以清热固经汤加减治疗，其中加赤芍、三棱、莪术等药，以活血化瘀、止血调经；加黄芪、当归、香附、牛膝祛瘀之中兼以补虚，攻补兼施，不伤正气；全方配伍共奏清热活血、调经止血之功。

　　患者服药后 3 天，经量多，遂停药，予葆宫止血颗粒＋三七粉以减少出血量，至二诊时崩漏未止、色暗，吴老在一诊方基础上去三棱、莪术、皂角刺等破血之品，因出血量多加阿胶以滋阴潜阳，加棕榈炭、仙鹤草、地榆炭等以收涩化瘀止血，加三七粉以化瘀止血，根据具体证候的变化调整方药以塞流与澄源共进。三诊时患者月经量有明显见少，可见方药得当见效得速，遂在二诊的基础上加量炙黄芪、炒白芍、棕榈炭、仙鹤草、麸煨肉豆蔻、阿胶等，以巩固疗效。另因此时患者出现脾气急症状，对症加月季花以疏肝解郁。四诊时，患者月经已止，食纳眠好，状态尚佳，遂继服一诊方以活血治崩。五诊时，患者近期月经量多，有血块，带经 12 天，遂服用三诊方以止血养血。如此治疗三个周期，患者崩漏止、月经调，见效迅速。疾病日久热瘀型崩漏，吴老治疗思路为首先清热活血，重在活血祛瘀、破瘀；破瘀后崩漏量增加，减少破瘀之品，调整用药，以收涩化瘀止血为主；后遵循出血时治疗以收涩化瘀止血为主，血止后治疗以活血破血为主，如此循环治疗，崩漏日久的患者亦可得效。另外需注意的是，崩漏止，月经得调时，治疗后期常可见脾虚之证，如本例患者七诊中可见神疲乏力、气短、面浮肢肿，此时吴老多用安冲汤加减以补气升阳、调经止血，以巩固疗效。安冲汤方中黄芪、白术为君药，可健脾益气固冲；生地黄、白芍、续断为臣药，可滋补肝肾之阴；龙骨、牡蛎、茜草为佐药，收敛固涩止血与化瘀止血相配，使得止血不留瘀；诸药相合，益气健脾、安冲摄血效果显著。吴老强调经方与时方是互补的关系，不能重此失彼，取得更好的临床疗效最重要。

患者：李某某，女，34 岁，已婚。初诊日期：2020 年 12 月 26 日。

主诉：月经淋漓不尽半年余。

现病史：产后 10 月有余，从 2020 年 5 月 2 日开始至今，月经淋漓不止，先漏后崩，中间停 5~7 天。间断性崩漏半年。外院查：Hb 45g/L。遂住院施宫腔镜手术，病理示：子宫内膜息肉并增生。输血后 Hb 由 45g/L 增至 85g/L，出院后仍然崩漏不止。服用相关西药 3 个月，效果欠佳。经人介绍来诊。现症：血红蛋白 97g/L，纳可，眠欠佳，大便一日 1~2 次、质干，偶有黏腻。末次月经 12 月 1 日，8 天净。

孕产史：孕 4 产 2，长子 9 岁，次子 11 个月。

望诊：舌暗苔黄。

切脉：脉沉细。

西医诊断：功能失调性子宫出血。

中医诊断：产后崩漏。

中医辨证：脾肾两虚，冲任不固，血瘀化热。

治法：健脾益肾，凉血止血。

处方：

茯苓 30g	人参 9g	牡丹皮 10g	苎麻根 30g
仙鹤草 20g	白术 12g	山茱萸 15g	大蓟 15g
小蓟 15g	血余炭 10g	熟地黄 12g	藕节 20g
白茅根 30g	三七粉^(冲服)6g	赤芍 15g	白芍 15g
白及 10g	炙甘草 9g	生地黄 20g	

14 剂，水煎服

【按】 该患者产后出现崩证，间断性崩证半年有余，《金匮要略》记载产后多虚、多瘀，冲任失于固摄，因此出现崩证，因此予以健脾益肾、补血凉血止血之法，给予圣愈汤合用止红合剂加减。方中茯苓、白术燥湿健脾，人参健脾益气，生地黄、熟地黄、山茱萸补肾养血生津，牡丹皮、苎麻根、仙鹤草、大蓟、小蓟、血余炭、藕节、白茅根、三七粉、赤芍、白芍、白及凉血活血止血，炙甘草调和诸药、益气健脾。

二诊（2021 年 1 月 9 日）：末次月经 12 月 30 日，5 天净，量中，色深红，无腰背酸痛，无黄白带，纳可，眠欠佳，气少乏力，舌质红，苔白黄，脉沉细滑。

处方：

生黄芪 30g	当归 6g	酒女贞子 15g	墨旱莲 15g
熟地黄 20g	龟甲胶^(烊化)10g	白芍 12g	生地榆 15g
阿胶^(烊化)10g	三七粉^(冲服)9g	紫河车 6g	蒲公英 30g
苎麻根 30g	血余炭 10g	桑寄生 20g	柴胡 9g
黄柏 10g	麸炒苍术 10g	枸杞子 10g	白茅根 30g
菟丝子 20g	白及 6g		

28 剂，水煎服

葆宫止血颗粒 5 盒，每次 1 袋，日 2 次，冲服。

【按】二诊在一诊的基础上注重补气益肝肾，同时疏肝清热祛湿，选用当归补血汤、二至丸、二妙散、止红合剂、圣愈汤合方加减。方中重用黄芪，取有形之血不能速生，无形之气所当及固之意；酒女贞子、墨旱莲、熟地黄、桑寄生、枸杞子、菟丝子滋补肝肾；黄柏、苍术清热燥湿；柴胡疏理肝气；加用阿胶、龟甲胶、紫河车血肉有情之品，加大补血力度；当归、白芍、生地榆、三七粉、苎麻根、血余炭、白茅根、白及配伍，清热凉血止血，配合葆宫止血颗粒加强止血强度。

三诊（2021 年 3 月 20 日）：服药期间月经 1 月 15 日已行，2 月未行，末次月经 3 月 2 日，量可，血块少，无痛经、乳胀，纳佳，大便调，睡眠好转，诸多症状减轻，脉沉弦滑，苔薄舌淡红。

处方：

生黄芪 30g	当归 6g	酒女贞子 15g	墨旱莲 15g
熟地黄 20g	龟甲胶^(烊化)10g	白芍 12g	生地榆 15g
阿胶^(烊化)10g	三七粉^(冲服)3g	紫河车 6g	蒲公英 20g
苎麻根 30g	柴胡 9g	枸杞子 10g	白茅根 20g
菟丝子 20g	白及 6g		

14 剂，水煎服

【按】二诊后，患者血崩已止，湿热已祛，肝气渐舒，气血渐充，纳、眠皆可，诸症皆已经好转，三诊遂去血余炭、桑寄生、黄柏、麸炒苍术，三七粉减为 3g、白茅根减为 20g、蒲公英减为 20g，效不更方。

四诊（2021 年 4 月 17 日）：末次月经 4 月 12 日，血已净。停药 10 天，无不适，纳、眠均好，体力可，每日能锻炼 30min，脉沉有力，苔薄白，舌淡红。

处方：

生黄芪 30g	当归 9g	酒女贞子 15g	墨旱莲 15g
熟地黄 20g	龟甲胶^(烊化)10g	白芍 12g	生地榆 15g

| 阿胶珠 ^(烊化) | | | |

阿胶珠^(烊化)10g　　　蒲公英 20g　　　苎麻根 30g　　　　　柴胡 9g

枸杞子 15g　　　　　白茅根 20g　　　菟丝子 20g　　　　　白及 6g

28 剂，水煎服

玉屏风散颗粒 5 盒，每次 1 袋，日 3 次，冲服。

六味地黄丸 5 盒，每次 6g，日 2 次，口服。

【按】 四诊时，患者崩证基本已愈，先前的诸多症状好转，脾胃健运，气血充足，冲任已固，在三诊方剂的基础上减去三七粉、紫河车，并配以玉屏风散和六味地黄丸以善其后，以固其本。

小结： 在该病例中，患者为产后出现崩证，肾脏主生长发育和生殖，孕育生殖后肾脏受损，气血不足，冲任失于固摄，导致崩漏不止。吴老在早期塞流，及时将血止住，但并不一味止血，脾胃为人体气血津液的来源，同时脾主统血，因此在一诊中重用茯苓、白术补气健脾，保证气血有源，激发自身能量，统筹血液。在二诊、三诊中，重视肝肾功能，同时注重补益一身之气。黄芪可以补益脾、肺之气，气能摄血、固血，因此通过补益肝肾以及周身之气固摄冲任，同时配以柴胡、苍术、黄柏，以行气、清热燥湿，防止补益之品生湿生热，阻碍气机的运行。四诊注重复旧，在前期治疗的基础上，防止患者日后再次出现崩漏的情况，以玉屏风散补益肺脾之气以增强体质，六味地黄丸补益肝肾。该病例的治疗过程，体现了吴老治疗崩漏的用药理念，具有较强的指导意义。

2. 闭经

闭经属于中医"不月""经闭""月事不通""经水不通"等范畴，关于其记载最早见于《黄帝内经》："二阳之病发心脾，有不得隐曲，女子不月""月事不来者，胞脉闭也。"闭经的病因病机较为复杂，吴老认为，规律的月经与肾-天癸-冲任轴及气血的充盈密切相关，只有肾-天癸-冲任轴平衡稳定、气血充盈才可使得月经藏泻有度，按月来经。吴老临床诊断中首先注重分清闭经的虚实：闭经虚证者多因肾虚、气血亏虚所致；闭经实证者多因气滞血瘀、痰湿阻滞、寒凝胞脉所致。肾虚型闭经多存在月经延期、量少甚至闭经、少气乏力、腰酸耳鸣等症状，吴老多以大补元煎加减变通治疗；肾阳虚型闭经多存在畏寒肢冷、大便溏、小便清长频数等症状，多以金匮肾气丸加减治疗；肾阴虚型闭经多存在心烦、潮热盗汗、舌红少苔、脉细数等症状，多以左归丸加减治疗；气血亏虚型闭经多存在神疲肢倦、皮肤干枯、心悸少寐等症状，多以归脾汤合归肾丸加减治疗；气滞血瘀型闭经多存在暴躁易怒或精神抑郁、喜叹息、胸胁胀闷等症状，多以逍遥散合膈下逐瘀汤加减治疗；痰湿阻滞型闭经多存在身沉肢懒、形体肥胖、痰多等症状，多以苍附导痰汤加减治疗；寒凝胞脉型闭

京城名老中医临证经验集

经多存在小腹冷痛、形寒肢冷、舌紫暗等症状，多以温经汤加减治疗；另有虚实夹杂型闭经，治疗时通补结合。综上，吴老认为闭经总的治疗原则为：先辨虚实，虚者补之，实者通之，虚实夹杂者通补结合。诊疗之余，吴老亦重视患者心情的调畅，常鼓励患者心胸要开阔、生活起居要规律。

———— 验案一 ————

患者：刘某某，女，34 岁。初诊日期：2021 年 8 月 14 日。

主诉：闭经 4 月余。

现病史：查出卵巢囊肿 2 个月，闭经，孕 1 产 1，女 8 岁，末次月经 2021 年 3 月 27 日，2021 年 3 月 20 日口服黄体酮 1 周后来月经，量少，色深，8～9 天净。辅助检查（3 月 14 日）：FSH 5.08U/L，LH 14.97U/L，E_2 32.56pmol/L。3 月 25 日查 B 超示：内膜 0.46cm，宫体 4.8cm×4.6cm×4.1cm，双侧卵巢卵泡较多，盆腔静脉迂曲，宫颈腺囊肿。

望诊：舌淡苔薄，舌下脉络瘀积。

切诊：脉沉弦。

西医诊断：闭经。

中医诊断：月经病。

中医辨证：肝郁气滞、气血不足。

治法：养血活血，疏肝调经。

处方：

当归 12g	熟地黄 20g	党参 15g	醋香附 9g
桃仁 9g	益母草 20g	桑寄生 20g	灵芝 6g
鸡血藤 30g	甜叶菊 1g	柴胡 6g	赤芍 15g
白芍 15g	茯苓 30g	麸炒白术 10g	木香 9g

14 剂，免煎颗粒

二诊（2021 年 8 月 28 日）：内分泌功能紊乱，闭经 5 个月，乳房胀较前好转，腰痛，腹痛。

处方：

当归 12g	醋香附 12g	桃仁 10g	益母草 30g
桑寄生 20g	灵芝 6g	鸡血藤 30g	赤芍 15g
白芍 15g	茯苓 30g	麸炒白术 10g	木香 9g
醋莪术 10g	醋鳖甲 20g	红花 10g	川芎 10g
炙甘草 9g			

14 剂，免煎颗粒

三诊（2021 年 9 月 11 日）：月经未至，腰痛，闭经 6 个月，子宫内膜厚 0.83cm。

处方：

茯苓 30g	麸炒白术 15g	当归 15g	益母草 30g
醋香附 15g	醋延胡索 10g	乌药 9g	白芍 20g
醋莪术 15g	桃仁 10g	红花 10g	川芎 12g
木香 9g	赤芍 15g	炒王不留行 30g	路路通 15g
川牛膝 15g	炙甘草 9g	肉桂 6g	生艾叶 9g

14 剂，免煎颗粒

四诊（2021 年 9 月 25 日）：末次月经 2021 年 9 月 22 日，行经期、量正常，色正常，少血块。内分泌功能紊乱，舌淡红苔白，脉沉弦。

处方：

茯苓 30g	麸炒白术 15g	当归 15g	益母草 30g
醋香附 15g	乌药 9g	白芍 20g	桃仁 10g
红花 10g	川芎 12g	木香 9g	赤芍 15g
炒王不留行 20g	路路通 15g	川牛膝 15g	炙甘草 9g
肉桂 6g	生艾叶 9g	酒萸肉 20g	

14 剂，水煎服

五诊（2021 年 10 月 9 日）：多囊卵巢综合征，末次月经 9 月 22 日，量中，6 天净，大便稀多年，膝关节以下凉，小腹下坠，腰痛，脉沉减轻，舌红苔白。

处方：

益母草 20g	醋香附 15g	乌药 9g	白芍 20g
桃仁 10g	红花 10g	川芎 12g	木香 9g
赤芍 15g	炒王不留行 20g	路路通 15g	川牛膝 15g
炙甘草 9g	肉桂 6g	生艾叶 9g	酒萸肉 20g
黑顺片 6g	鸡血藤 20g	浙贝母 15g	煅赤石脂 15g
盐补骨脂 15g			

14 剂，水煎服

六诊（2021 年 10 月 23 日）：闭经复诊，末次月经 9 月 22 日，现月经未至，乳房胀，大便稀好转，小腹下坠，腰痛，脚冷，小腿冷，口干。服用五诊方 14 剂。

七诊（2021 年 11 月 6 日）：距上次月经 45 天，月经未至，经前感冒。

处方：

益母草 20g	醋香附 15g	乌药 9g	白芍 20g
桃仁 10g	红花 10g	川芎 12g	木香 9g
赤芍 15g	炒王不留行 20g	路路通 15g	川牛膝 15g
炙甘草 9g	生艾叶 9g	酒萸肉 20g	鸡血藤 20g
浙贝母 15g	煅赤石脂 15g	盐补骨脂 15g	醋三棱 10g
醋莪术 10g	紫苏叶 15g	防风 9g	荆芥 12g

14 剂，水煎服

八诊（2021年11月20日）：末次月经11月17日，行经期正常，量可，少有血块，色正常，舌红暗，苔白，脉沉弦滑。

处方：

益母草 20g	醋香附 15g	乌药 9g	白芍 20g
川芎 12g	木香 9g	炒王不留行 20g	路路通 15g
川牛膝 15g	炙甘草 9g	生艾叶 9g	酒萸肉 20g
鸡血藤 20g	浙贝母 15g	煅赤石脂 15g	盐补骨脂 15g
醋莪术 10g	荆芥 12g	紫苏叶 15g	防风 9g
桃仁 10g	红花 10g		

14 剂，水煎服

九诊（2021年12月4日）：末次月经11月17日，5天止，量中等，色正常，腰酸痛，乏力犯困，眠尚可，易烦躁，舌暗苔薄，脉弦弱。

处方：

益母草 20g	醋香附 15g	乌药 9g	白芍 20g
川芎 12g	木香 9g	炒王不留行 20g	路路通 15g
川牛膝 15g	炙甘草 9g	生艾叶 9g	鸡血藤 20g
浙贝母 15g	煅赤石脂 20g	盐补骨脂 15g	荆芥 12g
紫苏叶 15g	防风 9g	桃仁 10g	红花 10g
北败酱草 15g	金银花 15g	荆芥穗 10g	醋鳖甲 20g

14 剂，水煎服

十诊（2021年12月18日）：末次月经11月17日，现乳头痛，乳房胀，腰酸，脾气急躁，乏力，食纳好，眠轻。逢冬季则咳3年，晨起咽干咽痒阵咳，遇冷热空气、异味则症状加重。舌淡红，苔薄，脉沉弦细。

处方：

益母草 20g	醋香附 12g	白芍 20g	川芎 9g
木香 9g	炒王不留行 20g	路路通 15g	川牛膝 15g
炙甘草 9g	鸡血藤 20g	煅赤石脂 20g	盐补骨脂 15g

紫苏叶 15g	防风 9g	桃仁 10g	红花 10g
北败酱草 15g	金银花 15g	醋鳖甲 20g	三七粉^(冲服)3g
板蓝根 15g	葛根 20g	浙贝母 12g	

14 剂，水煎服

十一诊（2021 年 12 月 31 日）：月经至，末次月经 12 月 28 日，量少，有血块，色鲜红，咳嗽仍在，自觉有痰咳不出，口干，疲倦乏力，腰痛好转，畏寒肢冷，舌红苔白，脉沉滑。既往病史：高脂血症，慢性支气管炎，体重超正常体重 15kg。嘱患者减重。诊断：梅核气，痰湿壅肺证。

处方：

茯苓 30g	麸炒白术 12g	干姜 10g	北沙参 20g
炒莱菔子 15g	桔梗 20g	蜜炙麻黄 6g	法半夏 12g
瓜蒌 30g	射干 10g	川贝母粉^(冲服)3g	生桑白皮 30g
陈皮 15g	炒苦杏仁 14g		

14 剂，免煎颗粒

十二诊（2022 年 1 月 15 日）：月经将至，乳房胀，咳嗽减轻，因食辛辣之物仍咽干，口干口苦口浊，大便日一次，舌红脉弦。

处方：

茯苓 30g	麸炒白术 12g	干姜 6g	北沙参 20g
炒莱菔子 15g	桔梗 20g	蜜炙麻黄 6g	法半夏 9g
瓜蒌 30g	射干 12g	生桑白皮 30g	陈皮 15g
炒苦杏仁 14g	黄芩 12g	柴胡 9g	鱼腥草 12g
麦冬 10g	荷叶 20g	炙甘草 9g	

14 剂，免煎颗粒

十三诊（2022 年 1 月 29 日）：咳嗽仍有，大便日一行，咽干。

处方：

茯苓 30g	麸炒白术 12g	干姜 10g	北沙参 20g
炒莱菔子 15g	桔梗 20g	蜜炙麻黄 6g	法半夏 12g
瓜蒌 30g	射干 10g	川贝母粉^(冲服)3g	生桑白皮 30g
陈皮 15g	炒苦杏仁 14g	黄芩 10g	

14 剂，免煎颗粒

十四诊（2022 年 2 月 12 日）：咳嗽已愈，带经 6 天，量可，乳房微胀，腰酸，腹痛，末次月经 2022 年 2 月 7 日。

此后按四诊方月经前 1 周服用，坚持服用，随访至今，月经周期为 40 天左右，行经规律正常。

小结： "《金匮》三证，积冷、结气、有血不行也，景岳谓之血隔。积冷宜肉桂大辛热之药，导血下行，后用养荣之药调之；气结宜宣，如逍遥散，或香附、乌药行气之品宣之。虚者，无血可行也，景岳谓之血枯，宜补。赵养葵补水、补火、补中气三法，最为扼要。"（《沈氏女科辑要·月事不来》）其简明扼要地总结了女子闭经的病因及治法。"妇女闭经有四：一寒证，一热证，一实证，一虚证"（《血证论》），总结了闭经的大体证型分类。

本例患者闭经日久，现查出卵巢囊肿2个月余，存在盆腔静脉迂曲、宫颈腺囊肿、舌淡苔薄、舌下脉络瘀积、脉沉弦，吴老认为此例患者多因气滞血瘀，瘀血阻滞冲任胞宫，胞脉不畅，经血难以下行，致使闭经；另外，气滞血瘀亦致使肝虚血少，气血亏虚不得荣养胞宫，血海不能充盈，月经不得下。一诊辨证为肝郁气滞、气血不足证，治以养血活血、疏肝调经，以固护人体正气为主，同时辅以活血通经，以四物汤合逍遥散加减治疗，活用《血证论》之法，即旧血不去，则新血断然不生，而新血不生，则旧血亦不能自去。其中当归、熟地黄、白芍、赤芍、桃仁、鸡血藤、益母草重在活血补血，去除瘀血阻滞，以生新血；柴胡、白术、当归、白芍、茯苓、木香、甜叶菊、香附疏肝健脾，养血调经；灵芝、党参补气填精，充盈血海胞宫。二诊时，患者月经未至但乳房胀好转，可见用药得当，继稍加调整，去熟地黄、党参、柴胡、甜叶菊，加醋莪术、醋鳖甲、红花、川芎、炙甘草，以增加活血通经、软坚散结的力量。患者服药后腹痛消失，尚余腰痛，月经未至，子宫内膜厚度已有0.83cm，子宫内膜增厚示患者服药后已见效，吴老鼓励患者坚持治疗，调畅情志。三诊吴老以膈下逐瘀汤加减治疗，因患者久闭不通加用炒王不留行、路路通以破血通经，加川牛膝、肉桂、艾叶以温补肾阳、养血调经。患者服药后，月经至，行经期、量正常、色正常、少血块，吴老四诊微调方药，去醋莪术、醋延胡索，减破血通经止痛之药，加酒萸肉20g以补益肝肾。五诊时患者诉大便稀多年、膝关节以下凉，吴老以桃红四物汤加减治疗，其中酒萸肉、川牛膝、盐补骨脂补肾固精，黑顺片助阳补火、散寒止痛，赤石脂甘温调中，诸药相合共奏活血祛瘀、补肾温中的功效。六诊时患者大便稀好转，效不更方，再予五诊方14剂水煎服。七诊时患者出现经前感冒，吴老在桃红四物汤加活血通经药的基础上加紫苏叶、防风、荆芥散寒解表、祛风止痛以兼顾调营卫。如此诊治直至第十一、第十二、第十三诊，患者月经至，但深受咳嗽、有痰不易咳出、口干、疲倦乏力等症状的困扰，吴老辨证为痰湿壅肺型梅核气，治以化痰开窍解郁之品。第十四诊时患者咳已愈，就诊后已建立稳定规律的月经周期，月经量可。

本案闭经治疗过程体现了吴老善于辨别疾病变化，虚实夹杂时吴老重视活血兼以行气，补中有通，攻时兼顾养血固肾。患者每次复诊，吴老都详细辨证，准确判断疾病的变化，予以对症药物施以治疗，使得闭经的治疗有迹

【第六章】吴作君典型病案分析

可循。

────────── 验案二 ──────────

患者：周某某，女，27 岁，已婚。初诊日期：2021 年 1 月 4 日。

主诉：闭经半年。

现病史：闭经半年，口干，口黏，乳胀，大便 1～2 天 1 次、质黏，乏力，自觉精气神差，腰酸，腰痛，眠轻，急躁。末次月经 2020 年 7 月 3 日。外院诊断为多囊卵巢综合征。

望诊：舌质淡，苔白腻满布。

切诊：脉沉弦。

西医诊断：继发性闭经。

中医诊断：闭经。

中医辨证：气滞血瘀证。

治法：疏肝理气，活血通经。

处方：

当归 12g	熟地黄 20g	党参 15g	醋香附 9g
桃仁 9g	益母草 20g	桑寄生 20g	灵芝 6g
鸡血藤 30g	川芎 9g	柴胡 12g	赤芍 15g
白芍 15g	茯苓 30g	麸炒白术 10g	木香 9g
灵芝 10g			

14 剂，免煎颗粒

【按】通过症状和脉象分析，吴老认为本患者多因气滞血瘀而致闭经，肝郁气滞，冲任胞脉瘀阻，疾病日久，旧血不去新血不生，亦可导致气血亏虚，因其兼见脾虚湿困症状，吴老遂一诊予四物汤合逍遥散加减治疗，其中四物汤活血补血，逍遥散疏肝解郁，加桑寄生、灵芝、党参补肝肾、益脾肺；加鸡血藤、桃仁养血活血、活血通经、润肠通便；茯苓、白术为吴老常用对药，茯苓、白术相须合用增强了健脾利湿的作用。全方补中有通，养血与祛瘀同用，既通经又不伤正。

二诊（2021 年 1 月 19 日）：药后，无上火，乏力症状明显好转，口黏减轻，乳胀减轻，大便日 2 次、质黏缓解。自觉精气神好，尚有眠浅易醒、腰酸痛。

处方：

茯苓 30g	白术 15g	熟地黄 20g	白芍 24g
当归 12g	川芎 9g	生地黄 20g	党参 20g

菟丝子 20g	枸杞子 15g	沙苑子 20g	酒萸肉 20g
川楝子 12g	桑寄生 30g	独活 30g	牡丹皮 15g
桂枝 6g	黄芩 18g	薤白 15g	合欢皮 30g
益母草 20g			

7 剂，水煎服

【按】患者一诊服药后，无上火，乏力好转，口黏减轻，乳胀稍好转，自觉精气神好，尚有眠轻、腰酸。遂二诊时吴老予四物汤合五子衍宗丸加减治疗，以活血补血、补肾益精；加川楝子疏肝泻热、行气止痛以消乳胀；加酒萸肉、独活、桑寄生补肝肾、祛风湿、强筋骨，以治疗肝肾亏虚型腰酸、腰痛；加合欢皮安神解郁以助眠；加益母草、牡丹皮活血调经、凉血清肝。

三诊（2021 年 1 月 26 日）：近日诸症调和，体力明显增加，苔薄白，舌淡红，脉弦有力。

处方：

茯苓 30g	白术 15g	熟地黄 20g	白芍 12g
当归 12g	川芎 9g	生地黄 20g	陈皮 12g
菟丝子 20g	枸杞子 15g	沙苑子 20g	川楝子 10g
桑寄生 30g	桂枝 6g	柴胡 12g	薤白 15g
合欢皮 30g	牡丹皮 12g	桃仁 10g	红花 10g

7 剂，水煎服

【按】二诊服药后，患者诸症调和，体力增加，苔薄白，脉弦有力。吴老此时辨证患者正气可，遂三诊时，吴老在二诊的基础上减量白芍、川楝子、牡丹皮，去酒萸肉、独活、益母草、党参、黄芩，加柴胡、桃仁、红花、陈皮，以血府逐瘀汤和五子衍宗丸加减治疗，重在活血通经、补肾填精以调和阴阳。

四诊（2021 年 2 月 1 日）：否认怀孕，诸症调和，体力增加，二便调，苔薄微腻，脉弦。

处方：

黄芪 60g	当归 12g	川芎 9g	生地黄 20g
白芍 12g	丹参 20g	益母草 20g	茯苓 30g
仙鹤草 30g	桑寄生 30g	仙茅 10g	淫羊藿 10g
合欢皮 30g	桃仁 12g	红花 12g	三棱 10g
莪术 10g	炙甘草 6g	薤白 15g	桂枝 9g

7 剂，水煎服

【按】四诊时，吴老予当归补血汤合四物汤加减治疗，以大补气血，兼以活血调经，患者服药后月经至。后在此基础上辨证治疗、加减运用。

五诊（2021 年 2 月 19 日）：近日自觉体力明显增加，口干口苦缓解，食纳好，二便调，夜寐欠安，余可。末次月经 2 月 3 日。脉弦有力，苔薄白舌尖红。

处方：

黄芪 30g	当归 12g	茯苓 30g	白术 15g
川芎 6g	生地黄 30g	熟地黄 15g	白芍 12g
陈皮 10g	菟丝子 15g	枸杞子 15g	盐沙苑子 20g
盐车前子^(包煎)15g	川楝子 10g	桑寄生 30g	桂枝 9g
柴胡 12g	薤白 15g	合欢皮 30g	牡丹皮 12g
仙鹤草 30g			

7 剂，水煎服

六诊（2021 年 2 月 26 日）：近日体力增加，口干口苦明显好转，夜寐安，临近经期。

处方：

黄芪 50g	当归 12g	茯苓 30g	白术 15g
川芎 6g	生地黄 30g	熟地黄 15g	白芍 12g
陈皮 10g	菟丝子 15g	枸杞子 15g	盐沙苑子 20g
盐车前子^(包煎)15g	川楝子 10g	桑寄生 30g	桂枝 9g
柴胡 12g	炒酸枣仁 20g	益母草 20g	牡丹皮 12g
仙鹤草 30g	桃仁 10g	红花 10g	

7 剂，水煎服

七诊（2021 年 3 月 5 日）：近日诸症调和，B 超检查示子宫内膜厚度 0.8cm。

处方：

黄芪 60g	当归 12g	茯苓 30g	白术 15g
川芎 6g	生地黄 20g	熟地黄 15g	白芍 12g
陈皮 9g	独活 30g	川楝子 10g	桑寄生 30g
桂枝 9g	柴胡 15g	炒酸枣仁 20g	益母草 20g
牡丹皮 15g	仙鹤草 30g	桃仁 12g	红花 12g
三棱 12g	莪术 12g	三七粉^(冲服)9g	

7 剂，水煎服

八诊（2021 年 3 月 12 日）：二便调，眠好，行经腰酸。末次月经 3 月 8 日。

处方：

黄芪 50g	当归 12g	白术 12g	川芎 9g
生地黄 30g	白芍 15g	陈皮 9g	续断 15g

桑寄生 30g	桂枝 9g	柴胡 15g	炒酸枣仁 20g
益母草 20g	牡丹皮 15g	仙鹤草 30g	山茱萸 15g
菟丝子 20g	白芷 15g	茯苓 20g	

7 剂，水煎服

九诊（2021 年 3 月 18 日）：复诊，诸症调和。
处方：

黄芪 50g	当归 12g	白术 12g	川芎 9g
生地黄 30g	白芍 15g	陈皮 9g	续断 15g
桑寄生 30g	桂枝 9g	柴胡 15g	炒酸枣仁 20g
益母草 20g	牡丹皮 15g	仙鹤草 30g	山茱萸 15g
菟丝子 20g	白芷 15g	茯苓 20g	莲子心 3g

7 剂，水煎服

十诊（2021 年 3 月 26 日）：月经周期正常，腰痛明显，患者因近期工作劳累导致腰痛复发。
处方：

黄芪 60g	当归 12g	茯苓 30g	白术 15g
川芎 9g	生地黄 20g	熟地黄 20g	白芍 15g
延胡索 15g	独活 30g	川楝子 10g	桑寄生 30g
桂枝 9g	柴胡 15g	炒酸枣仁 20g	益母草 20g
牡丹皮 15g	仙鹤草 30g	麸炒枳壳 10g	黄精 20g

7 剂，水煎服

十一诊（2021 年 4 月 2 日）：诸症可，大便日 1～2 次。
处方：

黄芪 60g	当归 12g	茯苓 30g	白术 15g
川芎 9g	生地黄 20g	熟地黄 20g	白芍 15g
红花 6g	独活 30g	盐橘核 10g	桑寄生 30g
桂枝 9g	柴胡 15g	炒酸枣仁 20g	益母草 20g
桃仁 6g	仙鹤草 30g	麸炒枳壳 10g	黄精 20g

7 剂，水煎服

十二诊（2021 年 4 月 9 日）：4 月 8 日晚行经，量可，色红，血块少量。昨日头痛，乳胀，腰酸。食纳可，眠好，精力可。
处方：

黄芪 50g	当归 12g	茯苓 30g	白术 12g
川芎 6g	玄参 20g	熟地黄 20g	延胡索 15g
独活 30g	川楝子 15g	桑寄生 30g	桂枝 9g

炒酸枣仁 20g	益母草 15g	白茅根 15g	仙鹤草 30g
麸炒枳壳 10g	炒白芍 20g	酒女贞子 12g	墨旱莲 12g

7 剂，水煎服

十三诊（2021 年 4 月 16 日）：月经 4 天止。刻下：工作压力所致，脾气急易怒。吴老嘱患者调畅情志。

处方：

熟地黄 20g	白芍 15g	当归 12g	川芎 9g
酒黄精 20g	仙茅 10g	淫羊藿 10g	酒女贞子 15g
覆盆子 15g	枸杞子 15g	车前子（包煎）10g	独活 30g
桑寄生 15g	橘核 12g	姜黄 15g	茯苓皮 15g
大腹皮 15g	茯神 15g	仙鹤草 20g	葛根 12g

7 剂，水煎服

十四诊（2021 年 4 月 23 日）：月经周期正常，继续巩固治疗。

处方：

熟地黄 20g	白芍 15g	当归 12g	黄精 20g
仙茅 10g	炙淫羊藿 10g	炒酸枣仁 30g	茯神 15g
酒女贞子 15g	覆盆子 15g	枸杞子 15g	葛根 12g
车前子（包煎）15g	桑寄生 30g	盐橘核 12g	灯心草 15g
山茱萸 15g	冬瓜皮 20g	续断 15g	

7 剂，水煎服

十五诊（2021 年 4 月 30 日）：月经周期正常，舌尖红。

处方：

熟地黄 20g	白芍 15g	当归 12g	酒黄精 20g
仙茅 6g	炙淫羊藿 6g	炒酸枣仁 30g	茯神 15g
酒女贞子 20g	覆盆子 20g	枸杞子 20g	葛根 15g
盐车前子（包煎）20g	桑寄生 30g	盐橘核 15g	红花 5g
大腹皮 15g	冬瓜皮 15g	独活 30g	茯苓皮 15g
白芷 15g	莲子心 10g		

7 剂，水煎服

十六诊（2021 年 5 月 7 日）：值月经前，末次月经 4 月 8 日。轻微乳胀，腰酸，无腰痛，眠好，二便调。

处方：

熟地黄 20g	白芍 15	当归 12g	仙茅 6g
炙淫羊藿 6g	酒五味子 10g	炒酸枣仁 30g	茯神 15g

覆盆子 20g	枸杞子 20g	桃仁 10g	盐车前子^(包煎)20g
桑寄生 30g	盐橘核 15g	红花 10g	大腹皮 15g
仙鹤草 30g	独活 30g	茯苓皮 15g	白茅根 15g

7 剂，水煎服

十七诊（2021 年 5 月 14 日）：诸症调和，带下偏黄，舌尖红，脉数。

处方：

熟地黄 20g	白芍 15g	当归 12g	仙茅 6g
炙淫羊藿 6g	酒女贞子 20g	炒酸枣仁 30g	茯神 10g
覆盆子 20g	枸杞子 20g	盐车前子^(包煎)20g	桑寄生 30g
玫瑰花 10g	大腹皮 15g	仙鹤草 30g	独活 30g
茯苓皮 15g	白茅根 15g	灯心草 15g	黄芪 30g

7 剂，水煎服

【按】 至第十七诊，患者在吴老的诊治下已建立稳定的月经周期，月经量亦可，月经来潮时间分别为 2 月 3 日、3 月 8 日、4 月 8 日、5 月 12 日，其间吴老善用四物汤、当归补血汤、血府逐瘀汤、五子衍宗丸等方剂，有是证用是方，辨证准确，更为精妙的是吴老方药的加减变通，茯苓与白术、桑寄生与独活、三棱与莪术、益母草与牡丹皮、路路通与王不留行多相须为用，可增强功效。

十八诊（2021 年 5 月 21 日）：末次月经 5 月 12 日，量可，带经 3 天，乳胀、腰酸有改善。北京某医院检查：卵泡生成素（FSH）6.38U/L，促黄体生成素（LH）4.21U/L，雌二醇（E$_2$）30pmol/L。

处方：

熟地黄 20g	白芍 15g	仙茅 6g	炙淫羊藿 6g
酒女贞子 20g	覆盆子 20g	炒酸枣仁 30g	茯神 15g
枸杞子 20g	盐车前子^(包煎)20g	桑寄生 30g	大腹皮 15g
仙鹤草 30g	丹参 20g	茯苓皮 20g	白茅根 15g
黄芪 30g	甘松 12g	沉香 5g	莲子心 10g

7 剂，水煎服

十九诊（2021 年 5 月 28 日）：诸症调和，轻度乳胀、腰酸。

处方：

熟地黄 20g	白芍 15g	仙茅 6g	炙淫羊藿 6g
酒女贞子 20g	覆盆子 20g	炒酸枣仁 20g	枸杞子 20g
盐车前子^(包煎)20g	桑寄生 30g	大腹皮 15g	仙鹤草 30g
茯苓皮 20g	白茅根 15g	黄芪 30g	甘松 12g
沉香 5g	檀香 10g	柏子仁 10g	川芎 9g

第六章　吴作君典型病案分析

117

当归 12g　　　　　　川楝子 12g

7 剂，水煎服

二十诊（2021 年 6 月 4 日）：诸症调和，现无乳胀，腰酸。吴老为其疏通输卵管。吴老嘱其监测排卵试孕。试孕期间忌劳累、剧烈活动，保持心情愉悦，早睡早起。

处方：

熟地黄 20g	白芍 15g	仙茅 6g	炙淫羊藿 6g
酒女贞子 20g	覆盆子 20g	炒酸枣仁 20g	枸杞子 20g
盐车前子(包煎)20g	桑寄生 30g	大腹皮 15g	仙鹤草 30g
茯苓皮 20g	白茅根 15g	黄芪 30g	甘松 12g
沉香 5g	檀香 10g	柏子仁 10g	川芎 9g
当归 12g	川楝子 12g	盐橘核 12g	路路通 15g
炒王不留行 15g			

7 剂，水煎服

【按】至第二十诊时，吴老认为患者此时体质可，气血充盈，建议其开始试孕，在前方基础上加路路通、炒王不留行，以通畅输卵管，此为吴老多年诊治不孕患者的宝贵经验，试孕时加路路通、炒王不留行多有良效。

二十一诊（2021 年 6 月 13 日）：诸症调和，继续以二十诊方加减治疗。

处方：

熟地黄 20g	白芍 15g	仙茅 6g	炙淫羊藿 6g
酒女贞子 20g	覆盆子 20g	炒酸枣仁 15g	盐车前子(包煎)20g
桑寄生 30g	大腹皮 15g	仙鹤草 30g	茯苓皮 15g
黄芪 30g	甘松 12g	川芎 12g	当归 12g
路路通 20g	炒王不留行 20g	紫石英 20g	茯苓 20g

7 剂，水煎服

二十二诊（2021 年 6 月 18 日）：诸症调和，临近月经周期，乳胀，腰不酸。

处方：

熟地黄 20g	白芍 15g	仙茅 6g	炙淫羊藿 6g
盐车前子(包煎)20g	桑寄生 30g	大腹皮 15g	仙鹤草 30g
茯苓皮 15g	黄芪 30g	甘松 12g	川芎 12g
当归 12g	炒酸枣仁 15g	路路通 20g	炒王不留行 20g
紫石英 20g	茯苓 30g	燀桃仁 10g	红花 10g

7 剂，水煎服

二十三诊（2021 年 6 月 25 日）：查血 HCG 示已怀孕，诸症调和，无不适。吴老嘱其卧床休息，饮食调控，保持轻松愉悦的心情。

处方：

菟丝子 20g	桑寄生 15g	川续断 10g	阿胶^(烊化)10g
黄芪 15g	炙甘草 6g		

14 剂，水煎服

随访 1 年，患者因疫情原因无法应诊，继服吴老的保胎药 4 个月余，整个孕期无明显不适。已于 2022 年 2 月顺产一子（体重 3kg），母子安康，乳汁充盈。

【按】二十三诊时，患者顺利怀孕，吴老予寿胎丸加减为其补肾安胎。随访一年，患者已顺利生产。

小结："女子七岁，肾气盛，齿更发长；二七而天癸至，任脉通，太冲脉盛，月事以时下""肾者主水，受五脏六腑之精而藏之，故五脏盛，乃能泻"（《素问》），归纳了女子月经的定期藏泻与冲、任脉及五脏六腑密切相关。本医案患者每次复诊，吴老都细心诊察，辨证论治，并无定方，每方亦多加减变通。正如《景岳全书》记载："种子之方，本无定轨，因人而药，各有所宜，故凡寒者宜温，热者宜凉，滑者宜涩，虚者宜补，去其所偏，则阴阳和则生化著矣。"可见吴老对闭经及不孕症的诊治具有自己独到的治疗方案及经验。

3. 月经先后无定期

中医认为月经周期提前或延长 7 天以上，交替不定且连续 3 个周期以上，即为"月经先后无定期"，亦称"经水先后无定期""经乱"等。在中医古籍中，月经先后无定期首记于《备急千金要方·月经不调》："妇人月经一月再来或隔月不来。"《景岳全书·妇人规》中将月经先后无定期称为"经乱"，将本病分为"血虚经乱"和"肾虚经乱"分证治之。《医宗金鉴·妇科心法要诀》中将月经先后无定期称为"愆期"，月经提前辨证为热，月经延后辨证为滞，月经量少、淡、不胀者辨证为虚，月经量多、紫、胀痛者辨证为实。《傅青主女科·调经》认为月经先后无定期的发生与肝肾密切相关，治以疏肝之郁，即开肾之郁，方常用定经汤疏肝补肾、养血调经。吴老认为月经先后无定期的发生与情志变化有密切关系，临床教学中吴老多强调月经先后无定期的治疗要重视分清虚实，虚者重点补气养血、疏肝调经，辅以补肾；实者重点活血祛瘀、调经止痛。当月经先后无定期患者伴有月经量时多时少、经行不畅，或兼见乳房胀痛、脾气暴躁等症状时则属肝郁，当以疏肝为主；当月经先后无定期患者伴有月经量少、色暗淡，或兼有腰膝酸软、耳鸣等症状时则属肾虚，当以补肾填精为主；当患者伴有月经量多或呈现偶有闭经、月经有血块，兼有明显痛经等症状时则属血瘀，当以活血调经为主。临床治疗中吴老多灵活运用，辨证仔细，随症加减用药。对于月经先后无定期的预防，吴老主要强调两点：一是避免过度的精神刺激，日常生活中保持心情舒畅，以利肝气的疏泄、气血的正常运行；二是避免过度劳累，节制房事，以养护肾的封藏功能，调畅冲任。

——— **验案** ———

患者：周某某，女，41 岁，已婚。初诊日期：2021 年 4 月 7 日。

主诉：月经周期紊乱半年余。

现症：月经周期（3～5）天/（18～42）天，乳房胀痛，经量时多时少，末次月经 2021 年 4 月 5 日。时有口干苦，食纳可，大便近一周偏干，2～3 天 1 次，入睡难、多梦早醒 4 个月余，咽部异物感，痰多，自觉吞咽不下，脾气急，兼见左胁部胀痛，胃畏寒凉、喜温喜按，腰酸畏寒。

既往史：甲状腺结节、肺结节、乳腺结节。孕 1 产 1。

望诊：舌边尖瘀、暗红，苔薄，舌胖大。

切诊：脉弦尺弱。

西医诊断：月经不调。

中医诊断：月经先后不定期。

治疗：补气养血，疏肝补肾调经。

处方：

熟地黄 20g	当归 15g	川芎 9g	酒女贞子 12g
墨旱莲 15g	炒酸枣仁 30g	合欢皮 20g	合欢花 9g
北沙参 15g	浙贝母 15g	柴胡 9g	茵陈 20g
高良姜 6g	醋香附 10g	炒川楝子 9g	橘叶 20g
棕榈炭 15g	炙甘草 9g	白芍 12g	赤芍 12g
酒大黄 9g	麸炒枳壳 9g	火麻仁 15g	生地黄 15g
			14 剂，水煎服

【按】本例患者月经先后不定期已有半年余，据现症，吴老经过四诊合参，仔细辨证后予四物汤合柴胡疏肝散加减治疗，以补气养血、疏肝补肾调经。四物汤为吴老治疗月经病常用方，此时因患者脾气急、咽部异物感、痰多、吞咽不下，遂在四物汤的基础上合用柴胡疏肝散以疏肝解郁调经。

二诊（2021 年 4 月 21 日）：药后前症减缓、减轻，口苦微干。刻下症：夜不能寐、早醒、多梦、眠不实，大便干，药后日一行、溏软、无不适，胃纳好，舌质暗瘀、苔白根黄，脉沉细。结节体质。

处方：

茯神 20g	制远志 9g	柏子仁 30g	炒酸枣仁 20g
北沙参 15g	合欢皮 20g	合欢花 9g	酒女贞子 15g

墨旱莲 15g	夏枯草 15g	酒萸肉 15g	白芍 15g
浙贝母 15g	炒川楝子 15g	炙甘草 9g	生龙齿^(先煎)15g
生龙骨^(先煎)15g			

14 剂，水煎服

【按】二诊时，患者出现夜不能寐、早醒、多梦、眠不实等，吴老经过详细辨证后予归脾汤合二至丸加减治疗，重点养心安神兼佐疏化。

三诊（2021 年 5 月 5 日）：月经先后不定期，末次月经 4 月 28 日，6 天净，少痛，失眠，凌晨 4 点易醒，左耳鸣。

处方：

酒女贞子 15g	墨旱莲 15g	生牡蛎^(先煎)15g	夏枯草 12g
海螵蛸 30g	棕榈炭 20g	白及 6g	醋鳖甲 12g
茯苓 30g	麸炒白术 12g	合欢皮 20g	炒蔓荆子 9g
炙黄芪 15g	葛根 15g	炙甘草 9g	白芍 15g

14 剂，水煎服

【按】二诊患者服药后，4 月 28 日月经至，距离上次月经 24 天，尚有失眠、凌晨 4 点易醒、左耳鸣等症状，三诊时吴老辨证为冲任失调、心肾不交证，予固冲汤合二至丸加减治疗，以益气健脾固摄血、滋补肾阴、交通心肾。患者服药后左胁胀痛已消失，便干、2～3 天 1 行，失眠情况好转，耳鸣亦减轻。

四诊（2021 年 5 月 28 日）：药后无不适，末次月经 5 月 25 日，量多、有血块，无痛经，经前乳房胀痛，今日月经第 4 天，经血量多，情志稍有抑郁，时有嗳气。自觉咽部有痰，不易咳出，有半年余，大便干、2～3 天 1 行，失眠情况好转，耳鸣减轻，偶有五心烦热。舌红苔薄黄，舌尖有瘀点，脉沉细。

处方：

菟丝子 20g	白芍 15g	当归 10g	熟地黄 20g
山药 30g	荆芥炭 15g	柴胡 15g	赤芍 15g
生白术 15g	炙甘草 9g	益母草 15g	续断 12g

14 剂，水煎服

五诊（2021 年 6 月 15 日）：服药后患者五心烦热症状稍好转，上次月经于第 6 天结束，咽部痰减少，大便干明显减轻，舌红，苔薄黄，脉沉细。

处方：

菟丝子 20g	白芍 15g	当归 10g	熟地黄 15g
山药 30g	荆芥炭 15g	柴胡 15g	赤芍 12g
生白术 15g	炙甘草 9g	益母草 15g	续断 12g

14 剂，水煎服

【按】四诊时，患者失眠情况好转，耳鸣减轻，偶有五心烦热，情志不畅，吴老辨证后予定经汤合逍遥散加减，以疏肝补肾、养血调经，患者服药后五心烦热症状好转，可见方药对证，继予原方加减连续治疗。

六诊（2021年7月1日）：服药后月经至，末次月经6月22日，月经6天净，五心烦热症状好转，心情尚可，大便可、日1次，舌红，苔薄黄，脉沉细。

处方：

菟丝子20g	白芍15g	当归10g	熟地黄15g
山药30g	荆芥炭15g	柴胡12g	赤芍12g
生白术15g	炙甘草9g	益母草15g	续断12g
			14剂，水煎服

七诊（2021年7月26日）：末次月经7月20日。此次月经前及月经时乳房未胀痛，带经5天，月经量可、色红，无痛经。心情舒畅，胃纳可，嗳气明显缓解，眠好转，舌淡红，苔薄白，脉细。

处方：

菟丝子20g	白芍10g	当归10g	熟地黄10g
山药30g	荆芥炭15g	柴胡6g	赤芍10g
生白术15g	炙甘草9g	益母草15g	续断10g
			28剂，水煎服

随访患者10个月余，月经先后无定期未复发，诸症调和。

【按】至第七诊时，患者已恢复稳定的月经周期3个月，每次月经周期约为28天，月经量可，月经颜色可，无血块，无痛经，心情舒畅，睡眠可，胃纳可。为巩固疗效，吴老嘱咐患者继服定经汤合逍遥散加减28剂。随后连续随访10个月余，患者月经周期正常，诸症调和，再未出现月经紊乱。

小结：吴老在临床诊疗月经先后无定期时常常通过引用中医古籍为我们讲解此病的病因病机及治法。《景岳全书·妇人规》记载："凡欲念不遂，沉思积郁，心脾气结，致伤冲任之源，而肾气日消，轻则或早或迟，重则渐成枯闭……凡女人血虚者，或迟或早，经多不调。此当察脏气，审阴阳，详参形证脉色，辨而治之。"吴老亦强调月经先后无定期的发生与肝肾紧密相关，临证诊治中要重视辨证论治。《傅青主女科·调经》中亦有对月经先后无定期的论述："夫经水出诸肾，而肝为肾之子，肝郁则肾亦郁矣；肾郁而气必不宣，前后之或断或续，正肾之或通或闭耳；或曰肝气郁而肾气不应，未必至于如此……治法宜疏肝之郁，即开肾之郁也，肝肾之郁既开，而经水自有一定之期矣……方用定经汤。"其不仅对月经先后无定期的病因病机进行了讲解，亦明确了治法及方药，吴老在治疗月经先后无定期的过程中亦多遵古，同时根据具体辨证进行方药加减。

《医学心悟》记载："杂证胁痛，左为肝气不和，用柴胡疏肝散；七情郁结，用逍遥散；若兼肝火、痰饮、食积、瘀血，随证加药。"患者服药后前症减轻，可见吴老对经典古籍的掌握十分精通，对相似方药的区分应用亦清晰明了。

固冲汤出自《医学衷中参西录》，其主治冲脉不固、肝肾亏虚证，全方诸药配伍，补涩并用，收敛中又兼有化瘀，可标本兼顾，共奏健脾益气、固冲摄血之功。二至丸出自清代汪昂·《医方集解》，由女贞子和墨旱莲两味药组成，主治肝肾阴虚、失眠易醒、耳鸣等，吴老谓其为平补肝肾之阴的经典方剂，在肝肾阴虚患者的诊疗中吴老常常应用本方。

定经汤出自《傅青主女科》，其记载："二剂而经水净，四剂而经期定矣。此方舒肝肾之气，非通经之药也；补肝肾之精，非利水之品也，肝肾之气舒而精通，肝肾之精旺而水利，不治之治，正妙于治也。"其具有舒肝肾之气、补肝肾之功的作用。本案例中吴老指出若辨证后符合定经汤合逍遥散的情况时，多连续使用此方，可较快地恢复稳定的月经周期，且标本兼治，疗效显著。

4. 经行头痛（经前期综合征）

在我国中医古籍中无经前期综合征这个病名，但有"经行头痛""经前烦躁""经前发热""月经前后诸症"等记载。经行头痛指每到经期或经期前后即出现头痛的症状，月经结束后头痛明显缓解甚至消失。《张氏医通·妇人门》记载："每遇经行辄头痛，气满，心下怔忡，食之减少，肌肤不泽，此痰湿为患也，二陈汤加当归、炮姜、肉桂。"其作者张璐认为经行头痛与痰湿密切相关，治疗需健脾除湿之品加温化痰湿之品。吴老临床亦遇到较多经行头痛患者，认为经行头痛与脏腑气血密切相关，五脏六腑之气均可上行于头部，血随气动，头痛的发生多与头部失于气血充养有关，其中肝郁气滞、瘀血阻滞、禀赋不足所致的气血亏虚均可导致气血失调、脑失濡养。临床诊治中，吴老多以四物汤加减治疗虚证经行头痛，肾虚者加菟丝子、沙苑子、鹿角霜、红景天等以补肾益精；气虚者加黄芪、人参等以补气养血；血瘀者加益母草、桃仁、红花等以活血化瘀；肝郁者加醋香附、柴胡以疏肝解郁；另败酱草和白芷是吴老治疗头痛常用药，败酱草和白芷均可治头痛，败酱草偏于祛瘀止痛，白芷为阳明经引经药，是治疗头痛的要药，辨证论治，多有良效。

验案

患者：白某某，女，34 岁已婚。初诊日期：2021 年 12 月 31 日。
主诉：月经前发作头痛 5 年余。

现病史：患者 5 年前无明显诱因出现月经前头痛不适，时有加重。末次月经 8 月 27 日，至 10 月 9 日未行经，但阴道有少量淡粉色出血。某医院查血 HCG 86.42IU/L，孕酮 92.67nmol/L，E_2 520.3pmol/L。B 超示：宫内早孕 5 周＋。后孕 10 周＋3 天出现胎停育，染色体单体，于 11 月 12 日在山东行药物流产＋清宫术。患者结婚 2 年，月经周期 6 天/（28～30）天，量中，色偏暗，有血块。此次来诊时末次月经为 11 月 16 日。食欲可，大便日一行，经前有头痛，痛有定处。11 月 27 日 B 超示：子宫内膜厚 0.6cm。刻下：患者思虑重，经前头痛时有加重，脱发严重，入睡难、多梦，腰痛腰酸。

既往史：18 岁时做过卵巢囊肿切除手术（卵巢囊肿大小为直径 9.1cm）。

望诊：舌紫暗，舌下脉络瘀积紫暗。

切诊：脉细涩。

西医诊断：经前期综合征。

中医诊断：经行头痛。

中医辨证：气虚血瘀证。

治法：补气养血，活血祛瘀。

处方：

炙黄芪 15g	当归 10g	熟地黄 20g	白芍 15g
川芎 9g	益母草 15g	醋香附 9g	红景天 9g
白芷 12g	金银花 15g	菟丝子 15g	沙苑子 15g
鹿角霜 9g	败酱草 20g	炙甘草 9g	

14 剂，水煎服

【按】据脉症，考虑患者经前头痛为血虚失养证，以四物汤为主方。经期血块多，佐以活血化瘀治疗。脱发、腰酸均为肾虚之象，同时加用鹿角霜、菟丝子、沙苑子补肾养血，并以白芷为引经药使药物直达病所。

二诊（2022 年 1 月 22 日）：末次月经 1 月 19 日，现值月经第 4 天，自述经前头痛好转，脱发明显减少，多梦仍有，尚有腰痛、腰酸。吴老嘱其多食黑豆豆浆、豆腐。

处方：

炙黄芪 15g	当归 10g	熟地黄 20g	白芍 15g
川芎 9g	益母草 15g	醋香附 9g	红景天 9g
白芷 12g	金银花 15g	菟丝子 20g	沙苑子 20g
鹿角霜 9g	败酱草 20g	炙甘草 9g	

14 剂，水煎服

【按】吴老非常重视日常起居、饮食调摄，食疗也是中医治疗中一种非常重要的方式，黑色入肾经，豆浆、豆腐来自大豆，而大豆是种子，亦可入肾

京城名老中医临证经验集

经，所以吴老嘱其多食黑豆豆浆、豆腐是为了增强补肾疗效。

三诊（2021年2月12日）：经前头痛明显好转，现多梦，食纳、便佳。腰痛好转，尚余腰酸。末次月经1月19日。1月29日查B超示：子宫内膜厚度0.6cm（月经第11天）。

处方：

炙黄芪15g	当归10g	熟地黄20g	白芍15g
川芎9g	益母草15g	醋香附9g	红景天9g
白芷12g	菟丝子20g	沙苑子20g	鹿角霜9g
炙甘草9g	鹿衔草20g	灵芝片3g	人参片3g
黄精15g			

14剂，水煎服

四诊（2021年3月20日）：经前无头痛，多梦、腰酸好转，食纳可，眠可。继续服用三诊方，14剂，水煎服。

随访半年余，经前头痛未复发，腰痛、腰酸未复发。

小结：本例患者出现经前头痛日久，每至月经前均出现明显头痛，痛有定处，舌紫暗，舌下脉络瘀积紫暗，脉细涩，吴老诊断为瘀血阻滞导致脑内脉络不通，不通则痛，所以患者多出现经行头痛。久病入络，病久亦可致气血亏虚，临床诊疗中常兼顾活血与补气、补血，治以四物汤加减以补血活血，实证与虚证兼顾治疗。一诊时因患者存在气虚、血虚、血瘀及肾虚，吴老辨证后予四物汤加黄芪、沙苑子、菟丝子、鹿角霜等以补肾益精、补气养血。患者服药后，经前头痛好转，脱发减少，多梦仍有，尚有腰痛、腰酸，可见方药对证，吴老在一诊方基础上加大菟丝子、沙苑子用量，以增强补肾之功，继续治疗14天。四物汤是"妇科养血第一方"，其由当归、川芎、白芍、熟地黄四味药组成，具有补气行血、养肝调经的功效。吴老多次强调四物汤的使用最主要的是灵活运用，贵在变通。吴老认为改变四物汤的药物比例可以取得不同的效果，如重用熟地黄和当归，减小川芎的剂量，此时补血的作用更强；如重用当归、川芎，稍减熟地黄、白芍的剂量，此时本方活血的功效强于补血。此外，临床中吴老运用四物汤时亦常常在原方基础上进行药物加减，如常加桃仁、红花以增强化瘀止痛的功效。

三诊时患者经前头痛明显好转，食纳、便佳，腰痛好转，尚余腰酸，吴老在上方基础上去败酱草、金银花加灵芝片、人参片等，其中灵芝片可滋补强壮，提高人体免疫力；人参味甘、微苦，具有补气固脱、健脾益肺、养血生津的功效；根据吴老多年临床经验，灵芝与人参相须为用，补气生血，可明显提升人体正气。四诊时患者已无经前头痛，多梦、腰酸均

125

好转，食纳可，眠可，继予三诊方药巩固治疗 14 天。

随访本例患者半年，经行头痛未复发，腰痛、腰酸未复发，药少效精，仅四诊就治愈了患者多年的经行头痛，可见对于经行头痛吴老有自己独到的治疗经验，明确的辨证、虚实的兼顾、方药的精确使用均需细细体悟。

5. 痛经

关于痛经症状的描述首见于《金匮要略·妇人杂病脉证并治》，其记载："带下，经水不利，少腹满痛，经一月再见者，土瓜根散主之。"其指出瘀血内阻、经行不畅可导致痛经周期性发生，对于瘀血内阻型痛经可使用土瓜根散治疗。《诸病源候论·妇人杂病诸候》记载："妇人月水来腹痛者，由劳伤气血，以致体虚，受风冷之气，客于胞络，损冲任之脉……其经血虚，受风冷，故月水将来之际，血气动于风冷，风冷与血气相击，故令痛也。"讲述了本病的病因病机，为后世研究痛经奠定了基础。《妇人大全良方》创立了温经汤以治疗痛经，其认为痛经病因各不相同，寒邪、瘀血、气滞均可导致痛经的发生，温经汤主要用于治疗寒邪导致的痛经。《傅青主女科》及《医宗金鉴》创立了调肝汤、温脐化湿汤、宣郁通经汤等用于治疗肝郁、寒湿、体虚导致的痛经。吴老认为痛经的发生主要与寒凝、血瘀、气滞、湿热、体虚等密切相关。女性经期前后感受寒邪后易致寒凝血瘀，长期肝气不舒，亦可出现气滞血瘀，瘀血阻滞胞宫，最终导致"不通则痛"，发为痛经；若患者为湿热体质或感受湿热之邪亦可使得湿热蕴结于下焦，经行不利发为痛经；若患者素体禀赋不足，如肝肾不足、气血亏虚亦可导致冲任胞宫失于濡养，"不荣则痛"，发为痛经。吴老对痛经的诊治，尤其重视痛经患者的虚实、寒热，临床中实证痛经患者较多，虚证痛经患者稍少一些，亦不乏虚实夹杂型痛经患者，吴老常常叮嘱我辈在辨证中要详细询问病情、综合舌脉，把握疾病的病因病机，对症治疗。

————— 验案 —————

患者：娄某某，女，33 岁，已婚。初诊日期：2021 年 11 月 12 日。

主诉：月经期腹痛间歇发作 10 年。

现病史：患者 10 年前开始出现月经期腹痛，间歇发作，时有出冷汗、上床蜷缩卧，伴发头痛、恶呕、吐、泻、畏寒肢冷等症状。月经周期不规律，月经量多少亦不规律，时有血块，黄白带、量较多、有异味，大便干、2 日 1 行，小便黄。平素心情郁闷，经前有乳房胀痛。北京某院 B 超检查：子宫腺肌病。

既往史：子宫腺肌病、子宫内膜异位症。2014～2017年2次施卵巢子宫内膜样囊肿手术。HPV阳性。

望诊：舌红苔稍黄，舌下脉络瘀积紫暗。

切诊：脉滑。

西医诊断：子宫腺肌病、子宫内膜异位症。

中医诊断：痛经。

中医辨证：湿热瘀阻证。

治法：清热化瘀，通经止痛。

处方：

熟地黄15g	白芍20g	赤芍20g	当归12g
白芷12g	益母草15g	醋香附10g	金银花20g
蒲公英15g	败酱草20g	醋三棱10g	醋莪术10g
炙黄芪20g	乌药9g	醋延胡索9g	炙甘草9g
桑寄生20g			

14剂，免煎颗粒

【按】综合脉症，吴老辨证为湿热瘀阻型痛经，治以清热化瘀、通经止痛，使用吴老自拟方"痛经方"加减，其中白芍、赤芍合用，白芍用以养血和营，赤芍用以活血祛瘀，再与熟地黄，当归合用更可加大养血活血之力；醋三棱、醋莪术相须为用，破血行气、活血化瘀；金银花、蒲公英、败酱草、白芷、益母草可清热除湿，清利下焦之湿热；乌药、醋延胡索、炙甘草重在活血行气、缓急止痛；于活血药中加炙黄芪与桑寄生，以共调肺脾肝肾、增补元气，使得活血化瘀的同时保护正气。

二诊（2021年12月28日）：末次月经2021年11月18日。服药后痛经明显减轻。

处方：

熟地黄15g	白芍20g	赤芍20g	当归12g
白芷12g	益母草15g	醋香附10g	金银花20g
蒲公英15g	败酱草20g	醋三棱10g	醋莪术10g
炙黄芪20g	大黄6g	炙甘草9g	桑寄生20g
麸炒枳壳9g			

14剂，免煎颗粒

【按】患者服药后11月18日月经至，痛经大减，吴老继以痛经方加减施治，一诊方去延胡索、乌药，加大黄、枳壳，继以活血通经为主进行调理。

三诊（2022年1月28日）：末次月经2022年1月12日，痛经10年，药后症缓，周期7天/28天，量中。经前有小腹胀痛，经期较经前稍痛，伴发出冷汗、上床蜷缩卧、头痛、恶呕、吐、泻等。

处方：

熟地黄 15g	白芍 20g	赤芍 20g	当归 12g
白芷 12g	益母草 20g	醋香附 10g	金银花 20g
蒲公英 15g	败酱草 20g	醋三棱 12g	醋莪术 12g
炙黄芪 20g	乌药 9g	醋延胡索 9g	炙甘草 9g
桑寄生 20g	大黄 6g	麸炒枳壳 9g	

14 剂，免煎颗粒

【按】三诊时患者自述 1 月 12 日月经至，药后症缓，月经 7 天净，经前有小腹胀痛，经期较经前痛甚，吴老在二诊基础上复加延胡索与乌药，嘱患者坚持治疗。

四诊（2022 年 2 月 18 日）：末次月经 2022 年 2 月 7 日，带经 7 天。患者有经期头痛、经前乳房胀痛，经量中、有血块，痛经好转，腰酸痛，黄白带。北京某三甲医院诊断：外阴阴道假丝酵母菌病。排卵期有褐色分泌物，平素多汗，春秋季胃怕凉，腹胀明显，排气后缓解。

处方：

熟地黄 15g	白芍 20g	赤芍 20g	当归 12g
白芷 12g	益母草 20g	醋香附 10g	金银花 20g
蒲公英 30g	败酱草 20g	醋三棱 12g	醋莪术 12g
炙黄芪 20g	乌药 9g	醋延胡索 9g	炙甘草 9g
桑寄生 20g	大黄 6g	麸炒枳壳 9g	夏枯草 12g

14 剂，免煎颗粒

【按】根据四诊时患者自述症状，吴老辨证后在三诊基础上加夏枯草以散结消肿，用以缓解乳房胀痛。

五诊（2022 年 3 月 11 日）：末次月经 2022 年 3 月 7 日，药后痛经缓，二便调，舌淡红苔白，脉沉细。予四诊方，14 剂，免煎颗粒。

【按】五诊时，患者 2022 年 3 月 7 日月经至，药后痛经缓，有效守方，予四诊原方治疗。

六诊（2022 年 4 月 10 日）：末次月经 2022 年 4 月 6 日，痛经已愈，经前无乳胀，二便调，舌淡红苔白，脉沉细。患者精气神好。

处方：

人参 6g	炙黄芪 12g	赤芍 12g	白芍 12g
熟地黄 12g	当归 12g	川芎 10g	炒白术 10g
桑寄生 20g			

14 剂，免煎颗粒

随访至今患者痛经未复发，诸症调和。

【按】六诊时，患者痛经明显好转，情绪好转，无经前乳房胀痛，吴老辨证其瘀血得通，月经周期逐渐稳定，予圣愈汤加减益气养血、调经止痛以善后。

小结：吴老门诊治疗痛经患者时常引用《景岳全书》和《张氏医通》中对痛经的描述为我辈讲述痛经的病因病机及治法。其中《景岳全书·妇人规》："经行腹痛，证有虚实。实者或因寒滞，或因血滞，或因气滞，或因热滞；虚者有因血虚，有因气虚。然实痛者多痛于未行之前，经通而痛自减；虚痛者多痛于既行之后，血去而痛未止，或血去而痛益甚。大多可按、可揉者为虚，拒按、拒揉者为实。"详细分析了痛经的病因病机，首先要分虚实，实者多因气滞、血瘀、寒滞，虚者多因气血虚，并分别描述虚、实痛经的临床区别。《张氏医通·妇人门》："经行之际……若郁怒则气逆，气逆则血滞于腰腿心腹背胁之间，遇经行时则痛而加重。"讲述了气滞与血瘀均为痛经的致病因素，肝郁气滞，气滞则血瘀，瘀阻胞宫，最终可致不通则痛。

圣愈汤出自《兰室秘藏》，由四物汤加人参、黄芪而成，主要用于补益气血，气旺则血自生，血旺则气有所附。柯琴认为圣愈汤："此六味皆醇厚和平而滋润，服之则气血疏通，内外调和，合于圣度矣。"临床中吴老对于气血亏虚型患者多辨证使用此方，多获良效。

本例痛经患者的治疗，吴老主要治以通因通用，后以补气养血善后，治疗得法，疗效显著，随访至今患者痛经未复发，诸症调和。

6. 产后脱发

产后脱发是指女性产后出现的大量脱发症状，一般在产后的2～7个月发生。西医认为女性生产后，体内雌激素下降进而引起脱发，同时考虑到女性在生产前后存在长时间的精神紧张、饮食不规律以及睡眠障碍，可成为诱发或者加重脱发的原因。

中医学认为，"发为血之余，发为肾之候"，说明毛发的生长依赖于人体的气血充足及肾精充沛。《诸病源候论》指出："冲任之脉，为十二经之海，谓之血海，其别络上唇口，若血盛则荣于须发，故须发美；若血气衰弱，经脉虚竭，不能荣润，故须发秃落。"《黄帝内经》："足阳明之上，血气盛则髯美长，血少气多则髯短，故气少血多则髯少，血气皆少则无髯。"清代程杏轩《医述》云："人身毫毛皆微而发独盛者，何也？百脉会于百会，血气上行而为之生发也。"以上均说明人体气血充足，则滋养濡润毛发，若气血不足，毛发得不到滋润，则出现枯糙甚至脱落的情况。《素问·上古天真论》："女子……五七，阳明脉衰，面始焦，发始堕；六七，三阳脉衰于上，面皆焦，发始白……丈夫……五八，肾气衰，发堕齿槁；六八，阳气衰竭于上，面焦，发鬓斑白。"肾之荣在发，肾主藏精生髓，若肾精充足，则毛发旺盛润泽，若肾精亏虚则毛发脱落。

综上所述，毛发的生长发育离不开气血充足及肾精充沛。脾胃为气血生化之源，脾胃健运则气血源源不断，肝主藏血，肾主藏精，乙癸同源，精、血互生互化。

女性的生理特点为多气少血，怀孕生产过程损耗肾精、耗伤阴血，乳汁的化生亦来源于精血，加上情志不畅、休息不足，从而导致脱发。吴老认为，治疗脱发应当以补益脾肾、益气养血为基本原则，同时注重疏肝理气，再根据辨证或活血化瘀或化痰或清热等，补不足、泻有余。

———————— 验 案 ————————

患者：张某某，女，28岁。初诊日期：2021年12月30日。

主诉：产后脱发3个月。

现病史：产后3个月脱发严重，头晕，腰背酸痛，哺乳期乳汁少，乳房胀，夜寐不安，多梦盗汗，大便黏少，胃纳可，受凉则恶心，时有呕吐，腋下汗腺炎2年，服补中益气丸后双腋下肿胀发脓。多囊卵巢综合征病史，服吴老中药调理后3个月自然怀孕。

既往史：多囊卵巢综合征，腋下汗腺炎2年。

望诊：舌质暗红，苔薄黄少津。

切脉：脉弦无力稍数。

西医诊断：分娩性脱发。

中医诊断：产后脱发。

中医辨证：脾肾两虚，气血不足，气虚不运。

治法：健脾益肾，补气养血通乳。

处方：

炙黄芪30g	桑寄生20g	败酱草30g	柴胡9g
红藤20g	当归12g	炒杜仲15g	金银花15g
炒栀子9g	漏芦12g	通草6g	赤芍15g
白芍15g	炒王不留行15g	炒川楝子9g	连翘12g
红景天9g	制何首乌10g		

14剂，水煎服

【按】在一诊中，吴老以补益脾肾、益气养血、凉血活血、清热解毒为主，同时疏肝泄热、通经下乳。桑寄生、炒杜仲、制何首乌具有补益肝肾的功效，同时何首乌可以乌须发；炙黄芪、红景天、红藤、当归、赤芍、白芍合用，具有益气补血、凉血活血通经的功效；炙黄芪用量较大，吴老取"有形之血无以速生，无形之气所当急固"之意；患者有腋下汗腺炎，且既往患有多囊卵巢综合征，存在肝气不疏的情况，长期肝郁则易于化火，因而选用柴胡、川楝子等条达肝气、清泄肝热；又因腋下汗腺炎未痊愈，用栀子、连翘、金银花、败酱草清热解毒、消痈排脓，以兼顾次要疾病；漏芦、通草、王不留行活血通经下乳；何首乌、王不留行、当归具有润肠通便的功效。

二诊（2022年1月28日）：产后4个月，脱发甚，口干口苦，大便干，一日一行，疲倦乏力，腰痛，乳少，乳胀，夜寐不安，多梦，头晕时作，健忘，容易生闷气，舌淡，苔根厚腻。腋下汗腺炎2年，时有溢脓，味浊。

处方：

炙黄芪 30g	桑寄生 20g	败酱草 30g	柴胡 9g
炒栀子 9g	通草 6g	漏芦 15g	金银花 15g
炒王不留行 20g	生杜仲 15g	当归 12g	赤芍 15g
白芍 15g	炒川楝子 9g	连翘 15g	制何首乌 10g
红景天 9g			

14剂，水煎服

【按】二诊患者症状有所改善，效不更方，在初诊的基础上增加了漏芦、王不留行、连翘的用量，去红藤，炒杜仲改为生杜仲，服用后乳汁增多、乳胀减轻、食欲增加，腋下脓肿也有所改善。

三诊（2022年2月19日）：产后5个月，口干口苦，食纳多，大便一日一行、质干，夜汗多，掉发明显减少，腰酸疲倦，乳汁量显著上升，乳胀减轻，头晕好转，多梦，手脚心易出汗，易生闷气，偶有心悸，腋下汗腺炎时有肿胀出脓。脉弦无力稍数，舌淡苔薄。

处方：

炙黄芪 30g	桑寄生 30g	败酱草 30g	柴胡 12g
炒栀子 9g	通草 6g	漏芦 15g	金银花 15g
炒王不留行 20g	生杜仲 15g	当归 12g	赤芍 15g
白芍 15g	炒川楝子 9g	连翘 15g	制何首乌 10g
红景天 9g	合欢花 9g		

14剂，水煎服

【按】三诊时患者脱发明显改善，多梦仍有，吴老在二诊方基础上加合欢花，"令人喜乐忘忧"；同时稍增桑寄生、柴胡用量，增疏肝、补肾之力。

四诊（2022年3月5日）：药后，纳食、便好，眠可，汗减，乳汁量显著增加，腋下汗腺炎明显好转。精气神足，头上已见新发生。脉弦有力，舌淡苔薄。效不更方，继服三诊方14剂，以巩固疗效。

随访至今，患者诸症调和，发量浓密。

【按】四诊诸症调和，精气神好，脱发止，新发已生。

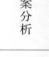

第六章 吴作君典型病案分析

131

小结：该患者产后出现严重脱发，同时见腰背酸痛、易疲倦、头晕、健忘、乳汁少、脉无力，为一派气血亏虚、肝肾不足之象；同时又见乳房胀、口干口苦、腋下胀肿、大便黏、脉弦、舌红苔黄，可见该患者肝气郁滞、内有湿热，为虚实错杂证。"问曰：新产妇人有三病，一者病痉，二者病郁冒，三者大便难，何谓也？师曰：新产血虚、多汗出、喜中风，故令病痉；亡血复汗、寒多，故令郁冒；亡津液，胃燥，故大便难。"（《金匮要略》）由此可知产后多虚、产后多瘀，气血不足、津液亏虚是产后女性的特点。且患者有慢性腋下汗腺炎（手少阴心经所主），曾服用补中益气汤后加重，以药测证，为虚证夹有实邪，乳房主要为足厥阴肝经、足阳明胃经所过，因此在治疗上，吴老以补益脾肾、益气养血、凉血活血、清热解毒为主，同时疏肝泄热、通经下乳。吴老认为补气至关重要，取"有形之血无以速生，无形之气所当急固"之意，且气能生血，载血行血，因此炙黄芪用量较大。

7. 不孕症

《黄帝内经》认为督脉、冲任之脉与不孕的发生密切相关。《素问·五常政大论篇》："岁有胎孕不育，治之不全，何气使然？岐伯曰：六气五类，有相胜制也。同者盛之，异者衰之，此天地之道，生化之常也。"指出了外界环境亦可影响胎孕。《诸病源候论》："妇人挟疾无子，皆由劳伤血气，冷热不调而受风寒，客于子宫，致使胞内生病，或月经涩闭，或崩血带下，致阴阳之气不和，经血之行乖候，故无子也。"其亦强调了月经正常对胎孕的重要性。吴老认为不孕症的发生除外部环境的影响外，与肝肾亏虚、气虚不运密切相关，临床教学中吴老多强调"先调经后种子"，临床辨证多根据患者具体情况疏肝、补肾、化湿、祛瘀、调冲任以调月经，月经稳定后，多予补肝肾之法以促卵泡发育和稳定规律排卵。因不孕症兼见的症状各有不同，导致不孕症的病因也纷繁复杂，吴老尤为重视详细问诊，强调四诊合参，明晰病因，辨证施治，每多获良效。

———————— 验案一 ————————

患者：马某某，女，31岁，已婚。初诊日期：2021年3月11日。

主诉：结婚4年，未避孕，未怀孕。

现症：患者婚后4年，未避孕，未受孕，求子就诊。患者平素月经周期30~35天，每次月经持续4天，量中，腰酸，腰时痛，乳胀，大便偏干，1~2天大便1次，乳胀。2020年12月18日输卵管造影：子宫"三角"形，右侧输卵管通畅，左侧未显影。

望诊：舌红，舌根黄，舌下脉络瘀积。

切诊：脉沉弦。

西医诊断：不孕。

中医诊断：不孕症。

中医辨证：肝肾亏虚。瘀血阻滞。

治疗：调经化瘀、滋补肝肾。

处方：

酒苁蓉 15g	酒萸肉 20g	菟丝子 15g	炙甘草 9g
白芍 15g	桑寄生 20g	伸筋草 15g	蒲公英 20g
当归 15g	续断 15g	醋香附 10g	败酱草 15g
川芎 9g	沙苑子 20g		

14 剂，水煎服

二诊（2021 年 4 月 16 日）：服药后腰痛稍缓解，乳胀好转。末次月经 4 月 5 日，量少，5 天净。4 月查：FSH 8.03U/L，LH 7.61U/L，E_2 33 pmol/L，慢性淋巴细胞性甲状腺炎（TSH 2.39mIU/L，正常），服左甲状腺素。脉沉细，稍弦。

处方：

酒苁蓉 15g	酒萸肉 20g	菟丝子 15g	炙甘草 9g
白芍 15g	桑寄生 20g	益母草 15g	蒲公英 15g
当归 12g	续断 15g	醋香附 10g	败酱草 20g
川芎 9g	沙苑子 20g		

14 剂，水煎服

三诊（2021 年 5 月 15 日）：服药后腰痛消失，尚腰酸，甲状腺结节。末次月经 5 月 5 日，月经周期 30 天，无痛经，黄白带。可做拉丝试验以判断排卵期。吴老嘱其外用工具避孕，治以调经促孕。

处方：

枸杞子 15g	覆盆子 12g	菟丝子 20g	五味子 12g
盐车前子^(包煎) 15g	桑寄生 20g	益母草 15g	蒲公英 15g
当归 12g	续断 15g	醋香附 10g	川芎 9g
沙苑子 20g			

42 剂，水煎服

四诊（2021 年 7 月 4 日）：服药后腰酸缓解，心情可，眠可，纳食可。

处方：

酒苁蓉 15g	酒萸肉 20g	菟丝子 20g	炙甘草 9g
白芍 12g	桑寄生 20g	益母草 15g	蒲公英 15g
当归 12g	续断 15g	醋香附 10g	川芎 9g
沙苑子 20g	补骨脂 15g	益智 15g	赤石脂 15g

| 茯苓 30g | 白术 15g | | |

14 剂，水煎服

五诊（2021 年 7 月 17 日）：服药后月经规律，腰酸明显缓解。甲状腺功能减退，规律服用左甲状腺素。末次月经 6 月 29 日，5 天净，无痛经，白带正常，腹泻伴腹痛，日 1～2 次，眠可。

处方：

酒苁蓉 20g	菟丝子 20g	炙甘草 9g	白芍 20g
益母草 15g	蒲公英 15g	当归 12g	续断 15g
醋香附 10g	川芎 9g	沙苑子 20g	盐补骨脂 15g
盐益智 15g	煅赤石脂 15g	茯苓 30g	麸炒白术 15g

14 剂，水煎服

六诊（2021 年 8 月 7 日）：末次月经 7 月 27 日，5 天净，月经周期 29 天，无痛经，现大便正常，无腹痛。

处方：

酒苁蓉 20g	菟丝子 20g	炙甘草 9g	白芍 12g
益母草 15g	蒲公英 15g	当归 12g	续断 15g
醋香附 10g	川芎 9g	沙苑子 20g	盐补骨脂 15g
盐益智 15g	煅赤石脂 15g	茯苓 30g	麸炒白术 15g

7 剂，水煎服

七诊（2021 年 8 月 13 日）：监测发现卵泡发育不良，复诊大便时溏，日 1～2 次，舌边红，苔黄，脉沉弦。吴老认为患者为气虚不运，治以补肾益气调经。

处方：

酒苁蓉 20g	菟丝子 20g	炙甘草 9g	白芍 12g
益母草 15g	蒲公英 15g	当归 12g	续断 15g
醋香附 10g	川芎 9g	沙苑子 20g	盐补骨脂 15g
盐益智 15g	煅赤石脂 15g	茯苓 30g	麸炒白术 15g
路路通 15g	芦根 15g	白茅根 15g	炒王不留行 15g
月季花 9g			

14 剂，水煎服

八诊（2021 年 9 月 12 日）：大便时溏，较前好转，里热减轻，舌边红，苔薄，脉沉稍弦。末次月经 8 月 27 日。

处方：

| 酒苁蓉 20g | 菟丝子 20g | 炙甘草 9g | 白芍 12g |
| 益母草 15g | 当归 12g | 醋香附 10g | 川芎 9g |

沙苑子 20g	盐补骨脂 15g	盐益智 15g	煅赤石脂 15g
茯苓 30g	麸炒白术 15g	路路通 15g	芦根 15g
炒王不留行 15g	月季花 9g		

14 剂，水煎服

九诊（2021 年 9 月 25 日）：欲孕，末次月经 9 月 23 日，FSH 8.85U/L，LH 5.04U/L，E_2 41pmol/L，大便正常，经期腹泻。服药 7 个月余，基础体温（BBT）双相，湿疹散在。吴老辨证为气血不足、肝肾两虚，治以养气血、补益肝肾、调经促孕。

处方：

炙黄芪 15g	麸炒白术 15g	黄芩 12g	菟丝子 30g
制巴戟天 15g	桑寄生 20g	熟地黄 20g	紫苏梗 10g
盐杜仲 15g	柴胡 9g	枸杞子 15g	炙甘草 9g
炙淫羊藿 10g	山药 20g	乌药 10g	麦冬 15g
盐益智 10g	阿胶^(烊化)10g		

阿胶^(烊化)10g — 阿胶$^{(烊化)}$10g

14 剂，水煎服

十诊（2021 年 10 月 8 日）：末次月经 9 月 23 日，嘱患者于月经第 11、第 13、第 15 天同房，试孕。二便调，无不适，舌暗红，苔白，脉滑。继续予九诊方，14 剂，水煎服。

十一诊（2021 年 10 月 22 日）：腹痛，孕 4 周，10 月 22 日查 HCG 为 496.75IU/L。吴老辨证为妊娠腹痛（脾肾亏虚证），治以补脾益肾、益气安胎。

处方：

炙黄芪 15g	麸炒白术 15g	黄芩 12g	菟丝子 20g
制巴戟天 15g	桑寄生 20g	熟地黄 20g	紫苏梗 10g
盐杜仲 15g	柴胡 9g	酒苁蓉 20g	生地黄 20g
枸杞子 15g	炙甘草 9g	炒栀子 6g	炙淫羊藿 10g
乌药 10g	麦冬 15g	盐益智 10g	苎麻根 20g

7 剂，水煎服

十二诊（2021 年 10 月 29 日）：孕 5 周，腹痛稍好转，腰酸，思睡，早醒。10 月 29 日查孕三项：E_2 199.05pmol/L，HCG 14457IU/L，孕酮 61.22nmol/L。吴老辨证为妊娠腹痛（冲任不固证），在补益脾肾的基础上加强固护冲任。

处方：

炙黄芪 15g	麸炒白术 15g	黄芩 12g	菟丝子 20g
制巴戟天 15g	桑寄生 20g	熟地黄 20g	紫苏梗 10g
盐杜仲 15g	酒苁蓉 20g	生地黄 20g	枸杞子 15g
炙甘草 9g	乌药 10g	麦冬 15g	盐益智 10g

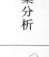

第六章　吴作君典型病案分析

| 苎麻根 30g | 枇杷叶 15g | 炒谷芽 12g | 砂仁 6g |

7 剂，水煎服

十三诊（2021 年 11 月 5 日）：孕 6 周，药后腰酸、思睡、早醒好转，早饭后易呕，偶吐。刻下：馋辣、闹口、易饥。苔薄腻，舌尖红。吴老辨证为先兆流产、妊娠呕吐（胃气虚、脾胃不和证），治以健胃和中、降逆止呕、补肾安胎。

处方：

人参 10g	麸炒白术 15g	黄芩 12g	茯苓 20g
炙甘草 9g	姜半夏 9g	陈皮 12g	木香 10g
砂仁 15g	大枣 10g	山茱萸 20g	苎麻根 30g

7 剂，水煎服

十四诊（2021 年 12 月 3 日）：孕 10 周，药后诸症调和，已无孕吐。刻下：食纳好，无恶呕，无腰酸。12 月 2 日 B 超：符合孕 10 周。继服上方 2 周以养胎。

随访至患者产后 3 个月，生产顺利，腰酸、呕吐未复发。

小结： 吴老认为大多不孕患者存在素来饮食寒凉或不注意保暖，易致使肾阳耗伤；素体肾阴亏虚或久病耗伤肾阴致使阴虚内热，冲任不调，血海亦不固矣，难以孕育。金元四大家之一朱丹溪曾分析女子不孕与肾阴亏虚密切相关："妇人久无子者，冲、任脉中伏热也……必起于真阴不足。真阴不足，则阳胜而内热，内热则荣血日枯，是以不孕也。"《景岳全书》中亦记载："产育由于血气，血气由于情怀，情怀不畅则冲任不充，冲任不充则胎孕不受。"强调了情志对胎孕的重要性，吴老在月经病的诊治中多遵古，注意疏肝，调畅情志，亦不忘补益血气。《傅青主女科》记载："妇人有身体肥胖，痰涎甚多，不能受孕者。人以为气虚之故，谁知是湿盛之故乎……而肥胖之湿，实非外邪，乃脾土之内病也。"部分不孕患者存在超重肥胖的情况，吴老多从痰湿辨证，临床多使用苍附导痰丸加减以燥湿化痰、理气调经，经顺后促排种子。《医宗金鉴·妇科心法要诀》记载："女子不孕之故，由伤其冲任也……若为三因之邪伤其冲任之脉，则有月经不调、赤白带下、经漏、经崩等病生焉。或因宿血积于胞中，新血不能成孕……皆当细审其因，按证调治，自能有子也。"针对瘀滞胞宫致使不孕的患者，吴老多以少腹逐瘀汤加减治疗以活血化瘀、调经促孕。

本例患者结婚 4 年，未避孕，一直未怀孕，求治于吴老。吴老详细询问病史、四诊合参、深究病因、重视病机，强调"求子之道，莫如调经"，即要想怀孕，首先要调理好月经。此案不孕患者一诊时见腰酸、腰时痛、乳胀、舌红、舌根黄、舌下脉络瘀积、脉沉弦，吴老认为本病日久可见肝肾亏虚、瘀血阻滞，遂治以调经化瘀、滋补肝肾之法，以酒苁蓉、酒萸肉、菟丝子、桑寄生、续断、沙苑子补肝益肾、补肾固精；加香附以疏肝理气；加败酱草、蒲公英以清利湿热、消痈散结。全方共奏调经化瘀、滋补肝肾、祛湿通络之功。服药后腰痛稍缓解，乳胀好转，遂继予寿胎丸合养精种玉汤加减治疗，吴老在诊治不孕患者时多加酒苁蓉，多年临床经验证实酒苁蓉可以促子宫内膜生长，调经时，多加入酒苁蓉以补肾阳、益精血；加益母草以行血养血，行血而不伤新血，养血而不滞血；加蒲公英以消痈散结、疏肝通经；诸药配合，滋阴养血、补肾益精、调理冲任。患者服药后腰痛消失，尚存腰酸，予五子衍宗丸合寿胎丸加减以补益肾精。患者服药后腰酸缓解，心情可，眠可，纳食可，继在三诊基础上加白芍、酒苁蓉、酒萸肉、补骨脂、益智、赤石脂以加强固护肾精，同时加茯苓、白术，使得补中有通，补而不滞。患者服药后，月经如期至，腰酸明显缓解，腹泻，腹痛，在四诊基础上加大白芍剂量以缓急止痛；将白术更换为麸炒白术，将赤石脂更换为煅赤石脂以增强温补的药性，以减轻患者的腹泻症状。服药后患者月经周期规律，月经量可，五至八诊均在四诊的基础上加减变通，以补肾益气调经。九诊时，月经已调，吴老嘱其可备孕，予吴老自创经验方益气养血调经助孕汤加减治疗，该方组成为炙黄芪、白术、黄芩、菟丝子、制巴戟天、桑寄生、熟地黄、紫苏梗、盐杜仲、柴胡、枸杞子、酒苁蓉、炙甘草、山药、乌药、麦冬、益智、栀子、淫羊藿，全方可益脾肾、固胎元。十诊时，继予益气养血调经助孕汤加减治疗，嘱患者于月经第11、第13、第15天同房，试孕。十一、十二诊，患者顺利怀孕，腹痛，吴老辨证为脾肾亏虚型妊娠腹痛，治以补脾益肾、益气安胎，患者服药后腹痛缓解。患者孕6周时出现易呕、偶吐、舌尖红，吴老辨证为胃气虚、脾胃不和型先兆流产、妊娠呕吐，治以香砂六君子汤加山茱萸、黄芩、苎麻根以健胃和中、降逆止呕、补肾安胎。随访至患者生产后3个月余，一切顺利，呕吐、腹痛、腰痛未复发。本例患者病程较久，于2021年3月11日首诊至2021年10月8日十诊，患者顺利怀孕，至十一、十二、十三诊吴老为其补脾益肾、益气安胎、缓解腹痛。诊治不孕症患者时吴老常嘱咐患者平时注意规律生活，养成良好的饮食习惯，保持积极乐观的心态。

—————— 验案二 ——————

患者：王某，女，31岁，已婚。初诊日期：2021年2月19日。

主诉：结婚6年，未避孕，未孕。

现病史：患者平素月经规律，13岁初潮，周期28天，行经7天，有血块，色暗，痛经，黄白带下量多，有异味。6年前结婚，婚后夫妻生活正常。末次月经2021年2月4日，带经12天，色淡。雌激素检查：FSH4.06U/L，LH3.56U/L，$E_2$250pmol/L（2020年12月21日）。既往史：2017年3月14日因卵巢子宫内膜样囊肿而手术。2018年4月造影示双侧输卵管不通。2019年10月25日B超：子宫腺肌病。2020年10月宫腔镜提示子宫内膜炎，小腹时有疼痛。2020 年 1 月做体外受精-胚胎移植，4 次促排、3 次取卵、3 次移植均失败，2020 年第四次体外受精-胚胎移植未果。

望诊：舌红苔白。

切诊：脉弦细、尺弱。

西医诊断：不孕、子宫腺肌病、双侧输卵管阻塞。

中医诊断：不孕症。

中医辨证：气滞血瘀，湿热下注。

治法：活血化瘀，清利湿热。

处方：

黄芩 12g	炒栀子 9g	败酱草 20g	金银花 20g
刘寄奴 15g	生牡蛎^(先煎)30g	白芍 15g	益母草 20g
醋香附 10g	桂枝 10g	醋延胡索 10g	柴胡 10g
炙甘草 9g	赤芍 12g	生鸡内金 15g	生王不留行 20g
路路通 20g			

14 剂，水煎服

二诊（2021 年 3 月 5 日）：情绪欠佳，思虑重，纳食一般，余无特殊不适。舌暗红，苔白，脉沉细尺弱。

处方：

黄芩 12g	炒栀子 9g	败酱草 20g	金银花 20g
刘寄奴 15g	生牡蛎^(先煎)30g	白芍 15g	益母草 20g
醋香附 10g	桂枝 10g	醋延胡索 10g	柴胡 10g
炙甘草 9g	赤芍 12g	生鸡内金 15g	生王不留行 20g
路路通 20g	生黄芪 20g	盐益智 15g	

14 剂，水煎服

三诊（2021 年 3 月 20 日）：雌激素复查示 FSH 3.65U/L，LH 9.04U/L，E_2 1556pmol/L（2021 年 3 月 13 日）。现症：食欲差，呃逆，入睡困难，夜间易醒且多梦。末次月经 3 月 11 日，带经 5 天。

处方：

黄芩 12g	炒栀子 9g	败酱草 20g	金银花 20g
刘寄奴 15g	生牡蛎^(先煎)30g	白芍 15g	益母草 20g
醋香附 10g	桂枝 10g	醋延胡索 10g	柴胡 10g
炙甘草 9g	赤芍 12g	生鸡内金 15g	生王不留行 20g
路路通 20g	生黄芪 20g	盐益智 15g	酸枣仁 15g

7 剂，水煎服

四诊（2021 年 3 月 27 日）：末次月经 3 月 11 日，药后痛经好转。现症见：食纳可，眠差，多梦易醒，大便日 1~2 次，思虑重，善太息。舌淡红，苔薄黄乏津。

处方：

金银花 20g	生牡蛎^(先煎)30g	白芍 15g	益母草 20g
醋香附 10g	桂枝 10g	柴胡 10g	炙甘草 9g
赤芍 15g	生鸡内金 15g	路路通 20g	黄芪 20g
盐益智 15g	首乌藤 15g	漏芦 15g	蒲公英 20g
合欢花 9g	合欢皮 20g	芦根 15g	盐车前子^(包煎)20g
醋鳖甲^(先煎)20g	酸枣仁 20g		

14 剂，水煎服

五诊（2021 年 4 月 10 日）：2021 年 4 月 7 日妇科 B 超示子宫腺肌病，右侧卵巢囊肿可能，子宫内膜异位？。2021 年 4 月 1 日雌激素复查：FSH 14.1U/L，LH 5.16U/L，$E_2$117pmol/L。现症见：食纳可，大便日解 1~2 次，夜梦多，起夜 1~2 次。末次月经 3 月 31 日，月经提前 7 天，淋漓不尽，痛经不明显，舌红，苔薄微黄根腻。

处方：

炙黄芪 20g	生牡蛎^(先煎)15g	醋莪术 10g	当归 12g
浙贝母 15g	醋青皮 9g	白芍 12g	炒栀子 15g
泽兰 10g	炙甘草 9g	川芎 9g	醋三棱 10g
醋鳖甲^(先煎)20g	益母草 20g	醋香附 10g	桃仁 10g
红花 10g	茯苓 20g	路路通 20g	炒王不留行 20g
合欢皮 20g	夏枯草 10g	桂枝 10g	

14 剂，水煎服

六诊（2021 年 5 月 8 日）：末次月经 2021 年 4 月 27 日，第 1~2 天量多，第 3~7 天量少，月经淋漓不尽，色红褐，第 1 天痛经明显，乳房不胀，有黄白带。眠差，易醒，二便尚调。舌暗红，苔薄根腻。

处方：

炙黄芪 20g	生牡蛎^(先煎)30g	醋莪术 10g	当归 15g
浙贝母 15g	醋青皮 9g	白芍 12g	炒栀子 12g
泽兰 10g	炙甘草 9g	川芎 9g	醋三棱 10g
醋鳖甲^(先煎)20g	益母草 20g	醋香附 10g	桃仁 10g
红花 10g	茯苓 20g	路路通 20g	炒王不留行 20g
合欢皮 20g	夏枯草 10g		

14 剂，水煎服

七诊（2021 年 5 月 29 日）：双侧输卵管不通，求子，卵巢早衰，复诊。末次月经 2021 年 5 月 23 日，痛经重，血块多，小腹痛，腰酸，黄白带。现

症：食纳可，眠好转，大便日解 1～3 次，质偏稀。卵巢子宫内膜样囊肿
（5.4cm×1.4cm）。舌暗红，苔薄根腻。

处方：

炙黄芪 20g	生牡蛎（先煎）30g	醋莪术 10g	当归 15g
浙贝母 15g	醋青皮 9g	白芍 12g	泽兰 10g
炙甘草 9g	川芎 9g	醋三棱 10g	醋鳖甲（先煎）15g
益母草 20g	醋香附 10g	桃仁 10g	茯苓 30g
路路通 20g	炒王不留行 20g	合欢皮 20g	夏枯草 10g
麸炒白术 15g	泽泻 10g	漏芦 15g	灵芝片 6g
			14 剂，水煎服

八诊（2021 年 6 月 12 日）：末次月经 2021 年 5 月 23 日，药后至今出现褐色分泌物 10 天左右，痛经严重，黄白带且分泌物多。食纳可，大小便正常，小腹坠胀痛。苔薄稍腻，舌边尖红。

处方：

炙黄芪 20g	生牡蛎（先煎）30g	醋莪术 12g	当归 15g
浙贝母 15g	白芍 12g	泽兰 10g	炙甘草 9g
川芎 9g	醋三棱 12g	醋鳖甲（先煎）20g	益母草 20g
醋香附 10g	桃仁 10g	路路通 20g	炒王不留行 20g
夏枯草 12g	麸炒白术 15g	泽泻 10g	漏芦 15g
金银花 20g	红景天 9g	赤芍 15g	蜈蚣 1 条
			14 剂，水煎服

九诊（2021 年 7 月 10 日）：双侧输卵管不通，末次月经 6 月 26 日，10 天净，后 3 天月经淋漓量少，痛经。带下分泌物多。

处方：

炙黄芪 20g	生牡蛎（先煎）30g	醋莪术 12g	当归 15g
浙贝母 15g	白芍 12g	泽兰 10g	炙甘草 9g
川芎 9g	醋三棱 12g	醋鳖甲（先煎）20g	益母草 20g
醋香附 10g	桃仁 10g	路路通 20g	炒王不留行 20g
夏枯草 12g	麸炒白术 15g	泽泻 10g	漏芦 15g
金银花 20g	红景天 9g	赤芍 15g	蜈蚣 2 条
灵芝片 3g			
			14 剂，水煎服

十诊（2021 年 7 月 31 日）：末次月经 7 月 22 日，量中，带经 11 天，色红，第 5 天后转为黑色，轻微痛经，经前两天乳房胀痛，无腰酸、腰痛，眠可，多梦，白天神疲乏力。

处方：

酒女贞子 10g	墨旱莲 10g	黄芩 12g	地榆炭 15g
生地榆 15g	白茅根 30g	白芍 15g	熟地黄 15g
阿胶^(烊化) 10g	焦栀子 9g	杜仲炭 15g	乌梅 15g
败酱草 20g	白及 15g	炙甘草 9g	三七粉^(冲服) 3g
苎麻根 30g	赤芍 12g		

14 剂，水煎服

十一诊（2021 年 8 月 14 日）：晨起头晕，偶有心慌，纳可，二便可。

处方：

酒女贞子 10g	墨旱莲 10g	黄芩 12g	地榆炭 15g
白茅根 30g	白芍 15g	熟地黄 15g	蒲公英 15g
焦栀子 9g	杜仲炭 15g	乌梅 15g	赤芍 12g
败酱草 20g	白及 15g	炙甘草 9g	三七粉^(冲服) 3g

14 剂，水煎服

十二诊（2021 年 9 月 4 日）：末次月经 8 月 16 日。月经量中，8 天净。雌激素复查：FSH 16.5U/L，LH 10.11U/L，E_2 5.9pmol/L（2021 年 8 月）。

处方：

茯苓 30g	麸炒白术 15g	熟地黄 20g	白芍 15g
赤芍 15g	当归 12g	川芎 9g	金银花 20g
连翘 15g	白及 12g	棕榈炭 10g	贯众 15g
败酱草 15g	盐车前子^(包煎) 10g	石韦 20g	槐角 20g
杜仲炭 20g	炙甘草 9g		

14 剂，水煎服

十三诊（2021 年 10 月 9 日）：末次月经 9 月 14 日，量少，5 天净，白带偏黄，舌红苔黄滑，脉沉细。吴老嘱其此次月经后可试孕。

处方：

熟地黄 15g	白芍 15g	当归 12g	川芎 9g
益母草 20g	醋香附 12g	桃仁 10g	红花 10g
川牛膝 15g	炒王不留行 20g	枸杞子 15g	肉桂 9g
桂枝 10g	炙甘草 9g		

14 剂，水煎服

十四诊（2021 年 11 月 26 日）：11 月 11 日查早孕，孕 6 周＋4 天，11 月 13 日阴道出血，量少，色褐，无腰痛，过劳则小腹抽痛，舌淡暗，苔白，脉沉滑，大便干。

处方：

炙黄芪 30g	麸炒白术 15g	黄芩 12g	菟丝子 20g
制巴戟天 15g	桑寄生 20g	熟地黄 20g	紫苏梗 10g
盐杜仲 20g	柴胡 9g	酒苁蓉 20g	生地黄 20g
杜仲炭 20g	生地黄炭 20g	枸杞子 15g	炙甘草 9g
炙淫羊藿 10g	麸炒山药 20g	乌药 10g	麦冬 15g
盐益智 10g	苎麻根 20g		

14 剂，水煎服

十五诊（2021 年 12 月 10 日）：孕 8 周＋4 天，偶有恶心，眠差，临晨易醒。药后大便可，出血稍好转，现排尿时小腹坠痛。

处方：

麸炒白术 15g	黄芩 15g	菟丝子 20g	制巴戟天 15g
桑寄生 20g	熟地黄 20g	酒苁蓉 20g	生地黄 20g
杜仲炭 20g	生地黄炭 20g	枸杞子 15g	炙甘草 9g
麸炒山药 20g	乌药 10g	盐益智 10g	苎麻根 20g
酒黄精 15g	金银花 12g	烫狗脊 15g	血余炭 12g

14 剂，水煎服

十六诊（2021 年 12 月 14 日）：孕 10 周＋4 天，复诊。药后无不适，阴道褐色分泌物已无，有黄绿色白带，烦躁，喜食辣，舌红，脉滑沉。继续予十五诊方，14 剂，水煎服。

十七诊（2022 年 1 月 22 日）：孕 14 周＋5 天，复诊。药后无不适，2022 年 1 月 6 日产检 B 超：宫内孕，符合 12 周。刻下：阴道仍偶有黄绿色分泌物，脾气急较前缓解，大便微干，嗜辣，口淡，舌暗苔薄。

处方：

麸炒白术 15g	黄芩 15g	菟丝子 20g	制巴戟天 15g
桑寄生 20g	熟地黄 20g	酒苁蓉 20g	生地黄 20g
杜仲炭 20g	生地黄炭 20g	枸杞子 15g	炙甘草 9g
麸炒山药 20g	乌药 10g	盐益智 10g	苎麻根 20g
酒黄精 15g	金银花 12g		

14 剂，水煎服

十八诊（2022 年 2 月 19 日）：孕 18 周＋5 天，复诊。药后无不适，2022 年 2 月 16 日产检 B 超：宫内孕，符合 18 周。诸症调和，继服中药 2 周。

随访至今，患者于 2022 年 7 月剖宫产 1 女，母女平安。

小结：吴老临床中治疗不孕症重视急则治其标、缓则治其本，辨证后当患者正气充足时，多先攻后补，补其气血，安其胎养。胞脉阻塞多为虚实夹杂之证候。胞脉阻塞属于有形之邪阻滞，脉道不通，则受孕困难，而阻滞输卵管之邪可分为湿邪和血瘀。湿邪多指因房事不洁、护理不当而感染的各种致病菌引起的输卵管粘连；亦可因脾肾气化不足，导致水湿内停，从而引发痰湿阻络或湿热内蕴阻滞胞脉。血瘀多为腹部胞宫受寒，气机不畅；或肝气不疏，失于调达，气滞血瘀，久病必瘀。输卵管阻塞病机复杂，往往脾失健运、湿热壅滞、湿瘀互结、气滞血瘀、冲任亏虚诸证并存，病史也往往较长，治疗很难短期显效。吴老临床中多鼓励患者坚持治疗。

　　本例患者 2017 年 3 月 14 日行卵巢子宫内膜样囊肿手术，2018 年 4 月查双侧输卵管不通，2019 年 10 月 25 日行 B 超检查示子宫腺肌病，2020 年 10 月宫腔镜检查子宫内膜炎，小腹时有疼痛。2020 年 1 月行体外受精-胚胎移植，4 次促排、3 次取卵、3 次移植均失败，诊断为不孕症，因疾病日久，湿热内蕴，瘀血内阻，气机失调，胞脉阻滞，影响了冲任功能。"陈莝去而胃肠洁，癥瘕尽而营卫昌，不补之中，真补存焉"（《儒门事亲》），提出"不孕不育非单纯肾虚论"，认为气滞血瘀、湿热痰浊同样是引发不孕不育的病因，吴老在方药使用中非常注重清热利湿、活血祛瘀，并非一味补肾壮阳。患者初次就诊时湿热症状明显，吴老以自拟方清其湿热，患者服药后湿热减轻，二至四诊时吴老在前方基础上加生黄芪、盐益智、酸枣仁、合欢皮、合欢花等以益气养血、滋阴安眠。五诊后吴老以理冲汤加减治疗，以益气行血、调经祛瘀；方以川芎、桃仁、莪术、三棱活血祛瘀，行气消积，破血以通络，桂枝温通血脉以行瘀滞，鳖甲软坚散结，诸药配合共奏调理冲任、扶正补虚、消积化瘀之功。第十诊时，吴老以二至丸加败酱草、苎麻根、黄芩等，以补肾调经、清利湿热。第十二诊时吴老以四物汤加减治疗，活血兼以补肾，并在第十三诊时吴老嘱其此次月经后可试孕。第十三诊后，患者自然怀孕，此时吴老用泰山磐石散加减以补肾益气、养血安胎，患者服药后阴道出血停止，随访至今患者无异常，诸症调和。在本案例的治疗过程中，吴老重视病程变化，标本兼顾，随症加减，水到渠成，患者应"孕"而生。

8. 多囊卵巢综合征

　　多囊卵巢综合征属于中医"不孕""闭经""月经后期""月经过少""癥瘕"等范畴。《医学源流论》记载："冲任脉皆起于胞中……为经脉之海。此皆血之所从生，而胎之所由系也。明于冲任之故，则本原洞悉，而后其所生之病，千条万绪，以可知其所从起。"着重强调冲任二脉对于妇科疾病诊治是非常重要的。吴老认为多囊卵巢综合征的发生与肾-天癸-冲任-胞宫轴的变化密切相关，主要表现为肝、脾、肾脏腑功能失调，多囊卵巢综合征患者多体虚、肥胖，肾虚则素体羸弱，天癸、血海不足，以致月经稀发，甚至出现闭经，不易受孕；脾虚则痰湿内生、痰湿过盛，亦可阻滞冲任、胞宫，同样可致月经稀少、闭经；肝气疏于调达则肝气郁结、气滞血瘀、瘀阻胞宫，另一方面肝气化火，可致热扰冲任，冲任不固，亦可导致月经异常，甚至不孕。临床上吴老诊治多囊卵巢综合征患者多按其年龄和需求进行分期诊治：对于青春期患者吴老多以调经为先，以恢复规律的月经周期；对于育龄期患者吴老多以助孕为主，治疗原则为补肾以治本，健脾化湿、疏肝解郁以治标，标本同治。

验案

患者：时某某，女，35岁。初诊日期：2019年2月22日。

主诉：月经稀发1年余。

现病史：患者2017年6月查出多囊卵巢综合征，大便稀，日1次，不畅。刻下：1年来月经多次推迟，稀发，乳房肿痛，腰酸。月经史：14岁初潮，带经5～7天，周期30～60天，量少，色红偏暗。末次月经1月9日，带经6天，小腹胀痛，白带少，大便稀改善，眠浅易醒，纳差，胃部时有反酸不适。

望诊：舌质淡，苔薄白。

切诊：脉沉细滑。

西医诊断：多囊卵巢综合征。

中医诊断：月经后期、月经稀发。

中医辨证：脾肾两虚，肝失疏泄。

治法：补肾健脾，疏肝调经。

处方：

熟地黄 15g	白芍 12g	炒白术 12g	茯苓 20g
瓦楞子 10g	姜半夏 9g	益母草 20g	香附 10g
巴戟天 15g	生牡蛎（先煎）15g	蒲公英 15g	淫羊藿 15g
菟丝子 15g	凌霄花 9g	桃仁 10g	红花 10g
枳壳 12g	青皮 10g	鸡内金 20g	延胡索 10g

7剂，水煎服

【按】一诊时，患者已一个半月未行经，小腹胀痛，白带少，眠浅易醒，胃部反酸不适。吴老四诊合参，辨证为脾肾两虚、肝失疏泄型，诊断为月经后期和月经稀发，以多囊卵巢综合征经验方为基础方加减治疗，治以补肾健脾、疏肝调经。

二诊（3月1日）：2月28日查B超示子宫内膜厚1.1cm，双侧卵巢囊性改变。3月1日北京某三甲医院检查示：卵泡刺激素（FSH）5.8U/L，促黄体生成素（LH）4.84U/L，雌二醇（E$_2$）135.79pmol/L。舌淡红，苔白，脉沉细。

处方：

熟地黄 15g	白芍 12g	炒白术 12g	茯苓 20g
炒杜仲 15g	姜半夏 9g	益母草 20g	香附 10g
巴戟天 15g	党参 15g	蒲公英 15g	淫羊藿 15g
菟丝子 15g	桃仁 10g	红花 10g	枳壳 12g
青皮 10g	鸡内金 20g	延胡索 10g	三棱 10g
莪术 10g	炙甘草 9g		

14 剂，水煎服

【按】 患者服药后子宫内膜增厚至 1.1cm。二诊时吴老在一诊方的基础上去瓦楞子、生牡蛎、凌霄花，加党参 15g、三棱 10g、莪术 10g、炒杜仲 15g、炙甘草 9g，以加强破血逐瘀调经的力量。

三诊（3 月 15 日）：腰酸乏力，大便已成形，日 1 次。舌淡苔白，脉弦滑。

处方：

熟地黄 15g	白芍 12g	炒白术 12g	茯苓 20g
炒杜仲 15g	姜半夏 9g	益母草 20g	香附 10g
巴戟天 15g	党参 15g	蒲公英 15g	淫羊藿 15g
菟丝子 15g	枳壳 12g	青皮 10g	鸡内金 20g
延胡索 10g	炙甘草 9g		

7 剂，水煎服

【按】 二诊方共服 14 剂，服药期间月经至，量少，色暗，微有畏寒，现正值月经末期，予二诊方去桃仁、红花、三棱、莪术这些活血药物，继服 7 剂。

四诊（3 月 21 日）：超声示双侧卵巢多囊性样改变。月经已净 1 周余。乳房胀，小腹下坠，畏寒。舌质暗红，苔白，脉弦。

处方：

炙黄芪 15g	白芍 12g	炒白术 12g	茯苓 30g
炒杜仲 15g	姜半夏 9g	益母草 20g	香附 10g
巴戟天 15g	枸杞子 10g	蒲公英 15g	淫羊藿 15g
菟丝子 15g	桃仁 10g	红花 10g	枳壳 12g
青皮 10g	鸡内金 20g	延胡索 10g	三棱 10g
莪术 10g	炙甘草 9g	桂枝 10g	刘寄奴 15g

10 剂，水煎服

五诊（3 月 31 日）：服药后复诊，诸症好转，自述月经好转求子。吴老嘱其若 30 天不来月经，则加服益母草膏、姜糖水，午后服用艾附暖宫丸。绍兴黄酒，每日 50ml，多食用黑豆、丝瓜、冬瓜等。加强锻炼，十点睡觉。继续调经以助孕。

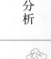

处方：

茯苓 30g	白芍 15g	炒白术 12g	姜半夏 9g
益母草 20g	蒲公英 20g	香附 10g	菟丝子 20g
巴戟天 15g	枳壳 12g	淫羊藿 15g	桃仁 10g
红花 10g	杜仲 15g	青皮 10g	鸡内金 20g
炙黄芪 15g	枸杞子 15g	泽泻 10g	炙甘草 9g
桂枝 10g	刘寄奴 15g		

10 剂，颗粒剂

六诊（4月12日）：患者自述遵吴老医嘱，坚持监测体温，坚持锻炼，每日食鲜生姜一小片。近日眠好，畏寒好转，求子心切。吴老嘱其行经见红服药3天，停药3天，第7天继续服用中药；每日坚持食用4个去皮核桃；如血糖5.5mmol/L以下，每日加食3颗大枣；忌甜食，坚持跑步锻炼。予上方去白术、茯苓、泽泻，加续断15g、熟地黄20g、红景天10g。

处方：

熟地黄 20g	白芍 15g	续断 15g	姜半夏 9g
益母草 20g	蒲公英 20g	香附 10g	菟丝子 20g
巴戟天 15g	枳壳 12g	淫羊藿 15g	桃仁 10g
红花 10g	杜仲 15g	青皮 10g	鸡内金 20g
炙黄芪 15g	枸杞子 15g	红景天 10g	炙甘草 9g
桂枝 10g	刘寄奴 15g		

14 剂，颗粒剂

七诊（4月26日）：末次月经4月17日，大便稍干，日1次，自述自2016年始白细胞偏低。4月23日检查示生化全项检查正常，血糖 5.0mmol/L，WBC 3.14×10^9/L，血红蛋白 110.0g/L。刻下：患者精气神好。

患者自述：干果类，每日食花生10~20粒、核桃2颗、小杏仁10粒，以及葡萄干、蔓越莓干、蓝莓干适量；正餐多为骨头汤（凉后去油）、黑木耳、鸡蛋、牛奶、豆浆、姜糖水（少糖）、牛肉、鱼、虾，每早一小片姜；滋补品类，每天西洋参3~5片泡水，冬虫夏草2~3根煮熟嚼食，维生素类，蜂王浆；跑步，快走，唱歌。

处方：

炙黄芪 30g	白芍 15g	香附 10g	菟丝子 20g
续断 15g	蒲公英 20g	枳壳 12g	淫羊藿 15g
桃仁 10g	红花 10g	枸杞子 15g	鸡内金 20g
益母草 20g	杜仲 15g	刘寄奴 15g	炙甘草 9g
熟地黄 20g	红景天 10g	桂枝 10g	

7 剂，水煎服

八诊（5月3日）：患者自述饮食作息规律。吴老嘱其进行卵泡监测：1.8cm×1.9cm 或 2.2cm×2.3cm 时复诊，或2周后复诊，可进行试孕。守七诊方，14剂，水煎服。

【按】四诊至八诊，吴老治以健脾补肾通经，重在补肾调经，随症进行相应加减。

九诊（6月21日）：本月试孕，14日、16日两天同房，大便稀、日1~2次。末次月经5月30日。6月3日北京某三甲医院检查示：FSH 5.0U/L，促黄体生成素（LH）3.93U/L，雌二醇（E_2）29pg/ml。

患者自述：试孕期间坚持服用中药；不跑步、不剧烈运动；每日食核桃、牛肉等适量，桃子、车厘子常吃，羊肉暂停；多饮水，保持充足睡眠；吴老嘱其若月经至，第3~6天复诊，若月经未至，满30天超期1周则检查，再复诊。

处方：

党参 20g	炒白术 12g	黄芩 12g	金银花 15g
熟地黄 20g	白芍 12g	山茱萸 20g	杜仲 15g
山药 20g	枸杞子 15g	砂仁 6g	炙甘草 9g
菟丝子 15g	续断 15g	鹿角霜 10g	豆蔻 6g

7剂，水煎服

【按】八诊时患者月经周期已明显好转，嘱患者可在八诊服药后试孕，遂九诊吴老予养精种玉汤＋寿胎丸加减以补肾益精、滋阴养血，促子宫内膜生长。

十诊（7月5日）：6月试孕未果，末次月经6月28日。大便稀、日1~2次，舌暗苔腻，脉滑。

处方：

党参 20g	炒白术 12g	黄芩 12g	金银花 15g
熟地黄 20g	白芍 12g	山茱萸 20g	桑寄生 20g
山药 20g	枸杞子 15g	砂仁 6g	炙甘草 9g
菟丝子 30g	续断 15g		

7剂，颗粒剂

【按】十诊，患者回报试孕未成功，吴老耐心安抚患者，在九诊基础上微调药物，去鹿角霜、杜仲、豆蔻，加桑寄生20g，菟丝子增量至30g，加强补肾精、肾阳之力。服7剂后嘱患者继服14剂。

十一诊（7月26日）：守十诊方（7剂），监测7月体温情况。

【按】服药期间，吴老查其7月体温，显示其黄体功能略有不足；B超示卵泡椭圆形，5~8个比较好。嘱其试孕期间注意休息，不能跑步、剧烈运动，可以多唱歌。

十二诊（8月9日）：末次月经6月28日，8月8日查HCG阳性。刻下：腰酸畏寒，舌尖红，苔白，脉滑左大弦。

处方：

茯苓30g	炒栀子9g	山茱萸20g	鹿角霜10g
炒白术12g	白花蛇舌草15g	熟地黄20g	枸杞子15g
金银花15g	防风9g	党参20g	菟丝子15g
杜仲15g	白芍12g	黄芩12g	炙甘草9g
桑寄生20g	砂仁6g	肉豆蔻6g	苎麻根30g
地黄炭15g	蒲公英15g		

7剂，水煎服

患者面部有过敏症状。吴老嘱其用淡盐水搽脸，孕期尽量避免感冒和过敏，忌食海鲜、木耳、羊肉等食物；不可提重物，举手幅度不易过大，不可端水盆，多卧床休息；车厘子、山药可继续食用。

【按】 十二诊时，患者怀孕，出现腰酸畏寒、舌尖红、苔白、脉滑左大弦的症状，吴老予补气养血安胎方加减以益脾肾、固胎元。

十三诊（8月23日）：孕8周，恶心呕吐，时有阴道褐色分泌物，大便稍稀。舌淡暗，苔白脉滑。

处方：

茯苓30g	白术12g	党参20g	防风9g
桑寄生20g	菟丝子20g	鹿角霜10g	枸杞子15g
山茱萸20g	金银花15g	白芍12g	黄芩12g
杜仲20g	砂仁6g	肉豆蔻6g	炙甘草9g
苎麻根30g	陈皮10g	竹茹15g	地黄炭15g
白花蛇舌草15g			

7剂，水煎服

十四诊（9月6日）：孕10周，恶心呕吐，腰酸，大便日1次，脉左大。上方去金银花、地黄炭、陈皮、肉豆蔻、杜仲。

处方：

茯苓30g	白术12g	党参20g	防风9g
桑寄生20g	菟丝子20g	鹿角霜10g	枸杞子15g
山茱萸20g	白芍12g	黄芩12g	砂仁6g
炙甘草9g	苎麻根30g	竹茹15g	白花蛇舌草15g

十五诊（11月1日）：孕18周，腰酸乏力，恶心呕吐。左脉阻力大，脉

京城名老中医临证经验集

滑数。

处方：

炒白术 12g	党参 20g	桑寄生 20g	白芍 12g
菟丝子 20g	枸杞子 15g	白花蛇舌草 20g	山茱萸 20g
砂仁 6g	苎麻根 30g	炙甘草 9g	竹茹 15g
金银花 15g	炒栀子 9g	蒲公英 20g	败酱草 15g
鸡血藤 10g	木香 10g	远志 9g	陈皮 6g

14 剂，水煎服

患者自述：小便费力感。吴老嘱其多饮水，多排尿，正常走动，不可剧烈运动，多晒太阳；若大便稀则调方，若大便正常则 2 周后复查。

十六诊（11 月 22 日）：孕 21 周，患者诸症调和，继续保胎。

处方：

炙黄芪 12g	炒白术 12g	党参 20g	山茱萸 20g
枸杞子 15g	桑寄生 20g	白芍 12g	菟丝子 20g
苎麻根 30g	炙甘草 9g	竹茹 15g	金银花 15g
炒栀子 6g	蒲公英 20g	败酱草 15g	白花蛇舌草 20g
砂仁 6g	陈皮 6g	木香 10g	远志 9g

14 剂，水煎服

十七诊（2020 年 1 月 8 日）：孕 27 周。近日微有上火，偶有少量褐色分泌物。上方去炙甘草、白花蛇舌草、木香，加石菖蒲 15g、佩兰 15g、菊花 10g。

处方：

炙黄芪 12g	炒白术 12g	党参 20g	山茱萸 20g
枸杞子 15g	桑寄生 20g	白芍 12g	菟丝子 20g
苎麻根 30g	竹茹 15g	金银花 15g	石菖蒲 15g
炒栀子 6g	蒲公英 20g	败酱草 15g	佩兰 15g
砂仁 6g	陈皮 6g	远志 9g	菊花 10g

14 剂，水煎服

吴老嘱其要卧床休息，少走动，身体状况允许时外出晒太阳；远离辐射类电器，可看书，看电视，时间不可过长，每天不超过 2h，产后 1 个月内注意保护眼睛；每天一小块黑巧克力、2 个核桃；便秘时多吃水果、蔬菜；多听音乐；忌搬重物、端水盆等。

【按】后续吴老多次以补气养血安胎方为底方加减治疗为患者保胎，缓解孕期出现的恶心呕吐、腰酸、乏力等不适症状，患者 2020 年 4 月顺利生产，母子平安。

十八诊（2021 年 2 月 26 日）：2020 年 4 月顺产男婴，乳汁充盈。至今产后 10 个月，月经未至。刻下：腰酸腰痛，少腹痛，胃痛，恶心呕吐，2 月 21 日曾发生乳腺管堵塞，发热 39℃，现已治愈。舌质淡，苔薄白，脉细数。

处方：

土茯苓 15g	金银花 20g	赤芍 15g	白芍 15g
牡丹皮 12g	生薏苡仁 30g	月季花 10g	车前子^(包煎) 10g
蒲公英 20g	败酱草 20g	马齿苋 30g	连翘 12g
萹蓄 15g	草薢 15g	炙甘草 9g	法半夏 9g
陈皮 9g	延胡索 10g		

14 剂，水煎服

【按】患者产后 10 个月腰酸腰痛、少腹痛、胃痛、恶心呕吐，继续寻求吴老诊治，吴老以清热活血、利湿化浊为治疗原则，以土茯苓、金银花、赤芍、白芍、牡丹皮、月季花清热兼凉血活血，以薏苡仁、车前子、蒲公英、败酱草、马齿苋、连翘、法半夏利湿解毒，兼有萹蓄、草薢泌别清浊，少佐陈皮、延胡索理气止痛，炙甘草调和诸药，全方共奏清热活血、利湿化浊之功效。

十九诊（2021 年 3 月 10 日）：患者服药后腰酸腰痛及少腹痛明显减轻，胃痛、恶心呕吐症状消失，继服上方 7 剂巩固治疗。

【按】随访 6 个月，患者腰酸腰痛、胃痛、恶心呕吐未复发。

小结："女子七岁，肾气盛，齿更发长；二七而天癸至，任脉通，太冲脉盛，月事以时下，故有子……七七，任脉虚，太冲脉衰少，天癸竭，地道不通，故形坏而无子也。"（《素问·上古天真论篇》）强调了天癸的产生、任脉的通畅、太冲脉的旺盛，是月经按时来潮的关键。只有天癸至，任脉通，太冲脉盛，月事以时下，方可具备生育子女的能力。现代医学同样认为正常排卵、卵泡成熟、输卵管通畅及子宫内膜合适方适宜孕育胎儿。而多囊卵巢综合征患者的卵泡发育多存在异常，吴老指出卵泡发育异常与患者天癸不足即肾藏的生殖之精不充实紧密相关，月经推迟、月经量少甚至闭经与肾精不足相关，痰浊、肝郁、瘀血导致的瘀滞均可使冲任受损，难以受孕。本病多表现为本虚标实、虚实夹杂，其中多以肾虚为主，痰浊、肝郁、瘀血导致的不通为标，治疗以补肾为主，根据不同患者的具体情况辨证治疗，分别治以补肾调经、祛湿化痰、疏肝解郁行气、活血化瘀等。

患者因多囊卵巢综合征导致不孕而寻求吴老诊治。2017 年 6 月查出多囊卵巢综合征，大便稀，日 1 次，不畅，现 1 年来月经多次推迟、稀发，乳房肿痛，腰酸。因多囊卵巢综合征的病情较为复杂，疾病缠绵，较难快速治愈，吴老嘱其要坚持治疗，做好长期治疗的准备。

多囊卵巢综合征经验方乃吴老多年诊疗创立，由茯苓 20g、白芍 12g、菟丝子 15g、桃仁 10g、红花 10g、白术 15g、当归 10g、巴戟天 15g、月季花

京城名老中医临证经验集

10g、熟地黄 15g、香附 10g、黄芩 12g、枸杞子 15g、川楝子 15g、桑寄生 20g、炙甘草 9g、益母草 20g、橘叶 15g、淫羊藿 15g、败酱草 15g、黄柏 10g 组成。其中熟地黄、枸杞子、巴戟天、桑寄生、淫羊藿、菟丝子重在滋补肾精，以充实天癸；桃仁、红花、当归、白芍重在活血祛瘀以导滞；香附、月季花、川楝子、橘叶重在疏肝解郁，肝气舒则气机调达；败酱草、黄柏、黄芩、益母草、茯苓、白术重在祛湿，湿去脾健，后天脾胃的正常运化又可为先天肾精的充实助力。本方主要用于治疗脾肾两虚、冲任失养型多囊卵巢综合征，临床诊治中吴老常以其为底方，根据患者具体情况随症加减，疗效显著。

补气养血安胎方亦为吴老多年保胎经验方，其由炙黄芪、白术、菟丝子、巴戟天、桑寄生、熟地黄、杜仲、柴胡、山药、益智、炙甘草、枸杞子等组成，全方共奏气血同调、肝肾同补、固摄冲任、安胎元之功。

纵观本例患者诊治全程，患者 2019 年 2 月因不孕寻求吴老治疗，吴老治疗其月经后期时兼顾多囊卵巢综合征，治疗后患者月经周期稳定，吴老以养精种玉汤合寿胎丸加减以补肾益精、滋阴养血，以促孕。经过吴老多次仔细辨证诊治后患者于 2019 年 6 月怀孕，怀孕后吴老又多次为其补气养血，以保胎。产后 10 个月，吴老辨证诊治后继予中药调养患者腰酸腰痛等产后身体不适症状，直至患者愈。此病例诊治病程长，病情复杂，其间患者也存在没有信心的时刻，吴老多次鼓励，多次叮嘱坚持治疗，每一诊后吴老都会贴心告知患者注意事项，经过 4 个月的调经促孕治疗，患者顺利怀孕。患者怀孕后，吴老继续为其保胎，时时关心，次次提醒生活起居注意事项，直到患者平安生产。

9. 阴道炎

阴道炎属于中医"带下病""带下过多"的范畴，带下病首见于《素问·骨空论》："任脉为病……女子带下瘕聚。"《诸病源候论·妇人杂病诸候》中记载："带下者，由劳伤过度，损动经血，致令体虚受风冷，风冷入于胞络，搏其血之所成也。冲脉、任脉为经络之海。任之为病，女子则带下。"讲述了带下病的发生与劳伤过度、冲任脉相关。《医学心悟·带下》记载："带下之症，方书以青、黄、赤、白、黑，分属五脏，各立药方。其实不必拘泥，大抵此症不外脾虚有湿……"其将带下分为五色，五色各属五脏，治疗中要坚持辨证论治，带下病总体病因为湿。吴老认为带下病多与湿邪相关，若带下偏黄多存在湿热、湿毒，若脾气虚则脾失运化，痰湿水停，阻滞中焦，可伤及任脉及带脉，以致带下病的发生；若肾阳虚则可出现肾气不固及气化不利，带脉失约，亦导致带下病的发生；若患者感受湿热之邪，可出现湿热侵及下焦，损伤任脉、带脉，导致带下病；若患者感受湿毒之邪亦可导致较为严重的带下病。临床治疗中，吴老在重视祛湿的同时，多根据患者的具体情况进行辨证论治，或辅以补脾，或辅以温肾阳，或辅以清湿热，或辅以解湿毒，必要时亦配合中药制剂外洗及中医特色疗法等。治疗过程中吴老多鼓励患者放松心情，养成良好的生活习惯。

─────── 验案 ───────

患者：白某某，女，52岁，已婚。初诊日期：2022年1月15日。

主诉：阴道瘙痒伴白带异常6年余。

现病史：患者6年前出现阴道瘙痒、刺痛，黄白带量多、有异味，于外院诊断为阴道炎，6年来未治愈，近期复发。患者48岁闭经，现已绝经4年。刻下：平素口苦，口黏，大便干硬，日1次，小便黄，眠差，时有烦躁，浑身沉重乏力。黄白带量多，有异味，时有瘙痒、刺痛。2021年9月14日体检示：总胆固醇5.73mmol/L（↑），甘油三酯2.12mmol/L（↑），低密度脂蛋白胆固醇3.41mmol/L（↑），血压123/81mmHg。

望诊：舌红，苔黄厚腻。

切诊：脉弦滑。

西医诊断：阴道炎。

中医诊断：带下病。

中医辨证：湿热下注兼湿毒内侵。

治法：清热利湿，解毒止带。

处方：

土茯苓 20g	金银花 20g	野菊花 15g	白花蛇舌草 30g
蒲公英 15g	败酱草 15g	蛇床子 9g	牡丹皮 12g
生薏苡仁 30g	赤芍 12g	炒白芍 12g	盐车前子(包煎) 10g
连翘 12g	萆薢 15g	萹蓄 15g	炙甘草 9g
红景天 9g	灵芝 9g		

14剂，水煎服

【按】 本例患者阴道炎6年余，反复发作，黄白带量多，有异味，阴道瘙痒、刺痛。患者48岁闭经，现已绝经4年，疾病日久，吴老认为此例患者多因湿热及湿毒下注，损伤冲、任、带脉，带下失约，致使带下量多、偏黄有异味，遂一诊时吴老治以清热利湿、解毒止带，以五味消毒饮加减治疗，加连翘、土茯苓、白花蛇舌草以解毒除湿；加牡丹皮、赤芍以清热凉血、活血化瘀；加生薏苡仁以利水渗湿、清热排脓；加败酱草以清热解毒、祛瘀排脓；加萆薢、萹蓄、车前子以利尿通淋、利湿化浊；加蛇床子以祛湿、止痒、杀虫；加灵芝、红景天以补气填精，充盈冲、任脉，加固带脉约束之力；加白芍、炙甘草，酸甘化阴而生津，以滋阴养血，使清热利湿而不伤阴。

二诊（2022 年 1 月 29 日）：药后口苦、口黏减轻，大便畅、日一行，小便黄减轻，睡眠有改善，黄白带明显减少，烦躁除，身体沉重感减轻。

处方：

土茯苓 20g	金银花 20g	野菊花 15g	白花蛇舌草 20g
蒲公英 20g	败酱草 20g	蛇床子 9g	牡丹皮 12g
生薏苡仁 30g	赤芍 12g	炒白芍 12g	盐车前子^(包煎) 10g
连翘 12g	萹蓄 15g	炙甘草 9g	红景天 9g
灵芝 9g	甜叶菊 1g	麸炒椿皮 15g	

14 剂，水煎服

【按】一诊服药后，诸症转佳，可见方药对症，见效明确，遂二诊时吴老微调一诊之方，继以祛湿为主治疗。

三诊（2022 年 2 月 14 日）：药后口苦、口中黏腻症状消失，大便畅，身体已无沉重感，尚余乏力、气短，饮食不佳，便溏，带下正常，舌淡胖，苔白，脉缓。

处方：

黄芪 15g	人参 10g	炙甘草 9g	炒白术 12g
升麻 12g	当归 12g	陈皮 10g	柴胡 10g
山药 15g	炒白芍 12g		

14 剂，水煎服

随访至今患者阴道炎未复发，诸症调和。

【按】三诊时，患者药后口苦、口中黏腻症状消失，大便畅，身体已不沉重，可见患者湿热及湿毒之邪已除，患者尚余乏力、气短、饮食不佳、便溏之症，舌淡胖，苔白，脉缓，可知患者尚存脾虚之证，吴老以补中益气汤加山药、白芍以补益中气、升阳除湿善后。

10. 盆腔炎

盆腔炎属于中医"热入血室""癥瘕""带下病""妇人腹痛"等范畴。《金匮要略·妇人杂病脉证并治》记载："妇人中风，七八日续来寒热，发作有时，经水适断，此为热入血室，其血必结，故使如疟状，发作有时，小柴胡汤主之。"吴老认为盆腔炎多与湿热、毒瘀相关，其中急性盆腔炎多以热毒为主，兼有湿、瘀，临床治疗当以清热解毒为主、祛湿化瘀为辅。慢性盆腔炎多为邪热余毒残留，与冲任气血搏结而成，易形成虚实错杂之势，缠绵难愈。吴老常根据患者发热、下腹疼痛、带下异常等情况，四诊合参，进行综合分析，临床上常见热毒炽盛证、湿毒壅盛证、湿热蕴结证等几种证型。治疗过程中吴老常常提醒患者养成良好的生活习惯，饮食要以清淡为主，主食可多食用粗粮，多吃高纤维、高蛋白食物。湿热蕴结型盆腔炎患者还可将蒲公英、鱼腥草等食材烹饪食用，亦能起到清热解毒、控制炎症的功效。

—————— 验 案 ——————

患者：王某某，女，30岁，已婚。初诊日期：2022年1月15日。

主诉：下腹外阴灼痛4天。

现病史：下腹外阴灼痛4天，带下量多、色黄、味臭秽，寒热往来，胸胁满闷，口干口苦，大便干，小便短赤，易烦躁，食欲差。某医院B超检查：盆腔积液；腹腔镜检查：输卵管表面明显充血，输卵管管壁明显水肿，输卵管伞端有脓性渗出物。

望诊：舌红苔黄燥。

切诊：脉弦滑。

西医诊断：盆腔炎。

中医诊断：带下病。

中医辨证：热毒炽盛证。

治法：清热解毒，凉血消痈。

处方：

柴胡 15g	黄芩 9g	白芍 9g	半夏 9g
枳实 9g	大黄 6g	生姜 15g	大枣 10g
椿根皮 12g	黄柏 15g	红藤 30g	皂角刺 10g
白芷 12g			

7剂，水煎服

二诊（2022年1月23日）：盆腔炎复诊，药后下腹外阴灼痛减轻，往来寒热次数减少，口苦、口干稍减轻，大便干缓解，现大便日1次，小便黄减轻，情绪烦躁缓解，带下量尚多、有异味。

处方：

柴胡 15g	黄芩 9g	白芍 9g	半夏 9g
枳实 9g	大黄 6g	生姜 15g	大枣 10g
椿根皮 12g	黄柏 12g	红藤 15g	皂角刺 10g
白芷 12g			

7剂，水煎服

三诊（2022年1月31日）：药后下腹外阴灼痛已消失，体温正常，口苦、口干无，大便畅、日1次，小便可，心情舒畅，带下量稍多、异味消失，脉濡缓，诸症调。复查B超检查可见盆腔积液已消失，腹腔镜检查可见输卵管表面已无明显充血，输卵管伞端已无脓性渗出物。

处方：

炒白术 15g	山药 15g	人参 6g	生白芍 10g
车前子^(包煎)12g	苍术 10g	生甘草 6g	陈皮 10g
黑荆芥穗 10g	柴胡 6g	黄柏 10g	杜仲 12g
续断 12g			

14 剂，水煎服

随访至今患者盆腔炎未复发，诸症调和。

小结： 本例患者下腹外阴灼痛 4 天，带下量多、色黄、味臭秽，寒热往来，胸胁满闷，口干口苦，大便干，小便短赤，情绪易烦躁，吴老认为此例患者发病急，病情重，病势凶险。病因以热毒为主，兼有湿、瘀。临床应以清热解毒为主，凉血消痈为辅。治疗务求及时彻底治愈，不可迁延，若迟延不决，病势加重，可转为慢性盆腔炎，日久不愈，严重影响患者的身心健康，甚至导致不孕或异位妊娠。遂一诊吴老仔细辨证，果断予大柴胡汤加减治疗，以清热解毒、凉血消痈。大柴胡汤出自《伤寒论》，主要用于治疗少阳、阳明合病，症见往来寒热，胸胁苦满，呕不止，郁郁微烦，心下满痛，或心下痞硬，大便不解或胁热下痢，舌苔黄，脉弦有力。因患者带下量多、色黄、味臭秽，吴老在大柴胡汤的基础上加椿根皮、黄柏以清热燥湿止带，加红藤、皂角刺、白芷以消痈排脓。

患者服药后，下腹外阴灼痛减轻，往来寒热次数减少，口苦、口干稍减轻，大便干缓解，现大便日 1 次，小便黄减轻，情绪烦躁缓解，可见方药对证，效不更方，二诊时，考虑到患者大便干缓解，遂吴老仅减少黄柏、红藤用量，继予大柴胡汤加减治疗，患者服药后下腹外阴灼痛已消失，体温正常，口苦、口干无，大便畅、日 1 次，小便可，心情舒畅，带下量稍多、异味消失，脉濡缓，诸症调。复查 B 超检查可见盆腔积液已消失，腹腔镜检查可见输卵管表面已无明显充血，输卵管伞端已无脓性渗出物。可见方药对证，有是证用是方，疾病可见速效。

三诊时患者脉濡缓，诸症调，吴老为巩固治疗予完带汤加味治疗，以补脾疏肝、化湿止带，加黄柏以清热燥湿，加杜仲、续断以补益肝肾。完带汤中重用白术、山药为君，重在补脾祛湿，使脾气健运，湿浊得消；山药并有固肾止带之功。人参、苍术、白芍、车前子为臣药，人参可补中益气，以助君药补脾之力；苍术燥湿运脾，以增祛湿化浊之力；白芍柔肝理脾，使肝木条达而脾土自强；车前子利湿清热，令湿浊从小便分利。佐以陈皮之理气燥湿，既可使补药补而不滞，又可行气以化湿；柴胡、黑荆芥穗之辛散，得白术则升发脾胃清阳，配白芍则疏肝解郁。使以甘草调药和中。诸药相配，使脾气健旺，肝气条达，清阳得升，湿浊得化，则带下自止。完带汤出自《傅青主女科》："夫带下俱是湿证，而以带下名者，因带脉不能约束，而有此病，故以名之。盖带脉通于任督，任督病而带脉始病……加以脾气之虚，肝气之郁，湿气之侵，热气之逼，安得不成带下之病哉？故妇人有终年累月下流白物，如涕如唾，不能禁止，甚则臭秽者，所谓白带也。夫白带乃湿盛而火衰，肝郁而气弱，则脾土受伤，湿土之气下陷，是以脾精不守，不能化荣血以为经水，反变为白滑之物，由阴门直下，欲自禁而不可得也。治法宜大补脾胃之气，稍佐以舒肝之品，使风木不闭塞于地中，则地气自升腾于天上，脾气健而湿气消，自无白带之患矣。方用完带汤。"吴老用其以治病求本，补脾以化湿止带，脾气健旺，肝气条达，清阳得升，湿浊得化，则带下自止。

随访至今，患者盆腔炎未复发，可见吴老对疾病的进展预判十分清晰明确，治疗果断，常可见速效。

二、其他杂病

1. 腰痛

《素问·脉要精微论篇》记载："腰者，肾之府，转摇不能，肾将惫矣。"腰为肾之府，肾精亏虚则腰府失其温煦和濡养，偏肾阴虚者，腰府不得濡养，偏肾阳虚者，腰府不得温煦，均可引起腰痛。外感腰痛多因风寒湿热邪气痹阻筋脉或跌扑闪挫等所致。内伤腰痛多出现腰部酸痛，病程较长，多兼见肾虚相关症状；外感腰痛，起病多与环境相关，腰痛发作较急，腰痛较明显，兼见外感或痰湿症状。程钟龄云："腰痛，有风、有寒、有湿、有热、有瘀血、有气滞、有痰饮，皆标也。肾虚，其本也。"吴老临床治疗腰痛均先辨虚实：本虚者，补肾为主；外感及外伤标实者，祛邪为先；抑或标本兼顾而治之。寒湿腰痛偏重者，治以温化为主；湿热腰痛者，治以清利湿热为主；瘀血腰痛者，治以活血祛瘀为主；肾阴亏虚腰痛者，治以滋补肾阴为主；肾阳虚腰痛者，治以温补肾阳为主。临床诊疗中应重视腰痛实证经治疗后，亦需补肾以培固腰府。《素问·宣明五气篇》："久视伤血，久卧伤气，久坐伤肉，久立伤骨，久行伤筋，是谓五劳所伤。"中医学认为肌肉由脾所主，只有适度运动才能使脾气健旺，肌肉益健。若久坐不动，则脾运受困，肌肉失其充养而伤肉。吴老认为，为了避免或减少腰痛的发生，我们日常生活中要坚持运动、保持正确的坐姿、劳逸适度、避免涉水冒雨等，也要加强保暖、多晒太阳、打太极拳等，以预防及缓解腰痛。

---------- 验 案 ----------

患者：李某某，男，76 岁。首诊日期 2020 年 11 月 3 日。

主诉：腰腿伴双膝关节疼痛 30 余年，加重半年。

现病史：患者诉 30 年前无明显诱因出现腰背部疼痛，双下肢行走时疼痛，伴双膝关节疼痛，疼痛时伴腰部活动受限。5 年前于北京某医院行 X 线腰椎及双膝关节检查示：腰椎间盘突出、重度骨质疏松、双膝重度骨性关节病，诊断为"腰椎间盘突出症、双膝重度骨性关节病"，给予理疗、针灸、按摩等治疗，症状减轻，但仍反复发作。半年前因劳累及着凉后再次出现腰背部、颈肩部疼痛，双上肢麻木，以右上肢为重，伴双膝关节肿痛，以左膝关节为重，左下肢麻木感，于门诊理疗科行理疗、针灸、拔罐等治疗，症状未见明显缓解，现求进一步治疗。现症见：颈部、肩背部、腰骶部关节疼痛，双上肢麻木，以右上肢为重，双膝关节肿痛，以左膝关节为重，双下肢发凉感，饮食、睡眠尚可，大小便正常。既往史：糖尿病史 10 年。

望诊：神志清楚，面色淡红，口唇淡红，舌暗红，苔白。

切诊：脉弦细。

西医诊断：腰椎间盘突出症、双膝重度骨性关节病。

中医诊断：腰痛。

中医辨证：肝肾亏虚、筋脉不通。

治法：滋补肝肾，通络止痛。

处方：

天麻 15g	土鳖虫 10g	地龙 10g	生地黄 15g
熟地黄 15g	黄芩 10g	牡丹皮 15g	钩藤 30g
醋延胡索 10g	炙乳香 6g	炙没药 6g	炒麦芽 15g
当归 15g	白芍 30g	葛根 30g	骨碎补 10g
鸡血藤 15g	全蝎 6g	蜈蚣 3 条	青风藤 10g
蛴螂 10g	忍冬藤 15g	马钱子粉（冲服）0.6g	玄参 15g
生牡蛎 30g	浙贝母 15g	厚朴 15g	枳壳 15g

5 剂，水煎服，早晚分服，每日 1 剂

二诊（11 月 9 日）：服药 5 天，颈部、肩背部、腰骶部关节疼痛减轻，双膝关节肿痛减轻，双下肢仍有发凉感，饮食、睡眠尚可，大小便正常。舌暗红，苔白，脉弦细。

处方：

天麻 15g	土鳖虫 10g	地龙 10g	生地黄 15g

第六章　吴作君典型病案分析

157

熟地黄 15g	黄芩 10g	牡丹皮 15g	钩藤 30g
醋延胡索 10g	炙乳香 6g	炙没药 6g	炒麦芽 15g
当归 15g	白芍 30g	葛根 30g	骨碎补 10g
鸡血藤 15g	青风藤 10g	忍冬藤 15g	厚朴 15g
枳壳 15g	续断 15g	炒杜仲 15g	山药 15g
山茱萸 15g	肉桂 3g		

7 剂，水煎服，早晚分服，每日 1 剂

三诊（11 月 17 日）：服药后，颈部、肩背部、腰骶部关节疼痛消失，双膝关节肿痛减轻，双下肢发凉感减轻，饮食、睡眠尚可，大小便正常。舌暗红，苔白，脉细。

处方：

土鳖虫 10g	生地黄 15g	熟地黄 15g	葛根 30g
炙乳香 6g	炙没药 6g	炒麦芽 15g	当归 15g
白芍 30g	骨碎补 10g	续断 15g	炒杜仲 15g
山药 15g	山茱萸 15g	肉桂 3g	

四诊（11 月 24 日）：服药后，双下肢发凉感无，颈部、肩背部、腰骶部关节疼痛无，食纳可，睡眠可，大小便正常。舌质红，苔白，脉细。上方去肉桂、土鳖虫，加黄芪 10g、升麻 10g 继续滋补肝肾、强壮腰膝，追访 6 个月腰痛未复发。

处方：

生地黄 15g	熟地黄 15g	葛根 30g	炙乳香 6g
炙没药 6g	炒麦芽 15g	当归 15g	白芍 30g
骨碎补 10g	续断 15g	炒杜仲 15g	山药 15g
山茱萸 15g	黄芪 10g	升麻 10g	

7 剂，水煎服，早晚分服，每日 1 剂

小结： 患者主因"腰腿伴双膝关节疼痛 30 余年，加重半年"来诊，综合脉症，四诊合参，本病当属中医"腰痛"范畴。患者年老，素体肝肾不足，加之疾病日久，致气血运行失调，脉络瘀阻，或肾虚腰府失养所致。吴老认为本病病位在腰府，涉及肝肾两脏，病性为本虚标实。舌暗红、苔白、脉弦细属于肝肾不足之征。《景岳全书》记载："腰痛证凡悠悠戚戚，屡发不已者，肾之虚也……劳动即痛者，肝肾之衰也。当辨其所因而治之。"《临证指南医案》中龚商年按语："夫内因治法，肾脏之阳有亏，则益火之本以消阴翳；肾脏之阴内夺，则壮水之源以制阳光。外因治法，寒湿伤阳者，用苦辛温，以通阳泄浊；湿郁生热者，用苦辛以胜湿通气。不内外因治法，劳役伤肾者，从先天后天同治；坠堕损伤者，辨伤之轻重与瘀之有无，或通或补。"一诊吴老辨证为肝肾亏虚、筋脉不通，治以滋补肝肾、通络止痛。应用土鳖虫、地龙、全蝎、蜈蚣、蜣螂等虫类药以破瘀血、续筋骨、通经络；青风藤、鸡血藤、忍冬藤以祛风除湿、舒筋活络止痛；生地黄、熟地黄、骨碎补、生牡蛎、玄参以补益肝肾、强壮筋骨；重用葛根、白芍等以养血柔肝、润筋解肌、祛风止痛。患者服药后腰痛减轻，双下肢仍有发凉感，遂二诊在一诊用药基础上去蜣螂、全蝎、蜈蚣等虫类药及马钱子、玄参、生牡蛎、浙贝母等，加续断、山药、山茱萸、肉桂、炒杜仲等以加强补肝肾、强筋骨之功。二诊后患者疼痛感消失，双下肢发凉感亦减轻，精简药味及药量，以右归饮加减继服 7 天。四诊时患者各项症状均已好转，为巩固疗效，吴老在三诊方基础上去肉桂、土鳖虫，加黄芪10g、升麻 10g 继续滋补肝肾、强壮腰膝、温煦经脉，使得肾阳渐充、筋骨强健，以图治本。

　　追访 6 个月腰痛未复发，可见吴老用药辨证精准、治病求本的治疗思路。

2. 糖尿病

　　糖尿病属于中医"消渴"范畴，病位主要在肺、胃、肾，其中以肾为主。其病因主要与禀赋不足、饮食不节、情志失调、劳欲过度相关。其病机主要为阴虚燥热、肾精亏虚，肺、胃、肾各脏腑相互影响。肺燥则津液少，津液少可影响胃的运化与濡养，致使肾精不得滋助；胃热津伤，可上使肺脏愈干，下使肾阴亏虚；肾阴亏虚，阴虚火旺亦可上灼肺津胃液，终致阴损及阳，阴阳俱虚，其以肾阴虚或肾阴阳两虚为主。《临证指南医案·三消》亦指出："三消一证，虽有上、中、下之分，其实不越阴亏阳亢，津涸热淫而已。"点明了消渴病以阴虚为本、燥热为标。《医学纲目》记载："盖肺藏气，肺无病则气能管摄津液之精微，而津液之精微者收养筋骨血脉，余者为溲。肺病则津液无气管摄，而精微者亦随溲下，故饮一溲二。"《外台秘要·消渴消中》："房室过度，致令肾气虚耗故也，下焦生热，热则肾燥，肾燥则渴。"遂治疗消渴病首先要辨别病位，分清上、中、下消，吴老以《医学心悟》中"治上消者，宜润其肺，兼清其胃""治中消者，宜清其胃，兼滋其肾""治下消者，宜滋其肾，兼补其肺"贯彻消渴病的治疗始终，同时更加强调滋肾之重，根据患者的具体症状，辨证滋肾阴、补肾阳。除药物治疗外，吴老常常开导患者要保持饮食有节、情志平和并保持规律的作息习惯。

患者：尚某某，男，64 岁。首诊日期：2020 年 6 月 1 日。

主诉：多饮、多食、多尿 24 年，伴双下肢水肿 2 年，加重半年。

现病史：患者 24 年前开始出现多饮、多食、多尿，每餐主食达 300～350g，喜好甜食，每日饮水量约 3000ml，当时体重 70kg，无明显消瘦，无视物模糊，无肢体麻木，无双下肢发凉及间歇性跛行，无尿中泡沫增多，无汗出。患者未及时就诊，后出现腹痛、恶心、呕吐，于北京某医院外科就诊检查未见异常，建议于内分泌科就诊，查尿糖（＋＋＋＋）、酮体（＋＋＋）、血糖 17mmol/L，收入院治疗，入院后进一步检查，诊断为"2 型糖尿病、糖尿病酮症酸中毒、乳酸酸中毒"，予以补液、纠酮、降糖、纠正酸碱平衡紊乱等治疗，症状好转出院。出院后口服格列吡嗪、二甲双胍等降糖药，患者按时服药但未监测血糖，未控制饮食。2 年前出现双下肢轻度水肿，时有全身乏力，伴恶心、呕吐，呕吐物为胃内容物，伴血压升高，血压最高达 180/70mmHg，时有头晕，双足底束带感，无心慌、胸闷，再次于北京某医院住院治疗，行尿常规、血常规、生化等检查，诊断为"糖尿病肾病Ⅳ期、慢性肾功能不全（CKDⅢ期）、高血压、肾性贫血"，给予复方 α-酮酸片（开同片）口服减轻蛋白丢失、硝苯地平降压等治疗，并改口服降糖药物为精蛋白锌重组人胰岛素注射液早中晚各 20IU 皮下注射，血糖未规律监测。半年前出现双下肢重度水肿，伴全身乏力，血糖控制不佳，并反复出现低血糖反应，甚至低血糖昏迷，血糖最低时达 3.9mmol/L，经 120 抢救后症状缓解，于北京某医院行生化检查示血钾 6.3mmol/L，未做特殊处理。刻下症见：双下肢重度水肿，伴全身乏力，血糖控制不佳，时有低血糖，双足底束带感，饮食、睡眠一般，大小便正常。辅助检查：血钾 6.3mmol/L，肌酐 186μmol/L，尿素 14.3mmol/L，空腹血糖 12.8mmol/L，糖化血红蛋白 6.9％。尿常规：尿蛋白（＋＋＋＋）。

望诊：口唇淡红，伸舌居中，舌淡红、有裂纹、有齿痕，苔白。

切诊：脉弦。

西医诊断：2 型糖尿病。

中医诊断：消渴病。

中医辨证：气阴两虚、脾肾不足。

治法：益气养阴，健脾利水。

处方：

炙黄芪 18g	党参 12g	山茱萸 18g	生地黄 12g
熟地黄 12g	茯苓 30g	益母草 15g	山药 18g
牡丹皮 15g	泽泻 15g	鸡血藤 15g	丹参 15g

3 剂，水煎服，早晚分服，每日 1 剂

二诊（6 月 4 日）：服药 3 天，双下肢水肿减轻，尚乏力，血糖控制不佳，时有低血糖，饮食、睡眠可，大小便正常。

处方：

炙黄芪 18g	党参 12g	山茱萸 18g	生地黄 12g
麦冬 12g	茯苓 30g	益母草 15g	山药 18g
牡丹皮 15g	泽泻 15g	鸡血藤 15g	人参 15g
白术 12g	炙甘草 10g	藿香 10g	木香 6g
葛根 15g	益智 12g		

14 剂，水煎服，早晚分服，每日 1 剂

三诊（6 月 19 日）：服药后，双下肢水肿明显减轻，尚乏力，血糖控制较好，饮食、睡眠可，大小便正常。

处方：

炙黄芪 18g	党参 12g	山茱萸 18g	生地黄 12g
麦冬 12g	茯苓 12g	山药 18	牡丹皮 15g
人参 15g	鸡血藤 15g	白术 12g	炙甘草 10g
木香 6g	葛根 15g	益智 12g	黄精 10g

14 剂，水煎服，早晚分服，每日 1 剂

四诊（7 月 2 日）：服药后，双下肢水肿消失，精神可，血糖控制较好，饮食、睡眠可，大小便正常。继服上方 14 剂巩固疗效，随访 6 月余，患者血糖控制稳定，下肢水肿未复发。

小结： 患者主因"多饮、多食、多尿 24 年，伴双下肢水肿 2 年，加重半年"来诊，综合脉症，四诊合参，本病当属中医"消渴病"范畴，辨证属肝肾不足夹瘀。患者长期过食肥甘厚味、辛辣香燥之物，损伤脾胃，致脾胃运化失职，积热内蕴，化燥伤津，消谷耗液，发为消渴。病久耗气伤阴，损及先天，阴精亏损，致脾肾两脏元气不足，致气阴两虚、脾肾不足，故可见全身乏力、双足底束带感；患者久病，脾肾两虚，脾虚失运，肾失开合，终致膀胱气化无权，水液停聚，泛滥肌肤，而成水肿，故可见双下肢水肿。本病病位在肺、脾、胃、肾，以肾尤为关键。病性为虚实夹杂，本为脾肾两虚，标为燥热，兼有血瘀。舌淡红、有裂纹、有齿痕，苔白，脉弦为脾肾不足、水湿内停之象。吴老以六味地黄丸加减以滋阴固肾，其中加鸡血藤、丹参、益母草以活血化瘀利尿，炙黄芪、党参健脾益气，患者服药后双下肢水肿减轻。二诊时患者双下肢水肿减轻，但仍乏力，血糖控制不佳，时发低血糖，故二诊在一诊方基础上去丹参以减轻活血化瘀

161

之力，以防耗血动血；去熟地黄以防滋腻碍胃；加人参以大补元气，麦冬、白术、葛根以益气生津，益智温脾暖肾固精，藿香、木香以补中有通，使得补而不滞。患者服药后双下肢水肿明显减轻，血糖控制较好，遂三诊时在二诊的基础上减茯苓用量，去泽泻、益母草、藿香等化湿利水消肿之品，加黄精以健脾、润肺、益肾。四诊继服三诊方14剂巩固疗效。此病例中吴老先治其水肿，后以益气健脾、培补脾肾治其消渴病。吴老在治疗中注重阴中补阳、阳中补阴，主次分明，其效益彰。

3. 脑梗死

脑梗死属中医"中风""卒中"范畴，吴老认为中风多存在内因，多为本虚标实。《医学发明》："中风者，非外来风邪，乃本气自病也。凡人年逾四旬，气衰之际，或因忧喜忿怒，伤其气者，多有此疾。壮岁之时无有也，若肥盛者，亦间有之，形盛气衰故也。"吴老认为导致中风的病因主要有年老体虚、饮食不节、情志不畅、气虚邪中等。根据病情的轻重、病位的深浅可分为中经络和中脏腑，中经络者病情较轻，中脏腑者病情较重，其中中脏腑又有闭证与脱证之分，闭证常发病较急，脱证多由闭证迁延转化而来。中经络时治宜平肝息风、通络，根据次症兼顾祛瘀、化痰、滋阴。中脏腑，首先要分清闭证、脱证，闭证治宜豁痰开窍、息风清火，脱证治宜回阳救阴、大补元气；中风后遗症恢复期，治宜平肝息风、补肝益肾并重。《证治汇补·预防中风》记载："平人手指麻木，不时眩晕，乃中风先兆，须预防之。宜慎起居，节饮食，远房帏，调情志。"吴老亦提倡日常生活中要提前知晓中风的表现，尽早识别中风先兆，及早治疗，以防止中脏腑的发生。

──────── 验案 ────────

患者： 吴某某，男，68岁。首诊日期2020年10月8日。

主诉： 右侧肢体活动不利5年，加重伴全身乏力1年。

现病史： 患者诉5年前无明显诱因出现右上肢麻木，于北京某医院就诊，行头颅CT检查示"多发腔隙性脑梗死"，收入急诊科留观，继而出现右上下肢活动不利，右上肢麻木，伴饮水呛咳、头晕，无头痛、恶心、呕吐，无意识障碍，给予扩血管、改善循环等治疗，症状未见明显改善，自行回家口服药物治疗。1年前无明显诱因摔倒一次后出现全身乏力，双下肢行走无力，右侧肢体活动不利加重，伴双上肢麻木，右上、下肢肌肉僵硬感，于北京某医院就诊，行头颅CT及MRI检查示"脑梗死"，未做系统治疗，自行口服大活络丸、牛黄清心丸治疗，症状未见明显改善，现求进一步中医治疗。刻下症见：全身乏力，双下肢行走无力，右侧肢体活动不利，伴双上肢麻木，右上、下肢肌肉僵硬感，伴头晕、头沉，饮食、睡眠尚可，小便正常，大便干。既往史：高血压30年。辅助检查：右上肢肌力Ⅳ级，右上肢肌张力增高，双侧肱三头肌、肱二头肌肌腱反射亢进，桡骨骨膜反射活跃，左上肢肌力Ⅴ级，右下肢肌力Ⅳˉ级，左下肢肌力Ⅴˉ级，余肌张力正常，右侧膝腱反射、跟腱反射亢进，左侧膝腱反射减弱，四肢末端肢体触痛觉减弱，以右侧肢体为重，跟-膝-胫试验完成欠准确，生理反射正常，霍夫曼征（－），双侧巴氏征（－），查多克征（－）。头颅MRI检查示：脑内多发片状缺血性梗死灶，脱髓鞘改变，老年性脑改变，副鼻窦炎。MRA示：双侧颈内动脉虹吸段管壁欠光滑，局部显示窄；右侧大脑后动脉、基底动脉远端、右侧椎动脉显示细。头颅CT示：脑内多发缺血梗死灶，纵裂密度增高。

望诊：神志清楚，口唇淡红，言语清晰，伸舌居中，舌暗红苔薄黄、少津。

切诊：脉弦滑。

西医诊断：脑梗死（陈旧性）。

中医诊断：中风后遗症-中经络。

中医辨证：肝肾阴虚、风痰阻络。

治法：滋补肝肾，息风通络。

处方：

生黄芪 30g	桂枝 10g	赤芍 15g	白芍 15g
片姜黄 12g	威灵仙 15g	地龙 10g	炒白术 15g
茯苓 15g	川芎 15g	当归 15g	天麻 15g
川牛膝 15g	杜仲 10g	水蛭 6g	桃仁 10g
红花 10g	桑枝 15g	乌梢蛇 10g	

14剂，水煎服，早晚分服，每日1剂

二诊（10月23日）：服药14天，全身乏力减轻，双下肢行走无力减轻，右侧肢体活动仍不利，伴双上肢麻木，右上、下肢肌肉僵硬感减轻，伴头晕、头沉，饮食、睡眠尚可，小便正常，大便干。

处方：

生黄芪 30g	桂枝 10g	赤芍 15g	白芍 15g
片姜黄 12g	远志 10g	地龙 10g	生白术 15g
茯苓 15g	川芎 15g	当归 15g	天麻 15g
川牛膝 15g	杜仲 10g	水蛭 6g	桃仁 10g
红花 10g	桑枝 15g	乌梢蛇 10g	生地黄 15g

山茱萸 15g　　　麦冬 12g　　　　五味子 10g　　　石斛 15g
石菖蒲 12g

14 剂，水煎服，早晚分服，每日 1 剂

三诊（11 月 7 日）：服药后，患者症状明显好转，仍存在双上肢麻木，头晕无，头沉无，饮食、睡眠尚可，小便正常，大便正常。

处方：

生黄芪 30g	桂枝 10g	赤芍 15g	白芍 15g
片姜黄 12g	远志 10g	地龙 10g	生白术 15g
茯苓 15g	当归 15g	川牛膝 15g	杜仲 10g
桃仁 10g	红花 10g	生地黄 15g	山茱萸 15g
麦冬 12g	五味子 10g	石斛 15g	石菖蒲 12g
山药 15g			

14 剂，水煎服，早晚分服，每日 1 剂

四诊（11 月 22 日）：服药后，患者症状明显好转，双上肢麻木消失，饮食、睡眠尚可，小便正常，大便正常。继服上方 14 剂以巩固疗效。

小结：患者主因"右侧肢体活动不利 5 年，加重伴全身乏力 1 年"来诊，综合脉症，四诊合参，吴老认为本病当属中医"中风后遗症-中经络"范畴。患者素体虚弱，久病伤肾，水不涵木，肝肾之阴下虚，则肝阳易于上亢，复加饮食起居不当、情志刺激或感受外邪，气血上冲于脑，神窍闭阻，则发中风；肝肾同源，肾阴虚则不能上滋肝木，致肝肾阴虚，阳亢化火生风，或五志化火动风，肝风夹痰，横窜经络，血脉瘀阻，气血不能濡养机体，则见中经络之证，表现为肢体活动不利。舌暗红苔薄黄少津、脉弦滑亦为肝肾阴虚之象。本病病位在清窍，病性为本虚标实，本为肝肾不足，标为肝阳上亢，当属肝肾阴虚、风痰阻络型中风。吴老治疗此例患者，以黄芪桂枝五物汤加减为主，益气温通、和血通痹；其中黄芪甘温益气；天麻味甘性平，归肝经，平抑肝阳、息风止痉；乌梢蛇、地龙均入肝经，祛风通络止痉力强、效专；川牛膝、杜仲补益肝肾；与威灵仙、桑枝、桂枝等配伍，以疏通周身经络；片姜黄、川芎、当归、水蛭、桃仁、白芍、赤芍、红花养血柔肝，活血以祛瘀；白术、茯苓健脾祛湿益气，固护脾胃。患者服药后，症状有所缓解，遂二诊继以前方配地黄饮子加减治疗，其中川牛膝、杜仲补益肝肾；麦冬、五味子、山茱萸、石斛、生地黄以滋阴固肾；石菖蒲、远志开窍化痰。三诊见患者症状明显好转，头晕、头沉症状好转，遂去桑枝、川芎、天麻、水蛭、乌梢蛇等药，并加山药 15g，注重补益肝肾。四诊患者双上肢麻木消失，吴老再按前方续药，以巩固疗效，并嘱其注意饮食起居规律，畅情志。

4. 手癣（鹅掌风）

手癣，中医称之为"鹅掌风"，《医宗金鉴》记载："此证初起紫白斑点，叠起白皮，坚硬且厚，干枯燥裂，延及遍手。"其描述了鹅掌风的特征。吴老认为鹅掌风的发生和发展与湿毒密切相关，多因湿热下注，或因久居湿地感染邪毒而发。临床中湿毒内盛型鹅掌风，多表现为指间、掌面出现水疱、疱液较清亮，甚至破溃、浸渍，多以除湿解毒之法治之；血燥生风型鹅掌风，多表现为皮肤增厚、干燥，甚至皲裂、脱屑，多以养血润肤之法治之。吴老临床诊疗时发现中药外洗配合口服中药效专力强。另外，鹅掌风患者日常生活中一定要注意个人卫生，尽量保持手部干燥，为减少家庭聚集性传染，宜分开使用浴盆、毛巾、拖鞋等，治疗期间避免接触肥皂、洗衣粉、洗洁剂等碱性物质，同时饮食宜清淡。

第六章 吴作君典型病案分析

—————— 验 案 ——————

患者：卢某某，男，70岁。初诊日期：2013年9月20日。

主诉：双手皮肤瘙痒溃烂严重1年余。

现病史：患者1年来手足部多发皮肤瘙痒伴水疱破溃、皲裂，反复发作，时有轻重，夏重冬轻。刻下：双手满布水疱，兼有皮肤增厚、皲裂，自觉痒痛明显。可见明显搔抓痕。

望诊：舌质暗，苔微黄。

切诊：脉沉滑。

西医诊断：手癣。

中医诊断：鹅掌风。

中医辨证：气血不足，湿热毒内蕴。

治法：清利湿热，养血润燥。

处方：

当归20g	大枫子30g	防风10g	苦参30g
大黄12g	鸡血藤20g	狼毒草30g	甘草10g
白芷10g			

2剂，外洗

使用方法：以上诸药，在伤口前期收口之前，加一撮花椒，用水浸泡，煮开，开锅5min后熏患手5min，温度适宜后再泡20min，连续20天，一天2次；收口后，药物加香醋同煮，开锅5min后熏患手5min，再加一勺白酒，再泡20min。7天后不加酒，痊愈为止。

【按】患者以双手皮肤瘙痒溃烂来诊，吴老查其反复发作日久，且时有加

165

重，认为是其正气不足，风湿诸邪乘虚侵袭，凝聚皮肤，日久化热，乃发为疮痫。又因瘙痒溃烂严重，当急则治标，以苦参、大枫子、狼毒草为主开设外洗方，清热燥湿、杀虫攻毒；佐以防风、白芷、大黄解表祛风、泻火解毒；当归、鸡血藤活血补血、调经通络；甘草调和诸药。狼毒草有毒，吴老认为有是病，用是药，外用无妨。

二诊（2013年10月11日）：患者手部皲裂明显好转，吴老辨证后予中药口服配合一诊中药方外洗。

生黄芪30g	丹参20g	连翘10g	地肤子20g
白芷12g	防风6g	牡丹皮15g	黄芩12g
当归12g	柴胡10g	土茯苓30g	茵陈20g
苦参10g	生薏苡仁30g	苍术12g	黄柏12g
玄参15g	麦冬10g		

7剂，水煎服

【按】二诊时患者手部皲裂好转，吴老认为，此人为气血不足、血虚风动而致病，风胜则痒，内风扰动，夹湿蕴肤，疮痫乃发，吴老遂予中药内服以疗其本。二诊方中，生黄芪为君药，具益气托毒之功；防风为散风祛湿解表要药，配黄芩可清热燥湿；当归为补血调经要药，与润燥药（麦冬）同用可起润肤之用，与祛湿药同用可达养血疏风止痒之功；苦参、地肤子、土茯苓养血滋阴、息风止痒；苍术和黄柏意为二妙丸，均为燥湿健脾之要药；玄参、牡丹皮、连翘相配则清热凉血，配丹参活血祛瘀；柴胡功效疏肝解郁、升阳益阳，在此方中可理气理血；生薏苡仁健脾祛湿；白芷祛风除湿。全方共奏清利湿热、养血润燥祛湿之功，患者服用1剂后效果显著，服用7剂后痊愈。加之外洗汤剂，效果明显。

三诊（2013年10月18日）：患者服药后，现双手部鹅掌风已痊愈，瘙痒、破溃、水疱均已明显好转，可见正常皮肤，予停药观察。

随访至2020年（随访7年），患者鹅掌风未复发，效果良好。

【按】2013年至2020年，患者鹅掌风未再复发，治疗效果良好。最后吴老嘱咐手癣患者在饮食上要注意多吃清淡的食物，忌辛辣之物，少吃油腻的食物，多吃新鲜的蔬菜和水果，尽量不要喝咖啡和浓茶等较容易让人兴奋的饮料，尽量将烟和酒戒掉，注意手卫生，避免传染。

小结：鹅掌风是因风湿蕴结于皮肤，血虚风燥所致，以手掌水疱、脱屑、粗糙变厚、干燥破裂、自觉痒痛为主要表现的癣类皮肤病，相当于现代医学的手癣。吴老认为，该病主要由人体气血不足所致。气血不足，邪气乘虚侵袭，使风湿诸邪凝聚皮肤，气虚湿盛，病毒趁虚而入，日久化热毒，气血不能荣

京城名老中医临证经验集

润，皮肤失养，发于手掌，则表现为手部脱皮、瘙痒。初诊患者手足溃烂严重，当急则治标，遂予以汤药外洗治疗。全方以苦参、大枫子、狼毒草为主，清热燥湿、杀虫攻毒；佐以防风、白芷、大黄解表祛风、泻火解毒；当归、鸡血藤活血补血、调经通络。患者按医嘱用药后，手部皲裂好转明显。二诊吴老遂予中药内服以疗其本，参考养血润肤饮加减治疗，以养血药配伍生津药为主。二诊服药后，患者明显好转，双手瘙痒溃烂皆退，可见用药之精。纵观本例，吴老主抓患者气血不足之本，与风湿毒蕴肤之标，辨证准确，用药精湛，诊治经验思路值得我等学习借鉴。

5. 咳嗽

咳嗽的病因主要分为外感和内伤。《河间六书·咳嗽论》记载："寒、暑、燥、湿、风、火六气，皆令人咳嗽。"外感六淫邪气均可侵袭肺，其中张景岳认为："六气皆令人咳，风寒为主。"临床诊治中，吴老指出因四时主气不同、患者的体质不同，人体感受的致病邪气亦不同，比如风热、风寒、风燥等咳嗽。脏腑失调，亦可导致内伤咳嗽。《素问·咳论》："五脏六腑皆令人咳，非独肺也。"另外，外感咳嗽与内伤咳嗽可相互影响，外感咳嗽若病久失治，疾病迁延，反复发作，邪气内侵则可转为内伤咳嗽，甚至可导致喘证的发生。治疗时应首先分清外感、内伤，外感咳嗽者多属于实证，治宜祛邪利肺，内伤咳嗽者应整体辨证，兼顾肝、脾、肾的调治。吴老常常叮嘱患者，要注意起居有常、饮食有节、勤锻炼。

———— 验 案 ————

患者：田某某，男，62 岁。首诊日期 2020 年 4 月 3 日。

主诉：咳嗽、咳痰 1 个月，加重伴间断发热 1 周。

现病史：患者诉 1 个月前因受风后出现咳嗽、咳痰，伴发热、流涕，自行监测体温 38.3℃，无鼻塞、寒战，无恶心、呕吐，无心慌、胸闷，自行服用复方乙酰水杨酸及感冒药，体温降至正常，仍咳嗽、咳痰，痰白不易咳出，伴流涕，间断发热，体温最高达 38℃，于某医院就诊，行血常规及胸片检查示"肺部感染"，给予头孢西丁钠、喜炎平等药物进行抗感染、清热解毒、止咳化痰治疗，症状缓解。今日前来就诊，述 1 周前着凉后再次出现咳嗽、咳痰，痰白可咳出，伴间断发热，以午后及夜间为主，体温最高达 38.9℃，口服酚麻美敏片（泰诺）、头孢呋辛酯后，发热减轻，体温波动在 36～37.5℃之间，仍咳嗽、咳痰，痰白可咳出，无胸闷、喘憋，纳差，睡眠尚可，夜尿频，大便正常。辅助检查：胸片提示两肺感染，左上肺陈旧性钙化灶。

既往史：前列腺增生 10 年余。

望诊：神志清楚，口唇淡红，舌红苔白滑。

切诊：脉浮滑数。

西医诊断：肺部感染。

中医诊断：咳嗽。

中医辨证：邪犯肺卫，痰湿阻滞。

治法：疏风清热，益气固表止咳。

处方：

黄芩 10g	鱼腥草 30g	桑白皮 10g	炙枇杷叶 15g
浙贝母 15g	杏仁 10g	芦根 30g	生甘草 10g
姜半夏 10g	陈皮 10g	连翘 10g	金银花 15g
知母 10g	蝉蜕 10g	地龙 10g	茯苓 15g
炙紫菀 10g	炙百部 10g	炙白前 10g	

5 剂，水煎服，早晚分服，每日 1 剂

【按】吴老指出患者主因"咳嗽、咳痰 1 个月，加重伴间断发热 1 周"来诊，综合脉症，四诊合参，本病当属中医"咳嗽"范畴，辨证属邪犯肺卫，痰湿阻滞证。一诊吴老以止嗽散加减止咳化痰，其中紫菀、百部、枇杷叶止咳化痰；桑白皮、白前、杏仁降气平喘；金银花、连翘疏散风热、清热解毒；芦根清热生津；知母、蝉蜕、地龙息风通络、利尿退热；浙贝母、姜半夏、陈皮、茯苓用于祛湿化痰；鱼腥草、黄芩主要用于清肺内之热。

二诊（4 月 9 日）：服药 5 天，咳嗽、咳痰、流涕减轻，无发热，仍纳差，睡眠尚可，夜尿频，大便正常。

处方：

杏仁 10g	紫苏子 30g	陈皮 10g	姜半夏 10g
茯苓 15g	党参 10g	生白术 30g	生甘草 10g
盐益智 10g	炙百部 10g	荆芥 10g	桔梗 10g
生姜 10g			

14 剂，水煎服，早晚分服，每日 1 剂

【按】患者服一诊方 5 天后，咳嗽、咳痰减轻，发热无，流涕减轻，仍纳差，因久病脾虚，遂二诊时吴老以杏苏二陈丸加益智、百部、荆芥、桔梗以调理脾胃兼顾化痰止咳。

三诊（4 月 23 日）：服药后咳嗽、咳痰无，发热无，流涕无，饮食可，睡眠可，夜尿频，大便正常。

处方：

人参 10g	生白术 12g	茯苓 12g	炙甘草 6g

陈皮 10g   姜半夏 10g   芦根 6g   白芍 10g

14 剂，水煎服，早晚分服，每日 1 剂

随访半年余，患者诸症调，咳嗽、发热未复发。

【按】二诊服药后患者明显好转，无不适症状，遂予六君子汤加味 14 剂口服，以资调理。

小结：因天气冷热失常，气候突变，患者体虚外感，致肺气壅遏，失于宣降，遂咳嗽咳痰；患者正气虚弱，难以祛邪外出，正邪交争，即反复发热，热退仍复，且患者不恶寒、舌红苔白滑、脉浮滑数，可知为风热犯表。本病病位在肺，涉及脾肾两脏，病性为本虚标实。

一诊时吴老给予止嗽散，"本方温润和平，不寒不热，既无攻击过当之虞，大有启门驱贼之势。是以客邪易散，肺气安宁"（《医学心悟》），临床中吴老多用此方汤剂，加减运用得当，对诸般咳嗽均有较好的疗效。

三诊时吴老开方六君子汤，此汤由四君子加陈皮、半夏而成，四君子以补益为主，六君子汤在补益的同时兼有燥湿化痰之功，主要用于脾虚夹湿之证。脾胃健则痰湿不生，营卫调则外邪难以入侵，药效力专，方可快速治疗咳嗽之宿根。

6. 冠状动脉缺血性心脏病

冠状动脉缺血性心脏病属于中医"胸痹"范畴。胸痹的病因主要为寒邪内侵、饮食不节、情志失宜、劳倦内伤、年迈体虚，大多为因实致虚，亦存在因虚致实的情况，其主要病机为心脉痹阻，病位在心，与肝、脾、肾有着紧密联系。临床中吴老治疗胸痹时亦强调辨证应首先辨虚实、分标本，方可得效。其治疗原则为：发作期治疗以标实为主，缓解期治疗以本虚为主，必要时可标本、虚实兼顾同治。

《灵枢》记载："心者，五脏六腑之大主也……故悲哀愁忧则心动。"故本病的防治应注意情志适宜，避免情绪过于激动或悲哀忧愁过度。《诸病源候论》记载："心痛者，风冷邪气乘于心也。"故本病的防治应注意保暖，注意寒温适宜。另外，吴老强调本病的防治也要注意饮食适宜、劳逸有度。

—————— 验 案 ——————

患者：陈某某，男，70 岁。首诊日期：2019 年 11 月 1 日。

主诉：发作性胸痛 12 年，直立性双下肢发软 20 天。

现病史：患者诉 12 年前无明显诱因突然出现发作性胸痛，心前区压榨感，伴大汗出、胸闷、心悸、恶心、呕吐，于北京某医院就诊，行心电

图、心肌酶等检查，诊断为"急性下壁、左后壁心肌梗死"，给予溶栓、抗凝等治疗，胸痛症状缓解出院；此后每因活动量大后出现憋气，伴胸闷、上腹部发紧感、左肩背部放射痛，休息或口服硝酸甘油症状可缓解，胸前区疼痛不明显，无恶心、呕吐，无夜间阵发性呼吸困难，无夜间端坐呼吸，无双下肢水肿，多次于外院就诊，诊断为"冠心病、陈旧性心肌梗死、心功能不全"，给予氢氯噻嗪、地高辛、呋塞米、贝那普利等药物以减轻心脏负荷、改善心功能，症状仍反复发作；20天前因咳嗽、咳痰于北京某医院就诊，诊断为上呼吸道感染，行抗感染、清热解毒等治疗，咳嗽、咳痰症状缓解，随之出现直立性双下肢发软，伴发作性眼前发黑，摔倒3次，磕伤右上眼睑致局部肿胀，于当地医院就诊，诊断为脑供血不足、直立性低血压，给予改善微循环、扩血管等治疗，症状未见明显缓解，现为求进一步治疗前来就诊。辅助检查：心脏彩超示左房左室扩大，射血分数下降31％～41％，二尖瓣反流（中度）；心电图示窦性心律，偶发室性早搏，Ⅱ、Ⅲ、AVF呈qR型，ST-T改变。现症：活动量大后出现憋气，伴胸闷、上腹部发紧感，时有左肩背部放射痛，休息或口服硝酸甘油症状可缓解，时有咳嗽、咳痰，直立性双下肢发软，饮食差，睡眠尚可，大小便正常。

既往史： 高脂血症11年，2型糖尿病9年。

望诊： 神志清楚，面色淡红，口唇淡红，舌红，苔白厚腻。

切诊： 脉沉细。

西医诊断： 冠状动脉缺血性心脏病。

中医诊断： 胸痹。

中医辨证： 痰浊闭阻。

治法： 通阳泄浊，豁痰宣痹。

处方：

瓜蒌 15g	薤白 10g	丹参 30g	生黄芪 30g
党参 15g	生地黄 30g	桂枝 6g	麦冬 15g
五味子 10g	鱼腥草 30g	芦根 30g	葶苈子 10g
炙前胡 10g	川芎 15g	当归 15g	葛根 30g
枳壳 10g	炙甘草 10g	水蛭 6g	桑寄生 15g
郁金 10g	黄连 10g		

3剂，水煎服

二诊（11月4日）：服药3天，活动后憋气、胸闷症状减轻，左肩背部放射痛消失，但直立时双下肢仍发软，食纳好转，睡眠可，二便正常。舌质红，苔白腻，脉沉细。

处方：

瓜蒌 15g	薤白 10g	姜半夏 10g	生黄芪 30g
党参 15g	生地黄 30g	桂枝 6g	麦冬 15g
芦根 30g	炙前胡 10g	川芎 15g	当归 15g
枳壳 10g	炙甘草 10g	水蛭 6g	桑寄生 15g
郁金 10g	黄连 6g	茯苓 15g	生姜 10g

14 剂，水煎服

三诊（11 月 19 日）：服药后，活动后憋气、胸闷症状明显减轻，直立时双下肢发软情况较前好转，现腰膝酸软、耳鸣，食纳可，睡眠差，大、小便正常。舌质红，苔白，脉沉细。予补益肝肾，又兼通阳泄浊。

处方：

熟地黄 15g	山药 10g	枸杞子 10g	炙甘草 10g
人参 15g	瓜蒌 15g	薤白 10g	白芍 10g
芦根 30g	牡丹皮 10g	当归 15g	茯苓 15g
生姜 10g	山茱萸 15g	柏子仁 10g	远志 10g

14 剂，水煎服

四诊（12 月 3 日）：服药后，活动后憋气、胸闷症状缓解，直立时双下肢发软好转，腰膝酸软、耳鸣症状减轻，食纳可，睡眠可，二便正常。舌质红，苔白，脉细。

处方：

熟地黄 15g	山药 10g	枸杞子 10g	炙甘草 10g
人参 15g	菟丝子 15g	白芍 10g	远志 10g
芦根 30g	牡丹皮 10g	当归 15g	茯苓 15g
生姜 10g	山茱萸 15g	柏子仁 10g	

14 剂，水煎服

小结： 患者过食膏粱厚味，嗜好烟酒，损伤脾胃，运化失健，湿热内蕴，湿郁成痰，痰浊上犯心胸，阻遏心阳，致胸阳不展，气机不畅，心脉痹阻，再加痰浊闭阻，留恋日久，痰阻血瘀、痰瘀互结，不通则痛，故见胸痛；本病病位在心，日久致虚，与肝、肾密切相关。苔厚白腻、脉沉细皆为痰浊闭阻之象。

一诊吴老以瓜蒌薤白半夏汤合黄连温胆汤加减治疗，瓜蒌薤白半夏汤出自《金匮要略·胸痹心痛短气病脉证治第九》，由瓜蒌、半夏、薤白、白酒四味药组成，具有通阳散结、降气化痰、宽胸解郁的功效。黄连温胆汤由温胆汤加黄连而成，温胆汤出自《备急千金要方》，其由竹茹、甘草、半夏、枳实、陈皮组成，主要用于温养胆气，以治疗胆寒所导致的大病后虚烦不得眠，后世拓宽了温胆汤的主治范围，"痰涎"和"气郁"导致的诸症均可用温胆汤进行治疗。黄连温胆汤首见于《六因条辨》，用于治疗胆郁痰热诸症，临床中吴老多使用黄连温胆汤加减变通治疗多种疑难杂症，疗效颇佳。

二诊时，患者胸闷明显缓解，症状有所改善，吴老遂黄连减量，去鱼腥草、葶苈子等，加茯苓、半夏等以增加化痰除湿的效果。患者服药后胸闷症状明显减轻，但仍有腰膝酸软、耳鸣症状。三诊吴老以左归饮加人参、柏子仁、远志等，滋阴补肾、填精益髓，以治其本。左归饮出自《景岳全书》："此壮水之剂也，凡命门之阴衰阳胜者，宜此方加减主之。"其滋补肝肾之阴功效显著。患者服药后，活动后憋气、胸闷等症状消失，四诊遂去瓜蒌、薤白，加菟丝子温补肾阳、填精益髓以治其本。此后随访半年，患者诸症尚调，病情平稳。

纵观吴老治疗本病的思路，治病先分标本，本虚标实治疗得法，辨证准确，故患者恢复良好。

7. 哮喘

哮喘属于中医"哮病"，发作时喉中有哮鸣声，气急，呼吸困难，甚则喘息不能平卧。《金匮要略》记载："咳而上气，喉中水鸡声，射干麻黄汤主之。"其描述了哮喘发作时的特征，亦给出了治疗方药。元代朱丹溪首先创立了哮喘的病名，其在《丹溪心法》中记载："哮喘必用薄滋味，专主于痰……未发以扶正气为主，既发以攻邪气为急。"提出了哮喘患者日常养护时应注意饮食清淡，痰是哮喘的主要病因，并且给出了哮喘的治疗原则。吴老认为哮喘与外感之邪、饮食不节、禀赋不足有关，痰邪伏于肺，感受外邪、饮食不节、情志刺激或病后体虚等皆可引动伏痰，导致肺失宣降，哮喘发作。《证治汇补·哮病》记载："哮即痰喘之久而常发者，因内有壅塞之气，外有非时之感，膈有胶固之痰，三者相合，闭拒气道，搏击有声，发为哮病。"此亦形象说明了哮喘的临床表现和发病机制。若哮喘长期未得到控制，可伤及肾阴、肾阳，疾病亦从实转虚，可兼见肺脾气虚、肺肾两虚等证型。哮喘的基本治则为：急则治其标，缓则治其本。哮喘发作期治以祛痰利气，久病体虚者，哮喘缓解期时治以补肾健脾益肺。《景岳全书》记载："扶正气者，须辨阴阳，阴虚者补其阴，阳虚者补其阳。攻邪气者，须分微甚，或散其风，或温其寒，或清其痰火。然发久者，气无不虚，故于消散中宜酌加温补，或于温补中宜酌加消散，此等证候，当惓惓以元气为念，必致元气渐充，庶可望其渐愈。若攻之太过，未有不致日甚而危者。"吴老亦将其奉为哮喘诊治的原则。吴老常常提醒患者，应注意未病先防、既病防变，平时应注意防护，养成良好的生活习惯，做好保暖通风，避免使用阿司匹林类药物，适量运动以增强体质。

———— 验案 ————

患者：邓某某，男，4 岁。初诊日期：2010 年 7 月 17 日。

主诉：胸闷喘憋 1 年 6 个月余。

现病史：患儿半年前因过敏性鼻炎、感冒诱发胸闷喘憋、高热，行抗感染治疗 3 个月，输液 7 天，停 7 天，进行间歇式输液治疗，其间反复发热（38.5～39.5℃），运用物理降温法，治疗无效。服用止咳嗽、平喘药物后，不咳嗽但仍哮喘，白天重夜间轻。后求治于当地中医专家，经多人诊治，患儿发热仍间歇发作，胸闷喘憋严重。患儿半年来体重减轻 13kg。刻下：哮喘，痰多，纳可，体温 37℃，大便正常，夜寐尚安。

既往史：2009 年 11 月感染甲型 H1N1 流感病毒，高热后肺炎后遗症。

望诊：舌质红，苔白。

切诊：脉弦细。

西医诊断：哮喘。

中医诊断：哮病。

中医辨证：余毒未清，痰热互结。

治法：清热解毒，化痰益气。

处方：

炙黄芪 15g	葶苈子 10g	牡丹皮 10g	地龙 9g
罗汉果 1 个	炙甘草 6g	赤芍 6g	白芍 6g
白芥子 6g	丹参 12g	制半夏 6g	川贝母 5g
苍耳子 6g	黄芩 10g	紫苏子 10g	鱼腥草 20g
炙桑白皮 15g	桔梗 12g		

7 剂，水煎服

【按】初诊，患儿因感染甲型 H1N1 流感病毒引发后遗症，服用西药、中药均无效果。吴老认为，当务之急是止咳平喘、清理肺热、宣化痰热，且久病气虚，一诊方为吴老"平喘经验方"。其中黄芪为君药，扶助正气，大补脾肺之气。桑白皮、葶苈子泻肺平喘；半夏、川贝母清化热痰；白芥子、紫苏子降气止咳；桔梗载药上行，以泻肺止咳平喘；鱼腥草清热解毒；黄芩、牡丹皮清热凉血；罗汉果润肺利咽；地龙清热定惊；以上均为臣药。丹参、赤芍、白芍为佐药，清热凉血祛瘀，清除瘀毒。炙甘草调和诸药，为使药。诸药相合共奏清热解毒、化痰益气之功。

二诊（2010 年 8 月 7 日）：服药后哮喘稍有好转，时有高热，最高达 39.2℃，消瘦，纳呆，大便正常，舌红苔白，脉沉滑细弱。

第六章　吴作君典型病案分析

治法：清热解毒，健脾化痰。

处方一：

白茅根 10g	芦根 10g	杏仁 6g	黄芩 10g
桑叶 6g	苍耳子 3g	甘草 6g	金银花 10g
紫苏子 10g	紫菀 10g	地龙 6g	鱼腥草 20g
连翘 10g	莱菔子 10g	款冬花 6g	羚羊角粉(冲服)0.6g
瓜蒌 30g	浙贝母 10g	鸡内金 10g	

3～6 剂，水煎服

备注：感冒、咳喘、发热 38～38.5℃时服用，37.5℃时减服 4 剂。

处方二：生石膏 15g、寒水石 15g（先煎），1～2 剂，在体温 39℃时配合处方一服用。

处方三：

黄精 10g	白术 10g	前胡 10g	紫苏子 10g
党参 10g	黄芩 10g	桔梗 10g	葶苈子 10g
炙甘草 10g	茯苓 10g	浙贝母 6g	鸡内金 10g
焦三仙各 30g	鱼腥草 10g	紫菀 10g	罗汉果半个

7 剂，水煎服

备注：处方一服用完后服用处方三。

【按】二诊时，患儿发热，吴老使用羚羊角粉以预防高热。羚羊角粉味咸、性寒，入肝、心经，是退热除惊之要药。若患儿发生高热，热极生风，肝风内动，惊痫抽搐，则需用羚羊角粉平肝息风、清热解毒。并且吴老重点强调，服用二诊 1 方后，要服用 3 方 7 剂，二诊 3 方以固护脾胃为主，以防苦寒伤中，化痰平喘为辅。方中黄精、白术、党参、炙甘草健脾，补气养阴；焦三仙、鸡内金消食和胃，固护后天之本；黄芩、前胡、紫苏子、罗汉果清热化痰止咳；葶苈子、茯苓利水泻肺平喘；浙贝母、鱼腥草、紫菀化痰止咳平喘；加桔梗以作舟楫之剂，载诸药上浮，宣肺祛痰。

三诊（2010 年 10 月 20 日）：服药 14 剂后患儿明显有精神，服前药后咳喘明显减轻 80%，体重增加。近 1 个月已无发热。初诊时哮喘时时发作，药后改善为 1 周复喘 1 次，持续 20 天，喘发次数减少，平静期渐长。刻下：喘发轻微，药后 1h 可止。舌淡红，苔薄白，纳香。

治法：健脾补肺，宣化痰热。

处方一：

党参 10g	前胡 6g	鱼腥草 10g	白术 10g
黄芩 10g	鸡内金 6g	罗汉果半个	茯苓 10g

| 白前 6g | 浙贝母 6g | 紫菀 10g | 炙黄芪 10g |
| 地龙 10g | | | |

7～14 剂，水煎服

备注：患儿不喘时服。

处方二：

石膏$^{(先煎)}$ 10g	连翘 10g	地龙 6g	板蓝根 10g
甘草 10g	芦根 10g	白茅根 10g	黄芩 10g
苍耳子 6g	桔梗 10g	金银花 10g	桑叶 10g
紫菀 10g	莱菔子 10g	百合 15g	麦冬 10g

3～7 剂，水煎服

备注：感冒不发热，使用处方二。

【按】三诊时，患儿服前药后咳喘明显减轻80％，可见用药得当，吴老在前方（二诊处方一）基础上加减给药，于病情稳定期服用，健脾补肺、化痰平喘以治本。处方二于外感无高热时服用，疏风宣肺、清热化痰以治标。

四诊（2011 年 5 月 28 日）：药后平日咳喘大减，喘平痰鸣亦明显减少，上火时喘，偶有口疮发作，大便日 1 次，舌红苔黄，脉滑稍数。

处方一：

茯苓 10g	鱼腥草 20g	莱菔子 20g	白芥子 6g
白术 10g	黄芩 12g	葶苈子 10g	罗汉果半个
浙贝母 10g	炙枇杷叶 10g	紫苏子 10g	紫苏梗 10g
紫菀 10g	炒鸡内金 10g	瓜蒌 30g	板蓝根 10g
桔梗 15g	麦冬 12g	马兜铃 6g	寒水石$^{(先煎)}$ 15g
石膏$^{(先煎)}$ 15g			

7～14 剂，水煎服

备注：哮喘时服用。患儿上火感冒、食欲不振，可加 2～3 块西瓜皮一起煮。

处方二：

黄精 10g	黄芩 10g	莱菔子 10g	前胡 10g
百合 12g	白术 10g	鱼腥草 10g	焦三仙各 30g
浙贝母 10g	杏仁 6g	茯苓 10g	紫苏子 10g
炒鸡内金 10g	甘草 10g		

7～14 剂，水煎服

备注：食欲不佳、舌苔厚腻时则服处方二。

【按】三诊服药后，平日咳喘大减，喘促痰鸣亦明显减少，但多在上火时喘，且有口疮，舌红苔黄，脉滑稍数。吴老认为其表证已减，但肺热未清，故治以清肺化痰、降气平喘为主，辅以健脾消食。需特别指出，方药中加入 6g 马兜铃，吴老指出马兜铃性微寒，具有清肺降气、止咳平喘的功效，临床使用中对肺热咳喘、痰中带血，特别是肺热咳喘，可配桑白皮、浙贝母，多有良效。但因马兜铃具有肾毒性，临床中需谨慎使用。吴老特别指出对于虚证患者马兜铃必须禁用，以防伤及患者正气，临证时需准确辨证。

五诊（2011 年 10 月 12 日）：服药后，患儿纳呆好转，体重、身高均增加。刻下：面黄少华，不寐，便干，偶有咳嗽，3 岁时动则喘，现在跑步不喘，夜间有盗汗，小便利，舌红苔白，脉沉。

处方一：

茯苓 10g	白前 10g	炒酸枣仁 20g	南沙参 10g
黄芩 10g	罗汉果半个	白术 10g	前胡 10g
鸡内金 12g	百合 10g	青蒿 10g	芡实 15g
紫菀 10g	丹参 15g	煅龙骨(先煎)15g	煅牡蛎(先煎)15g
桔梗 10g	杏仁 9g	瓜蒌 30g	梨半个
防风 3g			

6～14 剂，水煎服

处方二：

煅龙骨(先煎)30g	煅牡蛎(先煎)30g	百合 20g	白术 10g
生地黄 30g	熟地黄 30g	银柴胡 10g	浮小麦 30g
山茱萸 20g	泽泻 10g	山药 20g	炒酸枣仁 30g
麻黄根 12g	茯苓 20g	牡丹皮 16g	知母 12g
黄柏 12g	延胡索 6g	太子参 20g	麦冬 15g
五味子 10g	瓜蒌 30g		

7～14 剂，水煎服

备注：夜间盗汗、寐不安宁时服处方二。

服处方二后汗出正常，夜寐安，去掉炒酸枣仁、延胡索继服 7 剂，巩固疗效。随访患儿继服处方一，调理巩固。

【按】至五诊时，患儿偶有咳嗽、夜间盗汗、夜寐不安，吴老先以止嗽散加减治疗患儿外感，后以六味地黄丸合清骨散加减滋补肾阴。止嗽散出自《医学心悟》："肺为娇脏，攻击之剂既不任受，而外主皮毛，最易受邪，不行表散则邪气留连而不解。"吴老诊疗过程中亦非常重视先解表邪。后方六味地黄丸出自钱乙的《小儿药证直决》，清骨散出自《证治准绳》，二方相合既可清透伏热以治标，又可重点滋补肝肾之阴以治本。

六诊（2015 年 8 月 27 日）：患儿今年 9 岁，感冒发热，咳嗽黄痰，流黄涕，便干纳呆，神倦怠。

处方：

芦根 10g	炙麻黄 6g	大青叶 20g	莱菔子 15g
白茅根 10g	石膏^(先煎)30g	黄芩 12g	辛夷 9g
金银花 15g	炒栀子 9g	生薏苡仁 30g	连翘 12g
知母 10g	黄柏 10g	半夏 9g	竹叶 6g
淡豆豉 20g	羚羊角粉^(冲服)0.6g		

3～6 剂，水煎服

煎时加生姜两片、罗汉果半颗（均自备）。

七诊（2015 年 9 月 3 日）：感冒愈，无咳嗽黄痰，尚存纳呆、神倦怠。

处方：

防风 10g	生白术 10g	炙甘草 6g	黄芪 12g
山药 12g	党参 10g		

7 剂，水煎服

【按】 时隔 4 年，患儿因感受外邪来诊，吴老引用古方玉屏风散加减治疗，其源于传统中医方剂玉屏风散，由防风、黄芪、白术三味中药组成，具有益气、固表、止汗的功效，临床常用于治疗表虚自汗证，也可用于卫气不固、体质虚弱、反复感冒人群的预防。对过敏性鼻炎、小儿肾病综合征、复发性口腔溃疡等病症也有一定治疗作用。随访至今，患儿哮喘未反复，饮食可，精神可。

小结： 2009 年底至 2010 年广东深圳甲型流感流行，该患儿在托儿所被传染，当时患儿 3 岁左右，出现咳嗽哮喘（之前无病史），吴老辨证后，该患儿交替服用一至五诊方至 5 岁，哮喘基本得到控制，9 岁时患儿偶感感冒，少喘，服用中药 7 天，症状有所缓解，食欲改善。6 岁以后停中药后，未再复发，且 6 岁开始加强运动，随访至今已 15 岁，无咳喘，体力增加，身高 1.64m，体重 40kg 左右，食欲正常，大便正常。

吴老对于此病例保留至今，一是患儿现在身体健康，哮喘从未复发，疗效明显；二是希望后生，今后见到此类病患，通过学习遣方用药，增强治疗哮喘的信心，运用中医中药完全是可以治愈哮喘的，而且效果满意！

8. 横结肠下垂

中医古籍中没有"横结肠下垂"这个病名，但是中医对于治疗脏器下垂有独特的优势。其中金元四大家之一李东垣认为人体脏器下垂多属于中气下陷，其主要病因为中气不足。中气又为脾气，脾居中央，具有运化水谷的功能，可

第六章 吴作君典型病案分析

177

将我们摄入的食物转化为精微物质并输布至其他脏器，濡养五脏六腑，保证了各脏器的正常功能。脾的生理特性是脾气宜升，脾气上升能维持人体内脏位置的相对稳定，若脾气虚则容易出现脏器下垂。吴老亦认为脏器下垂主要与脾气不健密切相关，临床中遇到气虚型脏器下垂的患者，吴老多用补中益气汤以升举阳气、补益脾气，其中黄芪、人参、白术专补人体之中气；少量升麻、柴胡升举阳气；当归养血活血；陈皮理气；全方补中寓升，且补气兼行气，使得补而不滞。吴老常根据患者的具体情况在补中益气汤基础上加减变通，灵活运用，治疗脏器下垂多有良效。

—————— 验案 ——————

患者：姚某某，女，30 岁未婚。初诊日期：2015 年 12 月 12 日。

主诉：左下腹针刺样疼痛 3 年。

现症：患者平素左少腹时针刺样疼痛，近期加重。于北京某医院检查发现直肠中度前突，横结肠下降，西医建议手术治疗拉伸横结肠，患者拒绝。肠蠕动减慢，为正常人的 1/3，单纯中药调理。月经量少 8 年，3 天净，周期 27 天，无血块，经期第 1 天头痛，平素月经期时有痛经，胃纳可，四肢凉，大便日 1 次、不成形。

望诊：舌质暗有瘀斑，苔白厚腻。

切诊：脉弦细。

西医诊断：横结肠下垂。

中医诊断：腹痛。

中医辨证：中气下陷，肝肾失调。

治疗：益气健脾，补中提升。

处方：

黄芪 40g	红参(自备)10g	白术 20g	炙甘草 9g
陈皮 9g	柴胡 10g	升麻 6g	当归 10g
丹参 20g	制半夏 9g	枳壳 10g	香附 12g
益母草 20g	炮姜 6g	高良姜 6g	白芍 12g
酒大黄 10g	女贞子 15g	红景天 10g	

7 剂，水煎服

【按】此患者为横结肠下垂，中医辨证为中气下陷，此外还存在肠梗阻，同时患者有月经不调、月经量少、痛经，均为肝气不舒之象，予补中益气汤加减治疗。本方重用黄芪为君，以补中益气固表，且能升阳举陷。臣药红参，大补元气，配炙甘草补脾和中。佐以白术补气健脾，助脾运化；气虚，血亦不足，故佐用当归补养营血；陈皮理气和胃，使诸药补而不滞；升麻、柴胡升阳举陷。炙甘草调和诸药，为使药。

考虑患者症状，酌加丹参、白芍、益母草、红景天养血化瘀以调经；炮姜、高良姜温经通络；枳壳、香附理气止痛；酒大黄通便泻下；女贞子补益肝肾。

二诊（2015 年 12 月 26 日）：胃纳呆，入眠可、多梦，小腹凉，大便日 1 次，舌暗瘀斑，苔白，脉沉弦。上方白术改为焦白术 20g，黄芪减量至 30g，枳壳加至 15g，另加木香 30g、厚朴 15g、延胡索 10g、乌药 10g。

处方：

黄芪 30g	红参^(自备)10g	焦白术 20g	炙甘草 9g
陈皮 9g	柴胡 10g	升麻 6g	当归 10g
丹参 20g	制半夏 9g	枳壳 15g	香附 12g
益母草 20g	炮姜 6g	高良姜 6g	白芍 12g
酒大黄 10g	女贞子 15g	红景天 10g	木香 30g
厚朴 15g	延胡索 10g	乌药 10g。	

14 剂，水煎服

三诊（2016 年 1 月 23 日）：胃不适，时有恶心，纳可，大便日 1 次、量少、不成形。末次月经 1 月 7 日，量中，4 天净，经期头痛、痛经有缓解，中、重度双侧乳腺增生，时有腰痛，尿黄，舌红有瘀斑，苔白，脉沉细。

处方：

党参 20g	茯苓 20g	白术 15g	白芍 12g
益母草 20g	香附 12g	补骨脂 20g	炙黄芪 20g
防风 10g	红景天 10g	树舌 6g	续断 15g
桑寄生 20g	白芷 12g	川芎 10g	炙甘草 10g
延胡索 10g	乳香 6g	没药 6g	制半夏 9g

14 剂，水煎服

【按】此方重在调经止痛、活血化瘀，因"久病必瘀"，故时时不忘活血化瘀。

四诊（2 月 27 日）：胃不适，时恶心，心慌，纳可，近一周须服腹泻药才可大便，不服药物则大便不通。末次月经 2 月 4 日，无痛经，3 天净，量中。无腰痛，舌淡红，苔薄白，脉沉细。

处方：

党参 20g	茯苓 30g	焦白术 10g	炙甘草 9g
北沙参 20g	石斛 20g	益母草 20g	香附 12g
桂枝 10g	月季花 10g	生蒲黄 10g	吴茱萸 9g
川芎 10g	枳壳 10g	鸡内金 15g	红景天 15g

7 剂，颗粒剂

五诊（3月16日）：药后胃不适减缓，疲倦乏力明显，腰痛，纳可，大便日1次、成形。末次月经3月1日，量中，无痛经，4天净，月经第4天有明显似水样分泌物。舌红，苔黄，脉弦滑细。

处方：

党参 30g	白术 20g	茯苓 30g	炙甘草 10g
当归 10g	黄精 20g	益母草 20g	香附 10g
桂枝 10g	吴茱萸 6g	川芎 10g	红景天 10g
月季花 15g	菟丝子 20g	桑寄生 20g	鸡内金 15g
树舌 6g	半夏 9g	陈皮 9g	柴胡 10g

7剂，颗粒剂

六诊（3月26日）：腰痛甚，尿频尿黄，黄带，乏力甚，眠差，梦多，纳可，大便近一周3～4次/日，服止泻药物，大便成形，盆腔积液1.7cm，小腹凉，四肢末梢凉。拟健脾肾、益气升提法。

处方：

茯苓 20g	党参 20g	白术 20g	炙黄芪 20g
桑寄生 20g	续断 15g	金钱草 20g	生艾叶 9g
吴茱萸 5g	酒大黄 10g	炒酸枣仁 30g	丹参 20g
益母草 20g	半夏 9g	陈皮 9g	山药 20g
桂枝 10g	炙甘草 10g	枳壳 10g	树舌 6g

7剂，颗粒剂

七诊（4月10日）：腰痛，尿频尿黄，黄带，乏力好转，梦多好转，纳可，大便近一周3～4次/日，大便成形，小腹凉，四肢末梢凉。

处方：

茯苓 20g	党参 20g	白术 20g	炙黄芪 20g
桑寄生 20g	续断 15g	金钱草 20g	生艾叶 9g
吴茱萸 5g	酒大黄 10g	炒酸枣仁 30g	丹参 20g
益母草 20g	半夏 9g	陈皮 9g	山药 20g
桂枝 10g	炙甘草 10g	枳壳 10g	树舌 6g
莲子 10g	枸杞子 10g	杜仲 15g	

21剂，颗粒剂

八诊（5月10日）：腰痛好转，尿频尿黄好转，纳可，眠可，大便2～3次/日，大便成形，小腹凉减轻。

处方：

茯苓 20g	党参 20g	白术 20g	炙黄芪 20g
桑寄生 20g	续断 15g	金钱草 20g	生艾叶 9g

吴茱萸 5g	酒大黄 10g	炒酸枣仁 30g	丹参 20g
益母草 20g	半夏 9g	陈皮 9g	山药 20g
桂枝 10g	炙甘草 10g	枳壳 10g	树舌 6g
莲子 10g	枸杞子 10g	杜仲 15g	葛根 15g
桃仁 10g	红花 10g	火麻仁 10g	

21 剂，颗粒剂

九诊（6 月 25 日）：药后大便日 1 次，胃舒适。末次月经 6 月 15 日，3 天净，量少，色鲜红，稍有痛经，明显黄带，小腹凉。

处方：

茯苓 30g	党参 30g	炒白术 30g	炙黄芪 20g
金钱草 20g	生艾叶 9g	吴茱萸 6g	酒大黄 6g
丹参 20g	益母草 20g	半夏 9g	陈皮 9g
桂枝 10g	炙甘草 10g	枳壳 10g	柴胡 9g
升麻 6g	当归 12g	白芍 12g	芦荟 10g
桃仁 10g	红花 10g	火麻仁 20g	黄芩 12g

7 剂，水煎服

【按】2016 年 7 月至 2018 年 3 月期间，每月复诊，月经规律，大便正常，一天一行，舌红苔白，脉沉细。基本药物为党参、当归、茯苓、柴胡、白芍、白术、丹参、益母草、乌药、川芎、黄芪、香附、熟地黄、生艾叶、桂枝、酒大黄、蒲公英、菟丝子、巴戟天、补骨脂、法半夏、白芷、桃仁、红花、芦荟、炙甘草、树舌等，重在补益脾肾、提升中气。

三十五诊（2018 年 9 月 15 日）：月经量正常，痛经较前减轻，横结肠下垂 3 年余未手术，月经前一周便秘。

处方：

当归 15g	茯苓 30g	益母草 20g	枳壳 10g
淫羊藿 12g	白芍 15g	白术 12g	香附 10g
菟丝子 20g	炙甘草 9g	丹参 20g	炙黄芪 20g
枸杞子 15g	高良姜 6g	柴胡 10g	葛根 15g
树舌 6g			

7～14 剂，水煎服

三十六诊（2019 年 2 月 16 日）：大便 1～2 天一行，持续 3～4 个月。末次月经 1 月 28 日，3 天净，周期 28 天，经期量少，颜色正常，有血块，痛经。

处方：

| 党参 20g | 白术 20g | 炙黄芪 20g | 蒲公英 20g |

当归 15g	益母草 20g	香附 10g	法半夏 9g
延胡索 10g	乌药 10g	熟地黄 20g	白芷 12g
白芍 15g	川芎 10g	生艾叶 9g	炙甘草 9g
			7～14 剂，水煎服

至 2021 年 8 月随访患者一直未手术，自觉良好，疗效满意。

小结：横结肠下垂导致不全肠梗阻，临床上很少报道，多需要手术治疗。吴老认为，脾居中焦，其气主升，若饮食劳倦伤脾，气机升降失常，中气下陷，皆可致脾阳虚陷，升提失司，致组织弛缓不收，脏器脱垂。所以治疗本病应通与润相结合，通便润肠，在减轻肠管压力的同时，治病求本。

吴老以补中益气汤为主方，前后三年贯彻始终，充盈脾中气血。气血充足，升举有力，气机升降有节，下垂脏器自复其位。初诊时，患者除横结肠下垂外，还伴有月经量少、经期头痛、痛经等问题，结合舌脉，考虑患者还伴有肝肾不足、气滞血瘀之证。吴老遂酌加枳壳、香附理气调经；益母草、丹参、红景天活血化瘀；益母草、香附相配，可理气活血、调经止痛；炮姜、高良姜温经散寒；女贞子补益肝肾。二诊时，患者出现食纳差，于是改白术为焦白术，并黄芪减量、枳壳加量，同时加木香、厚朴等药增强行气宽中之力。至三诊，患者月经已过，但气血瘀阻症状仍较重，吴老遂改方，以四君子汤加味治疗，在补气的基础上注重调经止痛、活血化瘀。方中益母草活血调经；香附、延胡索理气止痛；乳香、没药、白芍活血止痛；川芎、红景天活血化瘀；桑寄生、续断、补骨脂补益肝肾。全方共奏补气养血、化瘀通经之效。

四诊时，患者已无痛经、舌瘀斑等表现，表明血瘀症状已缓，主症转为"胃不适，时恶心，大便不通"，结合舌脉，此仍为正气不足、肠腑功能减退的"真虚假实"证。吴老遂改方，仍以四君子汤打底，改茯苓用量以利水渗湿、焦白术健脾益气；酌加北沙参、石斛滋阴润燥；吴茱萸温中助阳；鸡内金消食导滞。至六诊，患者大便频次增多，且伴腰痛、四肢和小腹凉，说明阳气未复，吴老即予黄芪、艾叶补气驱寒，炒酸枣仁养血安神，并酌加酒大黄以攻逐水饮。服药 7 剂后，患者无不适，诸症见好，吴老即以此为底，续服 6 周。其间随症加减，补益肝肾用枸杞子、杜仲，活血化瘀加桃仁、红花，等等。至九诊时，便次正常，但月经量仍少，说明气血仍不足，吴老遂在前方中加入柴胡、升麻，提升补气升提之力。

而后吴老每月复诊，患者便次、经量逐渐正常，至三十五诊时距初诊已两年多。之后患者又因身体问题来诊两次，吴老随证治之，之后便未再复诊。

纵观本案，吴老在诊疗过程中细心诊察患者证候，始终把握中气下陷之本，方药每每不离补气升提，并在病症变化中大胆用药，结合患者症状随症加减，尤其突出"通因通用，塞因塞用"的证治思想，最终成功帮助患者摆脱病症。

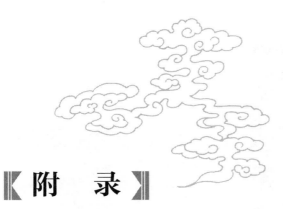

《附 录》

吴作君老师相关图集

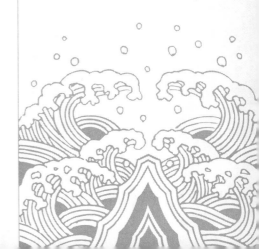

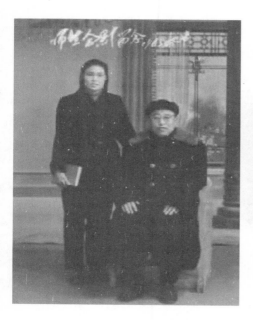

1963年春节与刘春圃老师合影

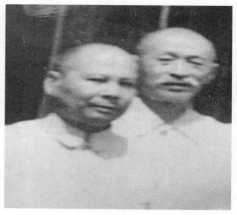

吴作君主任的老师伤寒大家王子和（右）

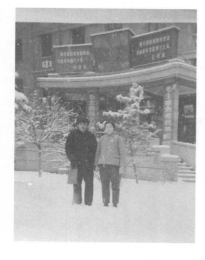

1966年冬吴作君主任与
李稚余老师在宣武医院合影

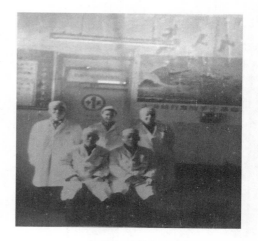

1967年与中医科大夫合影
（后排中为吴作君主任）

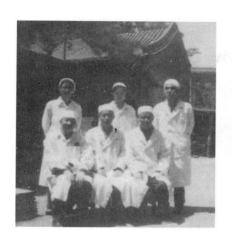

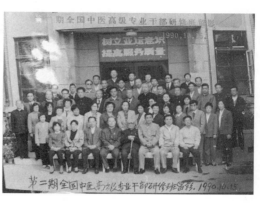

1976年在宣武医院老、中、青三代合影留念
（第一排左起李君楚、李稚余、孙广孝，
第二排左起于学如、吴作君、张明）

1990年10月15日第二期全国
中医高级专业干部研修班留影

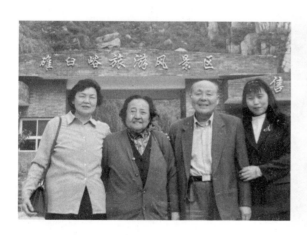

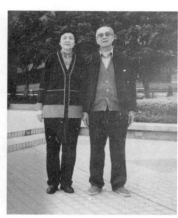

2006年吴作君教授、柴松岩教授、
王文友教授、鼓楼中医医院赵冬梅主任
（左起）在碓臼峪合影留念

2012年吴作君主任和爱人
邝先生于香港礼宾府门前合影

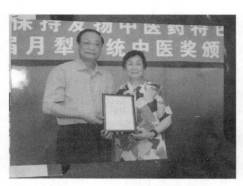

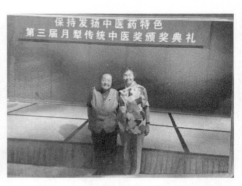

2016 年第三届月犁传统中医奖颁奖典礼与国家中医管理局局长王国强合影

2016 年第三届月犁传统中医奖颁奖典礼后，吴作君教授与她的老师柴松岩教授合影（于平心堂门诊部）

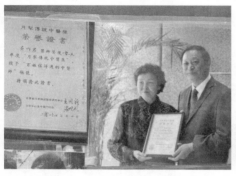

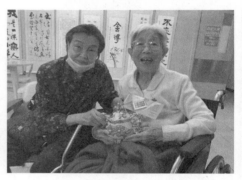

2017 年吴作君教授获得第四届月犁传统中医奖，与国家中医管理局局长王国强合影（于平心堂门诊部）

2017 年吴作君主任看望叶苍苍教授（手捧巧克力是吴老师给叶老师买的最爱之物）

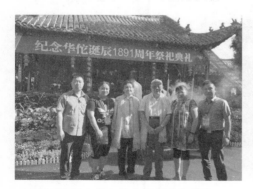

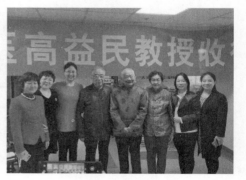

2018 年 9 月 9 日在亳州参加华佗诞辰 1891 周年祭祀典礼（左起宋振虎、张素勤、吴作君、高益民、高琦、崔继周）

2019 年 10 月 25 日吴作君主任参加高益民教授收徒仪式（左起张焱、高琦、张晓明、施小墨、高益民、吴作君、郝秀珍、张素勤）

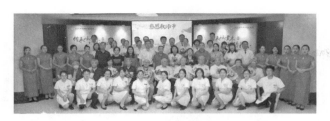

2021 年教师节鼓楼中医医院国医馆全体教授合影（右起第二排第二位为吴作君主任）

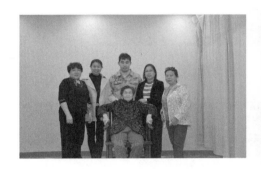

2021 年 9 月教师节吴作君教授与徒弟在一起
（左起高琦、李雪、王善、郝秀珍、郑秀华）

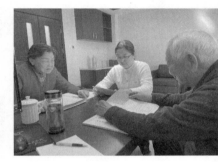

2022 年吴作君主任与高益民教授、
郝秀珍大夫研究病案

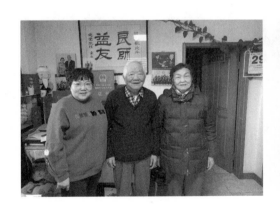

吴作君主任看望高益民教授

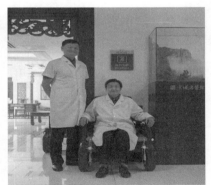

吴升平主任收徒仪式后，
吴作君主任与吴升平合影

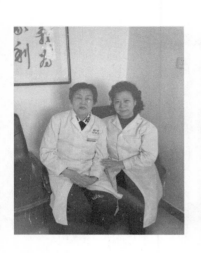
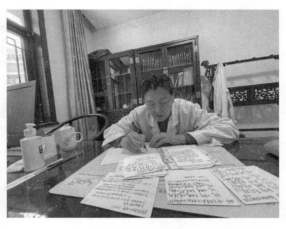

吴作君主任与郑秀华大夫合影　　　　　　吴作君主任在伏案工作

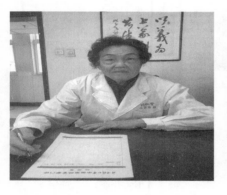
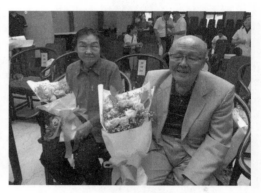

吴作君主任在同仁堂中医医院出诊中　　吴作君主任与王文友教授在鼓楼中医医院合影

京城名老中医临证经验集

188

参 考 文 献

［1］ 徐蓉娟．新世纪全国高等中医药院校规划教材：内科学．北京：中国中医药出版社，2007．

［2］ 张玉珍．新世纪全国高等中医药院校规划教材：中医妇科学．北京：中国中医药出版社，2002．

［3］ 曹洪欣．新世纪全国高等中医药院校规划教材：中医基础理论．北京：中国中医药出版
社，2004．

［4］ 邓中甲．新世纪全国高等中医药院校规划教材：方剂学．北京：中国中医药出版社，2010．

［5］ 汪受传．新世纪全国高等中医药院校规划教材：中医诊断学．北京：中国中医药出版社，2007．

［6］ 高学敏．新世纪全国高等中医药院校规划教材：中药学．北京：中国中医药出版社，2002．

［7］ 赵霞，李新民．新世纪全国高等中医药院校规划教材：中医儿科学．北京：中国中医药出版
社，2021．

［8］ 范永升．新世纪全国高等中医药院校规划教材：金匮要略．北京：中国中医药出版社，2004．

［9］ 王庆其．新世纪全国高等中医药院校规划教材：内经选读．北京：中国中医药出版社，2007．

［10］ 刘隆棣．全国高等中医药药院校成人教育教材：西医内科学．长沙：湖南科技出版社，2008．

［11］ 佟庆，黄玉华．国医大师柴嵩岩．北京：中国中医药出版社，2018．

［12］ 佟庆．柴嵩岩中医妇科．北京：中国中医药出版社，2020．

［13］ 滕秀香．柴嵩岩卵巢早衰治验．北京：中国中医药出版社，2020．

［14］ 黄玉华．柴嵩岩妇科用药经验．北京：中国中医药出版社，2020．

［15］ 王文娟．高益民名老中医临证经验集Ⅱ．北京：化学工业出版社，2023．